高等学校人体结构与功能系列教材

内分泌与生殖系统

王姿颖　郝春燕　主编

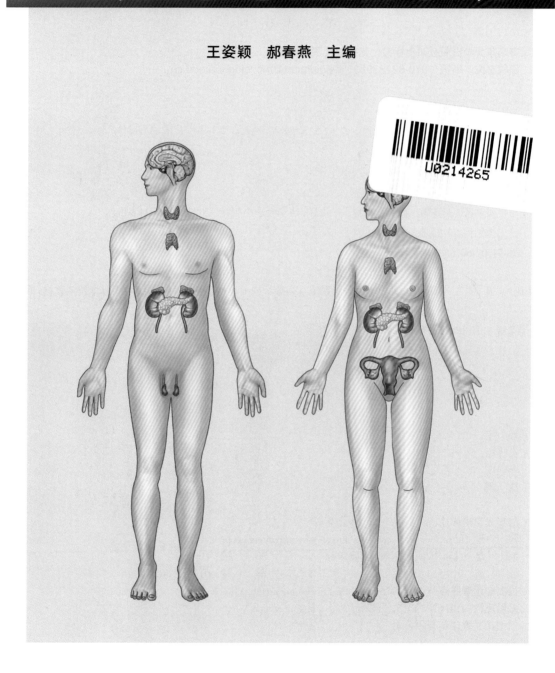

清华大学出版社
北　京

内 容 简 介

　　本书以人体的内分泌与生殖器官为主线，深度整合基础医学教育中内容高度相关的7门核心课程，从内分泌、生殖系统的正常发生、结构和功能入手，对内分泌与生殖系统常见疾病的病因、发生机制、功能代谢及形态学改变进行阐释，并在此基础上引入疾病诊断和药物治疗机制。本教材采取案例引导的写作方式，注重对学生进行临床思维能力的训练，将知识学习和能力培养相结合。本教材主要供临床医学专业本科生使用，亦可作为口腔医学、预防医学、护理学等专业及执业医师考试的参考教材。

图书在版编目（CIP）数据

内分泌与生殖系统 / 王姿颖，郝春燕主编 . — 北京：清华大学出版社，2023.10（2024.8 重印）

高等学校人体结构与功能系列教材

ISBN 978-7-302-64766-9

Ⅰ.①内…　Ⅱ.①王…②郝…　Ⅲ.①内分泌系统－高等学校－教材②泌尿生殖系统－高等学校－教材　Ⅳ.① R322

中国国家版本馆CIP数据核字（2023）第194675号

责任编辑：孙　宇
封面设计：王晓旭
责任校对：李建庄
责任印制：沈　露

出版发行：清华大学出版社
　　　　网　　　址：https://www.tup.com.cn，https://www.wqxuetang.com
　　　　地　　　址：北京清华大学学研大厦 A 座　　　邮　　编：100084
　　　　社 总 机：010-83470000　　　　　　　　　邮　　购：010-62786544
　　　　投稿与读者服务：010-62776969，c-service@tup.tsinghua.edu.cn
　　　　质量反馈：010-62772015，zhiliang@tup.tsinghua.edu.cn
印 装 者：三河市龙大印装有限公司
经　　销：全国新华书店
开　　本：210mm×285mm　　　印　张：19.75　　　字　数：465 千字
版　　次：2023 年 11 月第 1 版　　　　　　　印　次：2024 年 8 月第 2 次印刷
定　　价：99.00 元

产品编号：103395-01

主 编 简 介

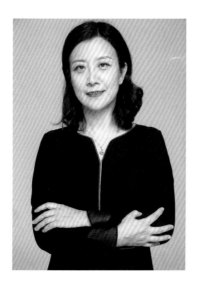

王姿颖　副教授

　　医学基础药理学博士，山东大学基础医学院副教授、疾病学基础与药物干预融合课程负责人。由国家留学基金委派出至加拿大蒙特利尔大学留学一年；先后在美国辛辛那提大学和加拿大英属哥伦比亚大学接受教学培训，主讲药理学、人体结构与功能学、疾病学基础与药物干预等课程。兼任中国药理学会肾脏药理专业委员会理事、中国老年学会衰老与抗衰老科学委员会委员、山东药理学会秘书长。主持三项国家自然科学基金项目和多项省部级科研项目。发表论文多篇，主编、副主编、参编教材多部。

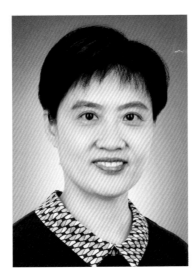

郝春燕　副主任医师

　　山东大学基础医学院病理学系教师，副主任医师，同时承担山东大学齐鲁医院病理科临床诊断工作。兼任中国病理学会皮肤病理学组委员、中国医师协会数字病理与人工智能病理学组委员、中国妇幼保健协会病理专业委员会委员。

　　教学方面：承担学校医学专业本科生、研究生的病理学教学工作，获山东大学课堂教学比赛优秀奖；科研方面：以第一作者发表 SCI 论文多篇，参编、参译多部专业论著。

高等学校人体结构与功能系列教材

编 委 会

名誉主任	张　运　陈子江
主　　任	刘传勇　易　凡
副 主 任	赵福昌　高成江　王立祥
秘 书 长	邹永新
委　　员	刘尚明　娄海燕　李振中　孙晋浩
	徐广琪　钟　宁　李芳邻　崔　敏
	薛　冰　李　丽　王双连　丁兆习
	甄军晖　杨向东　王姿颖　郝春燕

《内分泌与生殖系统》

扈燕来　山东大学基础医学院

韩慧蓉　山东第二医科大学麻醉学院

鲁燕霞　山东大学基础医学院

颜　红　山东第二医科大学基础医学院

丛书前言

"高等学校人体结构与功能系列教材"秉承国际医学教育改革和发展的核心理念，打破学科之间的壁垒，将人体解剖学、组织学与胚胎学、生理学、病理生理学、病理学、药理学、诊断学七门内容高度相关的医学核心课程以器官系统为主线进行了整合，形成《人体结构与功能基础》《神经系统》《运动系统》《血液与淋巴系统》《心血管系统》《呼吸系统》《消化系统》《泌尿系统》《内分泌与生殖系统》共九本书，系统阐述了各器官的胚胎发生、正常结构和功能、相关疾病的病因和发病机制、疾病发生后的形态及功能改变、疾病的诊断和相关药物治疗等内容。

本套教材根据"全面提高人才自主培养质量，着力造就拔尖创新人才"要求，坚持精英医学人才培养理念，在强调"内容精简、详略有方"的同时，力求实现将医学知识进行基于人体器官的实质性融合，克服了整合教材常见的"拼盘"做法，有利于帮助医学生搭建机体结构–功能–疾病–诊断–药物治疗为基础的知识架构。多数章节还采用案例引导的方式，在激发学生学习兴趣的同时，引导学生运用所学知识分析临床问题，提升知识应用能力。

为推进教育数字化，建设全民终身学习的学习型社会，编写组还制作了配套的在线开放课程并在慕课平台免费开放，为医学院校推进数字化教学转型提供了便利。建议选用本套教材的学校改变传统的"满堂灌"教学模式，积极推进混合式教学，将学生线上学习基础知识和教师线下指导学生内化与拓展知识有机结合，使以学生为中心、以能力提高为导向的医学教育理念落到实处。本套教材还支持学生以案例为基础（CBL）和以问题为中心（PBL）的自主学习，辅以实验室研究型学习和临床见习，从而进一步提高医学教育质量，实现培养高素质医学人才的目标。

本套教材以全国高等医学院校临床医学类、口腔医学类、预防医学类和基础医学类五年制、长学制医学生为主要目标读者，并可作为临床医学各专业研究生、住院医师等相关人员的参考用书。

感谢山东大学出版基金、山东大学基础医学院对于本套教材编写的鼎力支持，感谢山东数字人科技股份有限公司提供的高清组织显微镜下图片，感谢清华大学出版社在本书出版和插图绘制过程中给予的支持和帮助。

本套教材的参编作者均为来自山东大学等国内知名医学院校且多年从事教学科研工作的一

线教师，他们将多年医学教学积累的宝贵经验有机融入教材中。不过由于时间仓促、编者水平有限，教材中难免会存在疏漏和错误，敬请广大师生和读者提出宝贵意见，以利今后在修订中进一步完善。

刘传勇　易　凡

2022 年 11 月

前　言

秉承国际医学教育改革和发展理念，人体结构与功能系列教材以器官、系统为主线，深度整合基础医学教育中内容高度相关的核心课程，彻底打破学科壁垒，从内容上实现形态结构、生理功能、病理生理改变、疾病诊断与药物治疗的统一。

《内分泌与生殖系统》践行以学生为中心的教育理念，以人体的内分泌与生殖器官为主线，从内分泌、生殖系统的正常发生、结构和功能入手，对内分泌与生殖系统常见疾病的病因、发生机制、功能代谢及形态学改变进行阐释，并在此基础上引入疾病诊断和药物治疗机制，帮助学生树立全局观，引导学生整体认识疾病发生发展的规律，形成更加适于疾病诊疗逻辑的系统化知识体系。本教材的大部分章节采用了案例引导的写作方式，注重对学生进行临床思维能力的训练，并将知识学习和能力培养相结合。

本教材主要供临床医学专业本科生使用，亦可作为口腔医学、预防医学、护理学等专业及执业医师考试的参考教材。

参加教材编写的编委均为长期工作在高等医学教学与科研一线的教师和临床医生，在整合课程建设方面具有丰富的经验，主编和副主编对全书内容进行了反复审定与校对。特别感谢系列教材编委会主任刘传勇教授对本教材给予的四次通篇审校，刘教授严谨认真、一丝不苟的工作态度是每一位编委学习的榜样。

感谢山东大学出版基金、山东大学基础医学院对本教材编写的大力支持，感谢山东数字人科技股份有限公司提供的高清图片，感谢清华大学出版社在本书出版和插图绘制过程中给予的支持和帮助！

作为全新的整合型教材，疏漏和不当之处在所难免，需在实践中不断完善，敬请使用本教材的师生读者和同行专家不吝赐教。

王姿颖　郝春燕
2023 年 8 月

目　录

第一章　内分泌系统概述

　　内分泌系统（endocrine system）是机体重要的功能调节系统，通过分泌激素发布调节信息，全面调控与个体生存密切相关的基础功能活动，包括代谢、生长、发育、生殖及衰老等过程。内分泌系统与神经系统、免疫系统组成神经 - 内分泌 - 免疫调节网络，分别从不同的方面调节和维持机体的内环境稳态。

第一节　内分泌系统的组成及功能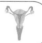

一、内分泌学科发展史

　　内分泌学（endocrinology）是一门古老而又年轻的学科。早在公元前 16 世纪，我国殷商甲骨文中就有关于动物阉割去势的记载，两千多年前的《黄帝内经》则对两种类型糖尿病的症状之分做过描述。在古希腊、古印度的史料中也有关于"阉禽""甜尿"等内分泌疾病的记录。但限于当时的科技水平，未能将这些疾病的症状、体征与内分泌腺体相联系。直到 19 世纪中期，科学家通过一系列的试验和研究，方在两者之间架起桥梁。1849 年，德国科学家 Berthold 发表了题为《睾丸的移植》的论文，清晰地阐述了激素缺乏和替代治疗的原理。1959 年 Claude Bermard 创立了"内环境"稳定的概念。1902 年，英国科学家 Staring 和 Bayliss 首次提出激素（hormone）的概念，开创了激素研究和内分泌学发展的先河。现已明确，内分泌学即为研究激素及其作用的学科。随着细胞与分子生物学、免疫学、遗传学等学科的飞速发展，内分泌学也由初期的腺体内分泌、组织内分泌发展到分子内分泌水平。

二、内分泌系统的组成

内分泌系统由内分泌腺（endocrine gland）和散在分布的内分泌细胞（endocrine cell）组成。内分泌腺以内分泌细胞为主体构成，是肉眼可见的独立存在的内分泌器官。人体重要的内分泌腺体包括下丘脑、松果体、垂体、甲状腺、甲状旁腺、肾上腺、胰岛、睾丸、卵巢等，专职分泌激素，称为经典内分泌腺（classical endocrine gland）。近年来，又发现其他组织，如脂肪、心脏、肾脏、胃肠道、中枢神经系统等也存在散在分布产生激素的细胞，称为非经典内分泌组织或继发性内分泌组织。广义的内分泌系统包括所有具有内分泌功能的器官、组织和细胞，一般来讲，分布于其他组织或器官内的内分泌细胞是所在器官的一部分，仅通过显微镜方可在组织切片上分辨出来。人体内主要内分泌腺见图 1-1-1。

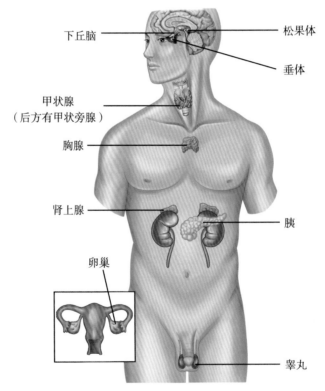

图 1-1-1　人体内主要内分泌腺

三、内分泌系统的形态学特点

分泌（secretion）是腺上皮组织的基本功能，表现为外分泌和内分泌两种方式。外分泌（exocrine）是腺泡细胞产生的物质通过导管分泌到体内管腔或体外的分泌形式，如汗腺将汗液分泌到体表，唾液腺将唾液分泌到口腔等，腺上皮围成的腺泡和导管共同组成外分泌腺（exocrine gland）。内分泌（endocrine）指腺细胞将所产生的物质（激素）直接分泌到体液中，并以血液等体液为媒介对靶细胞产生调节效应的一种分泌形式，具有此种功能的细胞称为内分泌细胞。典型的内分泌细胞集中分布，形成内分泌腺。与外分泌腺不同，内分泌腺无导管结构，故也称无管腺，腺体中内分泌细胞呈索状、团状或滤泡状排列，细胞之间有丰富的有孔毛细血管或血窦（图 1-1-2）。

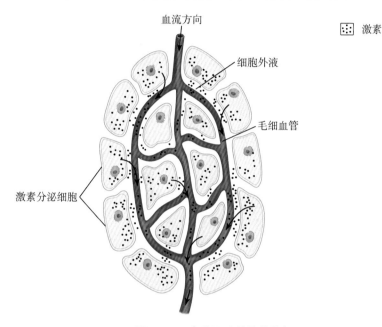

图 1-1-2　内分泌腺的结构特征

四、内分泌系统的调控功能

内分泌系统是人体重要的功能调节系统，在神经系统主导之下，通过体液途径传播生物信息，调节机体的各种生理功能，维持人体内部的协调统一和内环境相对稳定。内分泌系统对机体整体功能的调节作用主要包括：①维持机体稳态，参与调节水、电解质和酸碱平衡，维持体温、血压的相对稳定，并直接参与应激等过程。②与神经系统共同作用，参与调节组织细胞的物质代谢与能量代谢，维持机体的营养和能量平衡，为机体的多种生命活动奠定基础。③促进生长发育，促进全身组织细胞的生长、增殖和分化，参与细胞凋亡过程等，从而调节各系统器官的正常生长发育和功能活动。④调节生殖过程，促进生殖系统的正常发育成熟和生殖的全过程，维持生殖细胞的生成以及妊娠和哺乳过程，以保证个体生命的绵延和种系的繁衍。

五、神经 - 内分泌 - 免疫调节网络

内分泌系统不仅独立行使生理功能的调节，也与神经系统和免疫系统在功能上紧密联系，相互协同，密切配合。内分泌系统对机体代谢活动相关的化学刺激较为敏感，其调节作用起始较慢，但作用范围广，持续时间长；神经系统对物理信息极为敏感，其特点为调节反应迅速，调节范围较局限，持续时间短；免疫系统是机体通过识别抗原，并做出精确应答和保留记忆反应的功能系统，故对生物学刺激更为敏感。虽然内分泌、

神经、免疫这三大系统各有独特的功能，但可共享某些信息分子和受体，并通过相似的细胞信号转导途径发挥作用，形成神经 - 内分泌 - 免疫调节网络（neural-endocrine-immune regulatory network）。

（一）内分泌与神经和免疫系统存在相互作用

1. 内分泌系统与神经系统的相互作用

在内分泌概念提出后的 20 多年里，人们一直认为内分泌系统和神经系统分别作为独立的调节系统调节机体的功能活动。1928 年，德国科学家 Scharrer 发现一种小硬骨鱼的下丘脑视上核神经细胞具有内分泌细胞的特征，提出神经内分泌（neuroendocrine）的概念，之后被众多研究工作所证实。现已明确，神经系统和内分泌系统没有严格的界限。某些神经细胞不仅具有神经元的结构与功能，还兼有合成与分泌激素的功能，称为神经内分泌细胞，其所分泌的激素经神经纤维轴浆流动运送至末梢释放，称为神经激素（neurohormone，图 1-1-3）。目前已确定的神经激素已达数十种。下丘脑是神经和内分泌的整合中枢，下丘脑的神经内分泌大细胞和小细胞均具有分泌激素的作用，这些激素作用于腺垂体，调节腺垂体中激素的合成和分泌。下丘脑、腺垂体、内分泌腺和散在的内分泌细胞也接受神经系统的支配，如甲状腺受自主神经支配，交感神经兴奋可引起甲状腺激素释放，而副交感神经则起抑制作用。许多分泌胃肠激素的细胞都接受交感神经和迷走神经的双重支配。

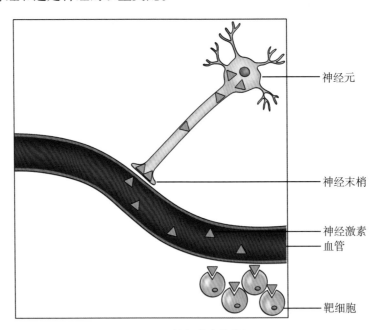

图 1-1-3　神经激素的分泌

反之，内分泌激素也能影响神经系统的功能。如下丘脑分泌的促甲状腺激素释放激素（thyrotropin-releasing hormone，TRH）除控制垂体分泌促甲状腺激素（thyroid-stimulating hormone，TSH）外，还广泛分布于其他脑区，参与抗抑郁、促觉醒、促运动和升高体温等神经调节活动。还有许多激素可调节突触传递的效率，使神经调节功能更准确和高效。如血管紧张素 II 可促进支配血管的交感神经末梢释放去甲肾上腺素，

Note

加强血管收缩；而前列腺素 E_2 则能抑制交感神经末梢释放去甲肾上腺素，并降低血管平滑肌对去甲肾上腺素和血管紧张素的敏感性，从而发挥对血压的精细调节作用。

2. 内分泌系统与免疫系统的相互作用

当机体受到细菌、病毒、肿瘤及其他抗原刺激时，免疫系统被激活，免疫细胞分泌的细胞因子等物质可影响下丘脑、垂体及其他内分泌腺的激素分泌，如白介素 -1（interleukin-1，IL-1）不仅能活化 T 淋巴细胞，还能刺激下丘脑促肾上腺皮质激素释放激素的释放，后者促使促皮质素水平升高，维持皮质醇的分泌；IL-1 还可刺激胰岛细胞分泌胰岛素等。内分泌对免疫系统的影响则表现为部分激素能够调节免疫功能，如生长抑素、促肾上腺皮质激素、糖皮质激素、性激素等具有免疫抑制作用，而生长激素、缩宫素、催乳素、甲状腺激素等则具有免疫增强作用。

（二）神经 - 内分泌 - 免疫调节网络对机体内环境稳态至关重要

神经、内分泌和免疫系统各司其职，又相互调节、优势互补，形成了完整而精密的调节网络，通过感受内外环境的各种变化，全面加工、处理、储存信息，共同整合机体功能，维持内环境稳态，从而确保机体生命活动的运行。该调节网络中任何环节的紊乱均会影响其他系统的功能，甚至引起疾病的发生。

（王姿颖）

第二节　激　素

一、激素的定义

激素是内分泌系统发挥调节作用的物质基础，由内分泌腺或散在的内分泌细胞分泌，经组织液或血液传递至靶细胞，与受体结合后发挥调节作用的高效能生物活性物质。虽然"hormone"一词来源于希腊语"hormon"，本意为"刺激、兴奋"，但现代理论认为激素作用是兴奋与抑制的协调与统一，从两方面整合机体的功能活动，以适应多变的内外环境。激素源于内分泌系统，多数情况下一种内分泌细胞只分泌一种激素，少数细胞可合成多种激素，如促性腺激素分泌细胞可分泌卵泡刺激素和黄体生成素。同一内分泌腺体可合成和分泌多种激素，如腺垂体；同一种激素也可由多部位的组织细胞合成与分泌，如生长抑素可分别由下丘脑、甲状腺、胰岛及肠黏膜分泌。

二、激素在细胞间传递信息的方式

经典概念认为，激素通过血流将所携带的调节信息递送至距离较远的靶细胞中发挥生理作用，实现长距细胞通讯，因此内分泌也称为远距（离）分泌（telecrine）或血分泌（hemocrine）。现代研究表明，充当远程信使不再是激素传递信息的唯一途径，激素还可以通过旁分泌（paracrine）、自分泌（autocrine）、神经分泌（neurocrine）、内在分泌（intracrine）和腔分泌（solinocrine）等方式发挥作用（图 1-2-1，表 1-2-1）。

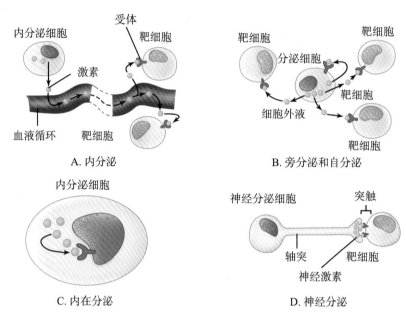

图 1-2-1　激素在细胞间传递信息的方式

表 1-2-1　激素传递信息的主要方式

激素传递信息的方式	定义	举例
内分泌	激素分泌入血后，经血液运输到远隔部位的靶细胞发挥作用	多数激素的作用方式
旁分泌	激素分泌至细胞外，经组织液直接弥散于邻近细胞发挥作用	胰高血糖素在胰腺刺激胰岛 β 细胞分泌胰岛素
自分泌	激素原位作用于分泌它的自身细胞	胰岛素抑制胰岛 β 细胞分泌
神经分泌	神经细胞分泌的激素经神经纤维轴浆流动运送至末梢释放，再经血液运输后发挥作用	下丘脑神经元分泌的调节肽通过垂体门脉系统作用于腺垂体
内在分泌	激素直接在分泌细胞内发挥作用	某些甾体激素对自身分泌细胞的作用
腔分泌	激素直接释放到体内管腔中发挥作用	某些胃肠激素可以直接分泌到胃肠道内发挥作用

三、激素的化学分类

激素种类繁多，分子结构复杂，其化学性质直接决定激素对靶细胞的作用机制。根据激素的化学结构，可将其分为三大类：多肽和蛋白质类激素、胺类激素及脂类激素，其中多肽和蛋白质类激素与多数胺类激素属于亲水性激素，而脂类激素和甲状腺激素具有较高的亲脂性，由于溶解度的不同，决定了不同激素在储存、分泌、血液中运输方式、作用机制以及作为药物应用时给药途径的差异。人体内主要激素的来源及化学性质见表 1-2-2。

表 1-2-2 激素的主要来源与化学性质

腺体／组织	激素中文名称	激素英文名称（缩写）	化学性质
下丘脑	促甲状腺激素释放激素	thyrotropin-releasing hormone（TRH）	肽类
	促性腺激素释放激素	gonadotropin-releasing hormone（GnRH）	肽类
	生长激素抑制激素（生长抑素）	growth hormone-inhibiting hormone（GHIH），somatostatin（SS）	肽类
	生长激素释放激素	growth hormone-releasing hormone（GHRH）	肽类
	促肾上腺皮质激素释放激素	corticotropin-releasing hormone（CRH）	肽类
	催乳素释放因子	prolactin-releasing factors（PRF）	肽类
	催乳素抑制因子	prolactin-inhibiting factors（PIF）	胺类／肽类
	血管升压素／抗利尿激素	vasopressin（VP）/antidiuretic hormone（ADH）	肽类
	缩宫素	oxytocin（OT）	肽类
腺垂体	生长激素	growth hormone（GH）	肽类
	催乳素	prolactin（PRL）	肽类
	促甲状腺激素	thyrotropin（TSH）	蛋白质类
	促皮质素（促肾上腺皮质激素）	adrenocorticotropic hormone（ACTH）	肽类
	卵泡刺激素	follicle stimulating hormone（FSH）	蛋白质类
	黄体生成素／间质细胞刺激素	luteinizing hormone（LH）/interstitial cell stimulating hormone（ICSH）	蛋白质类
松果体	褪黑素	melatonin（MT）	胺类
	8-精缩宫素	vasotocin（AVT）	肽类
甲状腺	甲状腺素	thyroxine（T_4）	胺类
	3,5,3'-三碘甲状腺氨酸	3,5,3'-triiodothyronine（T_3）	胺类
甲状旁腺	降钙素	calcitonin（CT）	肽类
	甲状旁腺激素	parathyroid hormone（PTH）	肽类
胸腺	胸腺素	thymosin	肽类
胰岛	胰岛素	insulin	蛋白质类
	胰高血糖素	glucagon	肽类
肾上腺皮质	皮质醇	cortisol	类固醇类
	醛固酮	aldosterone（Ald）	类固醇类
肾上腺髓质	肾上腺素	adrenaline, epinephrine	胺类
	去甲肾上腺素	noradrenaline（NA）/norepinephrine（NE）	胺类
睾丸	睾酮	testosterone（T）	类固醇类
	抑制素	inhibin	蛋白质类
卵巢	雌二醇	estradiol	类固醇类
	孕酮	progesterone	类固醇类
	松弛素	relaxin	肽类
胎盘	绒毛膜生长激素	chorionic somatomammotropin（CS）	肽类
	绒毛膜促性腺激素	chorionic gonadotropin（CG）	肽类
心脏	心房钠尿肽	atrial natriuretic peptide（ANP）	肽类

续表

腺体／组织	激素中文名称	激素英文名称（缩写）	化学性质
血管内皮	内皮素	endothelin（ET）	肽类
肝脏	胰岛素样生长因子	insulin-like growth factors（IGFs）	肽类
肾脏	钙三醇 /1, 25- 二羟胆钙化醇 /1, 25- 二羟维生素 D_3	calcitriol/1,25-dihydroxycholecalciferol/1,25-dihydroxy vitamin D_3	类固醇类
胃肠道	促胰液素	secretin	肽类
	缩胆囊素	cholecystokinin（CCK）	肽类
	促胃液素	gastrin	肽类
肝脏	血管紧张素原	angiotensinogen	肽类
脂肪组织	瘦素	leptin	肽类
各种组织	前列腺素	prostaglandin（PG）	甘烷酸类

（一）多肽和蛋白质类激素

多肽和蛋白质类激素（peptide and protein hormone）种类繁多，分布范围广，分子大小差异大，最小的为三肽（促甲状腺激素释放激素），也有含几百个氨基酸残基的蛋白质。本类激素在细胞内的合成过程遵循蛋白质合成的一般规律，先合成激素前体分子，经酶切加工生成激素，部分激素在分泌前需要在高尔基体和粗面内质网进行翻译后修饰，因此本类激素分泌细胞具有发达的粗面内质网、丰富的高尔基体以及分泌颗粒等超微结构特征（图 1-2-2A）。下丘脑调节性多肽、神经垂体激素、腺垂体激素、胰岛素等均属此类。这些激素具有亲水性，分子量大，在血液中以游离形式存在，通过与靶细胞膜上受体结合，激活细胞内信号通路发挥作用。多肽和蛋白质类激素一般需与靶细胞受体结合后进行代谢，激素受体复合物被细胞摄取继而由溶酶体降解。半衰期短（一般仅为几分钟），经糖基化修饰后的激素半衰期较长。注意本类激素易被胃肠道消化酶水解，药用时不能口服，应予注射。

（二）胺类激素

胺类激素（amine hormones）以氨基酸为原料修饰合成，生成过程较为简单。儿茶酚胺是酪氨酸羟化后的产物，包括肾上腺素、去甲肾上腺素及多巴胺等。甲状腺激素、褪黑素、5- 羟色胺、组织胺等均属于胺类激素。儿茶酚胺类激素合成后储存于细胞内的分泌颗粒中，亲水性强，通过靶细胞膜受体发挥作用，可由单胺氧化酶（monoamine oxidase，MAO，主要存于神经细胞内）或儿茶酚 -O- 甲基转移酶（catecholamine oxymethyltransferase，COMT，主要存在于血管等非神经细胞）催化代谢，半衰期较短。与其他胺类激素相比，甲状腺激素较特殊，脂溶性高，在血浆中 99% 以上与血浆蛋白结合，通过细胞内受体发挥作用，主要经脱碘酶催化降解。

（三）脂类激素

脂类激素是以脂质为原料合成的激素，主要包括类固醇激素和脂肪酸衍生物。

1. 类固醇激素

类固醇激素（steroid hormone，甾体激素）因其共同前体为胆固醇而得名，骨架结构为环戊烷多氢菲母核（甾核）。肾上腺皮质和性腺分泌的激素多属此类，如皮质醇、醛固酮、雌激素（如雌二醇）、孕激素（如孕酮）及雄激素（如睾酮、二氢睾酮）等。此类激素的合成需要经过线粒体和滑面内质网中多种酶的催化，因此两者为超微结构下识别固醇类激素分泌细胞的标志（图 1-2-2B），在固醇类激素的分泌细胞内还可见到储存有激素前体——胆固醇酯的脂滴。

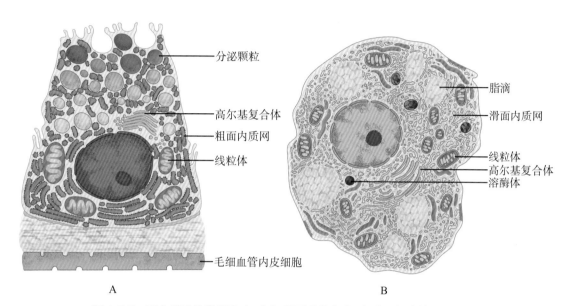

图 1-2-2　蛋白质及肽类激素（A）与类固醇激素（B）分泌细胞的结构特征

类固醇激素分子量小，脂溶性高，在血液中溶解度低，多与血液中相应的转运蛋白结合进行运输，与细胞内受体结合引起效应。小分子脂溶性的特点使之可以直接以原形由肾脏排泄，也可以由肝脏代谢为水溶性更高的产物再经由胆汁或尿排泄。

此外，胆钙化醇（cholecalciferol，维生素 D_3）分子中环戊烷多氢菲结构中的 B 环被打开，为胆固醇的开环化合物，在肝、肾等器官联合作用下生成钙三醇（calcitriol，1,25- 二羟维生素 D_3），作用特征和方式均与固醇类激素相似，也被视为固醇激素（sterol hormones）。

2. 脂肪酸衍生物

脂肪酸衍生物（fatty acid derivative）主要指甘烷酸类（eicosanoid），多为花生四烯酸（arachidonic acid，AA）衍生物，包括前列腺素（prostaglandin，PG）、血栓素（thromboxane，TXA_2）类和白细胞三烯（leucocyte trienes，LT）类，这些物质以细胞膜磷脂为原料合成，因此广泛存在于机体组织细胞中，多通过旁分泌或自分泌形式影响细胞活动，故也被视为局部激素。本类物质可通过细胞膜受体或胞内受体发挥作用。

不同激素在储存、分泌、运输、作用机制等方面的比较见表 1-2-3。

表 1-2-3　不同激素在储存、转运、作用机制及给药途径的比较

分类	溶解性	储存形式	是否需要转运蛋白	受体存在部位	是否可以口服给药
多肽与蛋白质类激素	水溶性	激素	否	细胞膜	否
类固醇激素	脂溶性	前体	是	细胞内	是
儿茶酚胺	水溶性	激素	否	细胞膜	否
甲状腺激素	脂溶性	前体	是	细胞内	是

四、激素作用的共同特征

（一）激素作用的特异性

激素选择性作用于某些器官、组织及细胞的特性，称为激素作用的特异性。被激素选择作用的特异部位被称为该激素的特定目标——靶（target），如靶器官、靶腺、靶组织、靶细胞、靶蛋白、靶基因等。激素作用的特异性取决于靶细胞上的特异性受体，激素与靶细胞的特异关系是内分泌系统发挥调节功能的基础。各种激素的作用范围存在很大差异，有些激素只有一种靶腺或靶细胞，如腺垂体分泌的促激素只作用于相应靶腺。也有些激素可有多个靶细胞，广泛作用于全身，如生长激素、甲状腺激素和胰岛素等，主要取决于受体的分布。激素作用的特异性并非绝对，有些激素与受体的结合存在交叉现象，如胰岛素既可与胰岛素受体结合，也可与胰岛素样生长因子结合，而糖皮质激素可与糖皮质激素及盐皮质激素受体结合，只是亲和力存在差异。

近年来研究发现，激素作用的特异性不仅与受体的分布有关，也与代谢酶的作用有关。如肾脏等组织中的 11β- 羟基类固醇脱氢酶（11β-hydroxysteroid dehydrogenase，11β-HSD）可灭活进入细胞中的糖皮质激素，从而保证盐皮质激素受体特异性与盐皮质激素结合。

（二）激素的生物信息传递作用

激素是一种化学信使，通过体液途径，将内分泌细胞发布的调节信息以化学方式传递到靶细胞，旨在启动靶细胞固有的、内在的生物效应，以加强或减弱细胞内原有的功能活动，即各种激素不作为底物或产物直接参与细胞的物质与能量代谢过程，对其所作用的细胞既不赋予新的功能，也不提供额外能量。例如，生长激素促进细胞增殖与分化，甲状腺激素增强细胞的物质与能量代谢，胰岛素降低血糖等，均通过影响靶细胞的固有功能而实现。

（三）激素的高效能生物放大作用

激素是高效能的生物活性物质。在生理状态下，激素在血液中含量极少，只有纳摩尔 / 升（nmol/L），甚至皮摩尔 / 升（pmol/L），但其作用非常强大。这是因为激素与高亲和力的受体结合后，通过启动细胞内多层次的信号转导程序，并逐级放大，表现出效能极高的生物放大效应。例如固醇类分子，通过活化细胞核基因，可诱导生成多种 mRNA，每种 mRNA 常有多种功能上相关蛋白质编码信息，在翻译过程中可

Note

同时合成多种酶蛋白，发挥高效能生物放大作用，这种生物放大效应也表现在多级轴系调节系统，例如在下丘脑 - 垂体 - 肾上腺皮质轴的调节中，0.1 μg 的促肾上腺皮质激素释放激素（corticotropin releasing hormone，CRH）可使垂体释放 1 μg 促皮质素（adrenocorticotrophic hormone，ACTH），后者可引起肾上腺皮质分泌 40 μg 的糖皮质激素，最终可产生 6000 μg 的糖原储备效应。因此，体内激素水平保持相对稳定，才能保证机体功能活动的正常进行，一旦激素水平偏离正常范围，势必影响机体的一系列功能的正常进行。

（四）激素间的相互作用

虽然内分泌腺体和内分泌细胞散在分布于全身，但分泌的激素均以体液为媒介传递信息，形成一体化内分泌系统。当多种激素共同参与调节某一生理过程时，这些激素之间的作用相互联系，相互依赖，相互影响，这对于生理活动的相对稳定具有重要意义。

1. 协同作用

多种激素联合作用对某一生理过程所产生的总效应大于各激素单独作用所产生效应的总和称为协同作用（synergistic action），例如，生长激素、胰高血糖素、糖皮质激素和肾上腺素可通过不同机制发挥升高血糖作用，合用时出现协同作用，在低血糖时尤为明显（图 1-2-3）。

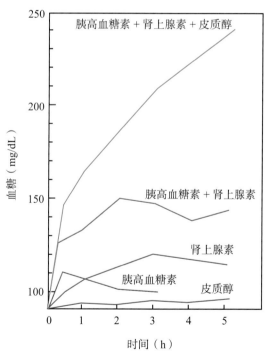

图 1-2-3　胰高血糖素、糖皮质激素和肾上腺皮质激素升高血糖的协同作用

2. 拮抗作用

不同激素对某一生理过程产生相反的作用称为拮抗作用（antagonistic action），激素间的拮抗作用有助于对代谢和其他生理过程进行精确调节。如胰岛素能降低血糖，

而胰高血糖素等则升高血糖，这些激素的作用相拮抗，共同维持血糖的稳定。

3. 允许作用

允许作用（permissive action）是激素间的一种特殊作用，是指某些激素本身对特定器官、组织、细胞没有直接作用，但是它的存在会是其他激素作用的必要基础，即提供支持作用。如糖皮质激素对心肌和血管平滑肌无收缩作用，但只有它存在的情况下，儿茶酚胺才能充分发挥对心血管系统的调节活动。

4. 竞争作用

化学结构相似的激素可结合同一受体产生竞争作用（competitive action）。如盐皮质激素和孕酮均可结合盐皮质激素受体，但生理条件下盐皮质激素与受体的亲和力高于孕激素，当孕激素浓度较高时，可竞争结合盐皮质激素受体，减弱盐皮质激素的作用。

激素之间的相互作用具有重要的生理意义，但机制复杂，可能发生于激素作用的多个环节，既可能发生于受体水平，也可能在受体后信号转导的某个环节。如糖皮质激素对肾上腺素的允许作用可能通过调节靶细胞膜上的肾上腺素受体数量，或者影响细胞膜腺苷酸环化酶的活性以及 cAMP 生成等环节实现。

五、激素分泌的稳态与调控

激素是调节机体内环境稳态、实现内分泌系统整合功能的基础，激素的分泌不仅表现为自身的固有节律，还受到机体内外环境变化所引起的多种机制的严密调控，可随机体的需要适时、适量分泌，并及时启动和终止。

（一）激素分泌的节律与脉冲

激素的基础分泌具有生物节律性（rhythm），此为机体更好的适应环境变化所需。短者表现为以分钟或小时为周期，如腺垂体的一些激素表现为脉冲式分泌（pulsatile secretion），并与下丘脑调节肽的分泌活动同步；多数激素的分泌表现为昼夜节律性（circadian rhythm），如生长激素、肾上腺皮质激素、褪黑素等（图 1-2-4）；长者可以表现为以月、季为周期的分泌，最典型的是女性月经周期，多为 28 天一个循环，即卵泡成熟和排卵所需时间。甲状腺激素则存在季节性周期性分泌的特征。

许多肽类激素具有不连续的脉冲性分泌的特点。如下丘脑促性腺激素释放激素（gonadotropin-releasing hormone，GnRH）每 1 ～ 2 h 诱导垂体黄体生成素（luteinizing hormone，LH）和卵泡刺激素（follicle-stimulating hormone，FSH）的分泌脉冲，垂体 LH/FSH 的分泌有赖于 GnRH 不连续的脉冲分泌，若 GnRH 持续分泌反而抑制 LH/FSH 的分泌。

激素分泌的节律性受机体生物钟的控制，下丘脑视交叉上核（suprachiasmatic nucleus，SCN）可能是调节机体生物钟的主要部位。昼夜节律受到生活节律的影响，如夜班工作者激素的昼夜节律被干扰，同时许多疾病也可引起激素昼夜节律的消失。

在激素清除率相对恒定的状态下，激素的脉冲性及节律性分泌对体内激素浓度产生重要影响，造成不同时间体内激素水平的正常值不同，临床应根据不同激素的分泌特点确定合适的采血时间和频率，才能反映体内激素的真实水平和波动情况。

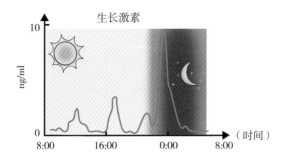

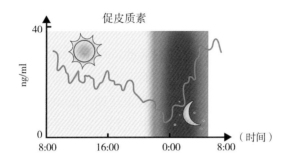

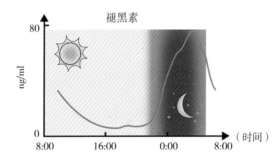

图 1-2-4　激素节律性分泌，阴影部分表示夜间

（二）激素分泌的调节

机体可通过神经和体液途径调节激素分泌以适应整体功能的需求，激素分泌的稳态是多种机制调控的结果。

1. 体液调节

激素分泌的体液调节主要包括体液中某些代谢产物及激素与激素分泌之间的相互作用，即直接反馈调节和下丘脑 - 垂体 - 靶腺轴中激素的负反馈作用。

1）直接反馈调节

直接反馈调节（direct feedback regulation）是激素的分泌水平适应机体功能需要的一种调节方式。很多激素都参与体内物质代谢的调节，在此过程中引起的血液中代谢产物水平变化又反过来调节相应激素的分泌水平，形成直接反馈效应。如甲状旁腺激素可促进骨钙入血，引起血钙升高，而血钙升高则可负反馈性引起甲状旁腺激素分泌减少，从而维持血钙水平的稳态。这种激素作用所致的终末效应对激素分泌的影响能更直接、及时地维持血中某种成分浓度的相对稳定。

有些激素的分泌受自我反馈（self-feedback）的调控，如当 1,25- 二羟维生素 D_3 生成增加到一定程度时，可抑制肾脏 1α- 羟化酶系活性，限制维生素 D$_3$ 的活化，从而使血中 1,25- 二羟维生素 D$_3$ 的水平维持相对稳定。此外，有些激素的分泌直接受功能相关或相拮抗激素的影响，如胰高血糖素和生长抑素可以旁分泌的方式分别促进和抑制胰岛 β 细胞分泌胰岛素，这些激素的作用相互抗衡、相互制约，共同维持血糖的相对稳定。

2）多轴系反馈调节

下丘脑 - 垂体 - 靶腺轴（hypothalamus-pituitary-target gland axis）构成体液调节方式中典型的自动控制系统，通过闭合式自动控制环路，使血液中各级别激素的水平适合机体的功能活性需要，因此在激素分泌稳态中具有重要作用，也是激素分泌相互影响的典型实例。轴系是一个有等级层次的调节系统，一般而言，在此系统内高位内分泌细胞所分泌的激素促进下位内分泌细胞活动；而下位内分泌细胞所分泌的激素对高位对应内分泌细胞活动产生反馈影响，从而形成具有自动控制能力的反馈环路，多数为负反馈（negative feedback）效应，少数为正反馈（positive feedback），如在卵泡成熟发育过程中，其所分泌的雌激素在血液中达到一定水平后，可分别促进下丘脑和垂体分泌 GnRH 和 LH 及 FSH，最终促使卵泡排卵。系统内高位激素对下位内分泌活动具有促进性调节作用，而下位激素对高位内分泌活动多起抑制性作用（图 1-2-5）。

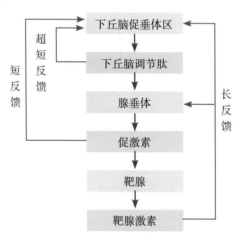

图 1-2-5　下丘脑 - 垂体 - 靶腺轴的多轴系反馈调节

红色箭头表示促进作用途径，蓝色箭头表示反馈作用途径

调节环路中终末靶腺所分泌的激素对上位腺体活动的反馈作用称为长反馈（long-loop feedback）；垂体所分泌的激素对下丘脑分泌活动的反馈作用称为短反馈（short-loop feedback）；下丘脑分泌的激素对自身分泌的反馈调节称为超短反馈（ultrashort-loop feedback）。人体内的轴系主要有下丘脑 - 垂体 - 甲状腺轴、下丘脑 - 垂体 - 肾上腺皮质轴和下丘脑 - 垂体 - 性腺轴等，调节环路中任何环节发生障碍，都将引起该轴系的激素分泌稳态遭受破坏而致病。此外，轴系还受中枢神经系统（如海马、大脑皮层等脑区）的调控。

轴系反馈调节的负反馈机制以调定点（set point）为基础进行调节活动，一旦激素水平偏离调定点，通过负反馈机制，使激素水平重新向调定点靠拢。

2. 神经调节

下丘脑是连接神经与内分泌系统的重要枢纽。内外环境的各种刺激，经传入和传出神经通路影响下丘脑神经内分泌细胞的分泌活动，发挥其对内分泌系统和整体功能活动的高级整合作用。神经活动对激素分泌的调节具有特殊意义，如胰岛、肾上腺髓质等腺体及散在的内分泌细胞均接受神经纤维支配，在应激状态下，交感神经系统活动增强，肾上腺髓质分泌儿茶酚胺类激素增加，从而协同交感神经广泛动员机体潜在能力，增加能量释放，以适应应激条件下活动需求；夜间睡眠时迷走神经活动占优势，可促进胰岛 β 细胞分泌胰岛素，有助于机体积蓄能量、休养生息；婴儿吸吮母亲乳头通过神经反射引起母体催乳素和缩宫素释放，发生泌乳以及引起射乳反射；进食期间迷走神经兴奋，促进细胞分泌促胃液素等，从而促进胃液的分泌。上述这些均体现出神经活动对内分泌功能的调控。

（王姿颖）

第三节　激素的作用机制

近年来对于激素作用机制的研究有了很大进展，由于激素化学性质不同，对靶细胞的作用机制也迥异。但是激素调节作用大致都要经历以下一些连续的基本环节。①受体识别（receptor recognition）：靶细胞受体识别体液中携带特定信息的激素。②信号转导（signal transduction）：激素与靶细胞特异受体结合并启动细胞内信号转导系统。③激素作用的终止。

一、激素的受体

所有激素均通过与靶细胞中的受体结合而发挥作用。受体在细胞中的位置在某种程度上取决于与之结合的激素化学性质。例如，肽激素作用于细胞膜上的受体，而类固醇激素作用于细胞内的受体。

（一）激素的受体分类

根据靶细胞中受体存在的部位不同，可分为细胞膜受体和细胞内受体。

1.细胞膜受体

细胞膜受体（membrane receptor）是一类跨膜镶嵌在细胞膜上的蛋白质分子，其激素结合位点（配体结合域）位于细胞外表面。细胞膜受体分为两大类：一类是七次跨膜受体，即 G 蛋白耦联受体，通过产生第二信使起作用；另一类是单次跨膜受体，直接激活蛋白激酶。

（1）G 蛋白耦联受体（G protein-coupled receptor，GPCR）：为内分泌系统分布最广的一类受体。受体通过 G 蛋白激活来实现与产生第二信使或开放离子通道之间的联系，从而发挥生物效应，例如肾上腺素 β 受体。

G蛋白（G protein）是鸟苷酸结合蛋白（guanine nucleotide-binding protein）的简称，由α、β和γ三个亚单位组成的异三聚体大分子。其发现者Rodbel等因此获得1991年诺贝尔生理学或医学奖。G蛋白的发现和深入研究开辟了跨膜信号转导原理研究的新时代。G蛋白中α亚单位起催化作用，β和γ亚单位起辅助作用。α亚单位上有鸟苷酸结合位点，且具有GTP酶活性。膜受体未与激素结合时，G蛋白的三个亚单位呈聚合状态，α亚单位与GDP结合，无活性；一旦受体与相应激素结合，GTP即取代GDP位置，α亚单位与其他亚单位分离，G蛋白活化（图1-3-1）。

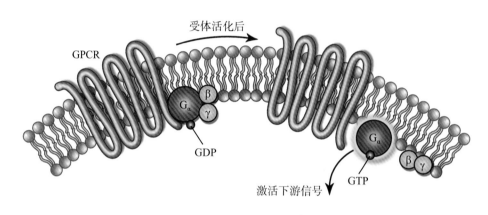

图 1-3-1　G 蛋白耦联受体

目前研究认为，G蛋白可分为G_s、G_i、G_q和$G_{12/13}$四个家族。G_s与G_i对同一反应分别具有促进和抑制的效应，例如G_s可以活化腺苷酸环化酶，升高cAMP浓度，G_i则相反，另外G_i还可以调控离子通道的开放；G_q主要激活磷脂酶C（PLC），通过三磷酸肌醇（IP_3）和二酰甘油（DG）发挥作用；$G_{12/13}$激活Rho鸟嘌呤核苷酸交换因子（Rho GEF），从而激活Rho GTP酶。

（2）直接激活蛋白激酶的受体：此类受体通过激活激酶来完成信号转导。主要包括三种：受体酪氨酸激酶（receptor tyrosine kinase，RTK）、酪氨酸激酶耦联受体（linked tyrosine kinase，LTK）、鸟苷酸环化酶受体（guanylyl cyclase receptor，GCR）等。RTK的结构中包含一个酪氨酸蛋白激酶结构域，具有内在酪氨酸激酶活性，例如胰岛素和生长因子受体；LTK则通过激素与受体结合后，激活酪氨酸蛋白激酶发挥作用，例如生长激素受体和细胞因子受体；GCR的胞内结构域含有鸟苷酸环化酶活性片段，通过这一途径实现跨膜信号转导的激素主要是钠尿肽类。

2. 细胞内受体

细胞内受体（intracellular receptor）专指定位在细胞内（胞质或胞核）的激素受体。现在已知，即使激素受体定位在细胞质，最终也将转位进入细胞核内再发挥作用，因此通常称之为核受体（nuclear receptor）。核受体属于由激素调控的一大类转录因子，其种类繁多，可归纳为Ⅰ类受体（也称类固醇激素受体）和Ⅱ类受体（包括甲状腺激素受体、维生素D受体和维甲酸受体等）。核受体多为单肽链结构，含有激素结合域、DNA结合域和转录调控结构域等功能区。

（1）Ⅰ类受体：此类受体亚家族包括所有的类固醇激素受体，包括五种类型。

糖皮质激素受体（glucocorticoid receptor，GR）、盐皮质激素受体（mineralocorticoid receptor，MR）、孕激素受体（progesterone receptor，PR）、雌激素受体（estrogen receptor，ER）和雄激素受体（androgen receptor，AR）。

（2）Ⅱ类受体：该类核受体亚家族包括甲状腺激素受体、维生素 D 受体（骨化三醇受体）、维甲酸受体（retinoic acid receptor，RXR），也包括过氧化物酶体增殖物激活受体（peroxisome proliferator-activated receptor，PPAR）等孤儿核受体，后者在激素受体的作用机制中具有重要意义。

（二）受体的调节

受体数量、亲和力及效应力等经常受到各种生理及病理因素的影响。受体在配体和某些生理或者病理因素作用下，发生数目和亲和力的变化，称为受体调节（receptor regulation）。若受体的数目减少或对配体的结合力降低，称为受体下调（down regulation）或脱敏（desensitization）。例如，长期使用去甲肾上腺素，细胞对其反应性降低。受体下调通常具有剂量依赖性、时间依赖性和可逆性等特点。反之则称为受体上调（up regulation）或增敏（hypersensitization）。例如，长期使用 β 受体阻滞剂时突然停药可出现 β 受体敏感性增高的现象。因此，长期服用此类药物的患者如需停药，应逐渐减量直至停药。

受体调节的主要机制如下：

1. 磷酸化和去磷酸化

这是许多受体功能调节的重要机制之一。蛋白激酶 C（protein kinase C，PKC）能够磷酸化表皮生长因子（epidermal growth factor，EGF）受体的 654 位苏氨酸（Thr654），丝裂原活化蛋白激酶（mitogen-activated protein kinase，MAPK）能磷酸化该受体的 Thr669，这两个苏氨酸残基被磷酸化后能抑制 EGF 受体的蛋白酪氨酸激酶活性，使受体下调。

2. 膜磷脂的影响

膜磷脂在维持膜流动性和膜受体蛋白活性中起重要作用。膜磷脂的含量、成分等明显影响受体的活性。膜磷脂的含量可影响表皮生长因子与受体结合后所引起的膜蛋白磷酸化。即使膜磷脂的含量不变，若其中的磷脂酰乙醇胺成分不足，也可影响表皮生长因子与其受体的结合能力。

3. 受体脱敏和内化

激素与受体结合导致受体与 G 蛋白相互作用，同时受体被 G 蛋白耦联受体激酶（G protein-coupled receptor kinases，GPKs）磷酸化，磷酸化的受体对激素的结合亲和力降低，与 β 抑制蛋白结合，在空间上阻断了受体与 G 蛋白的相互作用，从而阻止了通过第二信使的进一步信号传递。之后，β 抑制蛋白引起脱敏受体泛素化，完成受体内化。

二、激素受体的信号转导机制

化学性质不同的激素分别通过不同的机制完成激素的细胞信号转导。多肽、糖蛋白和儿茶酚胺等分子量大或亲水性强，无法进入细胞，因此这些激素需要与位于细胞膜上的受体结合，而脂溶性强的激素，例如类固醇激素、甲状腺激素、维生素 D 等可以进入细胞膜与核受体结合。

（一）细胞膜激素受体介导的信号转导

细胞膜受体与激素结合并被激活，相继的作用途径主要有以下几种。

1. G 蛋白耦联型受体的作用途径——第二信使学说

体内大多数亲水性激素均经 G 蛋白耦联型受体介导，这是目前发现分布最为广泛的细胞膜受体，涉及机体的各个组织器官。此类受体作用的基本模式链为：激素 - 膜受体 -G 蛋白 - 效应蛋白 - 第二信使。膜受体在与相应激素结合后，无活性的 G 蛋白异源三聚体解离成活化的 Gα 和 Gβγ 亚基，Gα 亚基再激活或者抑制效应蛋白（effective protein）的活性，进一步完成相应的信号转导过程；Gβγ 异二聚体可以通过与支架蛋白结合来影响下游信号转导。经 G 蛋白直接调控的效应蛋白主要有腺苷酸环化酶（adenylyl cyclase，AC）、磷酸二酯酶（phosphodiesterase，PDE）、PLC 和磷脂酶 A（phospholipase A，PLA），以及离子通道等。如果效应蛋白是酶，酶的激活或抑制分别能改变细胞内称为"第二信使（second messenger）"的一类物质，随之与第二信使相关的蛋白激酶被磷酸化或去磷酸化，从而导致其下游一系列功能蛋白质的级联反应，最终使靶细胞产生生理效应。如果效应蛋白是离子通道，则通道的开放或者关闭将导致跨膜离子流的改变，例如钙通道开放可使细胞质内钙离子浓度升高，从而进一步引起后续的相关生理效应。除了经典的 cAMP 外，第二信使还包括 cGMP、IP_3、DG 和 Ca^{2+} 等（图 1-3-2）。

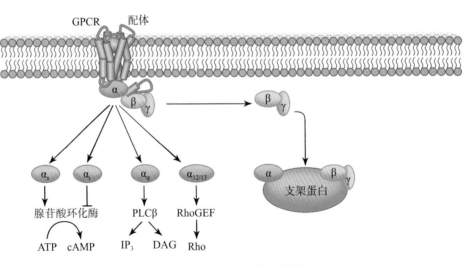

图 1-3-2 G蛋白介导的信号转导

2. 受体酪氨酸激酶作用途径

受体酪氨酸激酶（RTK）分子自身同时兼备受体和效应器酶的双重功能，例如胰岛素、胰岛素样生长因子、表皮生长因子等受体，且多以二聚体（dimer）的形式发挥作用。RTK 与相应的激素结合后，受体聚合成二聚体，胞内的酪氨酸激酶残基发生自身磷酸化，并直接催化底物蛋白的酪氨酸残基位点的磷酸化（图 1-3-3）。经活化的受体可以启动 Ras 信号转导途径，也称丝裂原激活蛋白激酶（mitogen activation protein kinase，MAPK）途径。激活的 MAPK 作用于胞质中或胞核内的下游信号分子进行信号转导，其最终效应表现为对物质代谢、细胞生长、增殖和分化等过程的调节。

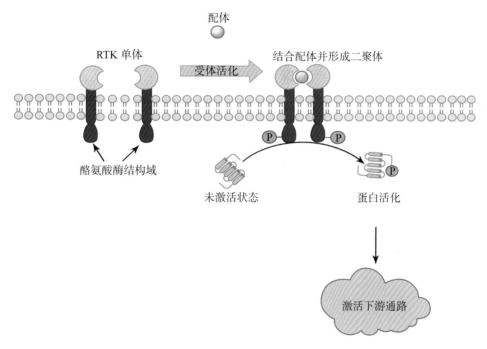

图 1-3-3　酪氨酸激酶受体活化

酪氨酸激酶受体细胞外结构域结合配体后被激活，细胞内 ATP 结合域催化受体自身磷酸化。从而激活靶蛋白，导致细胞内生化信号的激活，从而激活 / 抑制靶基因，产生相应生物学效应。

3. 酪氨酸激酶耦联型受体的作用途径

酪氨酸激酶耦联型受体（LTK）与 RTK 不同之处在于前者分子本身的膜内域并不具备酪氨酸激酶活性。当这类受体与激素结合后，受体膜内域能吸附胞质中与之相邻并具有酪氨酸蛋白激酶活性的可溶性信号转导分子，例如通过 Janus 激酶（Janus kinase，JAK）等，来调节相应靶基因的转录过程。生长激素、催乳素、红细胞生成素和瘦素的受体都属于这一类，这一信号转导路径统称为 JAK-STAT（signal transducers and activators of transcription，STAT）信号通路。

4. 鸟苷酸环化酶型受体的作用途径

鸟苷酸环化酶型受体（GCR）的胞内域具有鸟苷酸环化酶（guanylyl cyclase，GC）的活性片段。当受体与相应激素（例如心房钠尿肽等）结合后，受体分子内鸟苷酸环化酶自我激活，随即催化细胞内的 GTP 转化为 cGMP。充当第二信使的 cGMP 激活 cGMP 依赖性的蛋白激酶（cGMP-dependent protein kinase），也称蛋白激酶 G（protein kinase G，PKG），引起底物相应蛋白的磷酸化而调节细胞的功能。cGMP 的底物蛋白也可以是离子通道。此外，在细胞质中还存在一种能与 NO 结合的可溶性鸟苷酸环化酶，通过 cGMP 的介导发生作用，故也可视作 NO 的受体。

（二）核受体介导的信号转导

Ⅰ类核受体静息状态下在胞质内与热休克蛋白（heat shock protein，HSP）结合。受体与激素结合后，与 HSP 解聚，并形成激素 - 受体同型二聚体复合物，暴露出受体核内转移部位和 DNA 结合部位，激素 - 受体二聚体复合物入核，并与 DNA 中激素反应元件的高度特异性回文区域结合，开放或者关闭下游基因，在转录水平调节靶基因表达。例如雄激素的作用（图 1-3-4）。

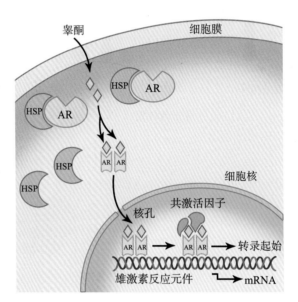

图 1-3-4　雄激素作用分子机制

雄激素受体在细胞内没有睾酮的情况下，与 HSP 结合，并位于细胞质中。在雄激素存在的情况下，HSP 与受体分离，允许激素 - 受体复合物进入细胞核，雄激素 - 受体复合物二聚体与基因启动子上的雄激素反应元件结合。各种共激活因子被吸引到复合物中，基因转录开始。

Ⅱ类核受体只存在于细胞核中，在没有配体的情况下也可与 DNA 结合，通常在活化后形成异二聚体（两种不同类型受体的二聚化，激素受体通常与维甲酸受体形成二聚体）。若在没有配体激素的情况下，此类受体招募共抑制因子并阻断转录过程。当激素与受体结合时，受体结合域的构象会发生变化，与共抑制因子分离，形成受体异二聚体，同时共激活因子被招募。这些反应会引起局部组蛋白乙酰化和转录的激活。例如骨化三醇的作用（图 1-3-5）。

骨化三醇与位于靶细胞细胞核内的维生素 D 受体（vitamin D receptors，VDR）结合。骨化三醇的结合导致 VDR 被磷酸化，这使其能够招募维甲酸受体（RXR）形成一个二聚体，并与共激活因子和基因启动子中的维生素 D 反应元件（vitamin D response，VDRE）结合，形成起始复合物，促进基因转录。

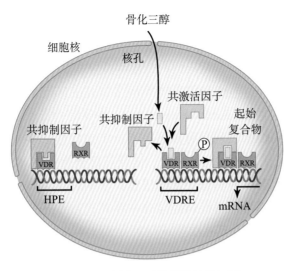

图 1-3-5 骨化三醇作用的分子机制

激素作用所涉及的细胞信号转导机制十分复杂。已有实验证实，有些激素可以通过多种机制而发挥不同的作用。例如类固醇激素既可通过核受体调节靶细胞 DNA 的转录过程发挥作用，也可以通过细胞膜受体或者离子通道调节神经细胞的兴奋性，引起快速反应，即类固醇激素的"非基因效应"（non-genomic effect）。

三、激素作用的终止

激素作用的终止是许多环节综合作用的结果。激素分泌的调节系统使内分泌细胞能够适时终止分泌激素；或使细胞内磷酸二酯酶活性升高，水解 cAMP，从而中止信号转导；激素与受体分离，使下游的一系列信号转导过程也及时终止；激素被靶细胞内化，经溶酶体灭活；激素在肝脏、血液循环中降解清除，或者通过甲基化或者其他方式灭活。及时终止激素作用的调节，才能保证靶细胞不断接受新的信息，从而适时地执行精确的调节职能。

（韩慧蓉）

第四节 内分泌系统异常与内分泌检查

一、内分泌系统异常的原理及常见疾病

内分泌系统异常性疾病源于激素的异常，可表现为激素生成过量、激素生成不足、靶组织对激素的反应性异常和内分泌腺肿瘤等。临床上对内分泌系统疾病存在多种分类方法，如按功能状况分为功能亢进"hyper-"、功能低下"hypo-"和功能正常；按

腺体的状况可分为增大、萎缩、结节或肿瘤；按病变在下丘脑、垂体或外周靶腺的不同部位，可分为原发性和继发性内分泌系统疾病；按病因不同又可分为遗传性、自身免疫性、激素不敏感性（抵抗）及异位内分泌综合征等。

在激素的概念提出之前，内分泌系统疾病多以其临床表现或首次报道该病的医生命名，如糖尿病、艾迪生病（Addison disease）、库欣综合征（Cushing syndrome）等，内分泌系统疾病的主要临床表现具有以下特点：①症状体征多与机体的生长发育、代谢、营养或性腺功能有关。②疾病的症状、体征和检查指标的异常是一个连续的变量，如激素的变化、功能状态均为动态变化的过程，早期表现不典型，应注意早发现、早诊断、早治疗。③内分泌与代谢疾病经常合并存在，并常并发其他身心疾病，应予以关注。常见内分泌系统疾病及其主要临床特征见表 1-4-1。

表 1-4-1　内分泌系统疾病及主要临床特征

疾病	病因	临床特征
库欣综合征	各种原因引起的糖皮质激素过多	向心性肥胖，高血压，糖耐量异常，满月脸，皮肤瘀斑，骨质疏松
甲状腺肿	甲状腺的增生	甲状腺激素的分泌可高可低或者正常
甲状腺功能亢进	各种原因引起的 T_3/T_4 升高	体重减轻，热耐受不良，心率升高，震颤，焦虑
甲状腺功能减退	各种原因引起的 T_3/T_4 降低	体重增加，寒冷耐受不良，肌无力，心率降低，抑郁
性腺功能减退	各种原因引起的男性睾酮水平或女性雌激素水平降低	不育，阳痿，第二性征减退；不孕，闭经，骨质疏松症
多囊卵巢综合征	女性雄激素水平升高	月经异常，生育能力下降，多毛症，肥胖，糖耐量受损
更年期	育龄末期雌激素水平降低	绝经，不孕症，潮红，多汗，骨质疏松症
糖尿病	Ⅰ型：胰岛素分泌不足	体重减轻，口渴，多尿，酮症酸中毒，长期器官损伤
	Ⅱ型：胰岛素受体不敏感	肥胖，口渴，多尿，心血管疾病
代谢综合征	胰岛素抵抗	合并肥胖，糖耐量受损，高血压，高胆固醇
异位激素分泌	肿瘤细胞分泌的激素	取决于激素分泌
尿崩症	颅脑性：抗利尿激素分泌不足	尿液浓缩障碍，脱水
	肾原性：许多因素	
抗利尿激素分泌异常综合征	抗利尿激素水平升高	异常水潴留，低血钠
肢端肥大症	成人生长激素水平升高	软组织和脏器生长，糖耐量受损
高泌乳素血症	催乳素水平升高	女性：闭经、泌乳 男性：乳房发育，泌乳
全垂体功能减退症	垂体前叶激素表达降低	以生长激素、黄体生成素/卵泡刺激素、促肾上腺皮质激素和促甲状腺激素水平降低为特征
嗜铬细胞瘤	肾上腺素和去甲肾上腺素水平升高	血压升高，心率加快，焦虑

续表

疾病	病因	临床特征
先天性肾上腺皮质增生症	肾上腺类固醇分泌异常	儿童：发育不良，女孩男性化
艾迪生病	原发性肾上腺功能不全，皮质醇水平降低	虚弱，低血压，脱水，低钠高钾
格雷夫斯病	自身免疫导致的 T_3/T_4 水平升高	例如甲状腺功能减退伴眼球突出和黏液性水肿
桥本甲状腺炎	自身免疫导致的 T_3/T_4 水平降低	例如甲状腺功能减退
克氏综合征	XXY 染色体异常	男性性腺功能减退
特纳氏综合征	XO 染色体异常	女性无青春期，无初潮，不孕，心血管疾病
卵巢功能早衰	雌激素水平低，40 岁前绝经	同更年期
甲状旁腺功能亢进	原发性：甲状旁腺激素水平升高 异位性：甲状旁腺激素相关蛋白水平升高	高血钙症，脱水
软骨病	成人维生素 D 缺乏	骨密度降低，病理性骨折
巨人症	儿童生长激素水平过高	加速生长，尤其是儿童时期的身高
莱伦氏综合征	生长激素受体异常	儿童时期生长缓慢
希恩综合征	脑垂体血流中断	例如全垂体功能减退
库欣病	垂体分泌过量促皮质素	例如库欣综合征
康氏综合征	醛固酮过量	高血压，低血钾症
呆小症	宫内 T_3/T_4 水平低或先天性甲状腺功能减退	重度精神发育迟滞
卡尔曼氏综合征	伴有嗅觉缺失或减退的低促性腺激素型性腺功能减退症	性腺功能减退伴嗅觉丧失
合成雄性类固醇滥用	睾酮水平降低	男性睾丸萎缩，具有攻击性，不育；女性男性化，不孕
佝偻病	儿童维生素 D 缺乏	骨质矿化缺陷，骨畸形
甲状旁腺功能减退	甲状旁腺激素水平低	低钾血症，坐立不安，强直，抽搐
佐林格 - 艾利森综合征	胃泌素水平高	严重的消化性溃疡
多发性内分泌瘤病	致病因素众多	各种不同内分泌腺的肿瘤

二、内分泌检查的基本原则

内分泌疾病常伴有激素水平的改变，引发相应的生理生化效应变化。因此，对内分泌疾病的实验室检查主要依赖于激素及其代谢物的直接测定，激素生物效应及其生化改变标志物的检测等。

（一）激素及其代谢物的直接测定

通过测定体液中某一激素或其代谢物水平，可对内分泌功能的判定提供直接客观的依据，而对某一激素或其代谢物的连续动态监测，则可反映激素分泌的节律性有无改变，有利于某些内分泌疾病的早期诊断，另外配对检查功能激素及其调节性激素的水平，可实现内分泌疾病的病因定位。由于体内激素水平极低，早期的检测方法需要用活的动物或组织检测，但这些方法成本较高且可能违背伦理学原则。随着检测技术的不断发展，目前几乎所有激素均可以通过方便快捷的方法准确测定，大大提高了内分泌代谢疾病的诊断水平。在分析激素及其代谢物的测定结果时需要注意以下几点：①血液中激素的基础分泌量多以早晨空腹为标准，故应清晨空腹采血，另需注意激素及其代谢产物的正常参考范围尚存在年龄、性别等差异。②多数激素具有周期性脉冲性分泌等特点，需限定特殊的采血时间。如 ACTH 和皮质醇的分泌具有昼夜节律性，故采血时间应以早晨 8 时为宜，必要时测定下午 4 时及午夜 0 时的激素水平以了解其昼夜变化情况。③由于下丘脑 - 垂体 - 靶腺之间存在着明确的反馈调节，同时测定调节和被调节激素有助于对内分泌疾病的定位诊断。如血浆 ACTH 和皮质醇均升高提示病变在垂体、下丘脑或异位激素分泌；ACTH 降低、皮质醇升高则病变在肾上腺皮质。④血液中的激素分为游离型和血浆蛋白结合型两种，其中游离型激素具有活性。通常情况下两者比例恒定，因此测定总激素水平即可反映内分泌腺体的功能情况，但当有影响激素结合量的因素存在时需要测定游离型激素。

检测血液中激素水平是诊断内分泌疾病的基本方法之一，尿液中的激素及其代谢产物测定结果也可用来推测内分泌系统的功能。如测定 24 h 尿中香草杏仁酸（vanilla marzipan acid，VMA）、甲氧基肾上腺素（metanephrine，MN）及甲氧去甲肾上腺素（normetaneprine，NMN）总量可推测肾上腺素及去甲肾上腺素的生成量，协助嗜铬细胞瘤的诊断；测定 2 h 尿中 17- 羟、17- 酮和 17- 生酮皮质类固醇可判断肾上腺皮质的分泌功能。

（二）激素生物效应及其生化标志物的检测

该检查既是对机体代谢状况的全面了解，也为内分泌异常提供间接证据。多种激素对血液中某些电解质或物质有直接调节作用，通过这些调节物的变化可间接反映激素的分泌情况。如甲状腺功能紊乱时基础代谢率的检测，甲状旁腺功能异常时血钙及血磷水平的检测。

（三）激素分泌的动态功能检测

动态试验为根据激素生理调节机制设计的实验，包括刺激性试验（stimulation test）与抑制性试验（inhibition test），即应用特异性刺激物或抑制物作用于激素分泌调节轴的某一环节，分别测定作用前后相应靶激素水平的变化，以反映靶腺的内分泌功能，有助于确定内分泌疾病的病变部位与性质。在临床上，当某一内分泌功能减退时，可选用刺激试验，反之则使用抑制试验，必要时也可联合使用。

（四）其他检测方法

除以上常用实验室检查方法外，影像学检查对于内分泌系统疾病的发现和定位诊断等方面具有很高的价值。另外，根据内分泌腺具有选择性摄取核素标记物的特点，可通过核医学的方法评估内分泌腺的功能。如甲状腺组织具有特异性摄取和浓集碘的能力，甲状腺摄取 ^{131}I 的量和速度与其功能密切相关。

Note

三、内分泌系统异常的治疗原则

内分泌系统异常性疾病的治疗包括对因治疗和对症治疗。病因明确且治疗有效的疾病应针对病因进行治疗，如因肿瘤、感染或基因突变引起的内分泌疾病。但目前多数内分泌疾病病因尚不明确，或虽病因明确但尚无成熟的治疗方案，因此对大部分内分泌代谢疾病的内科治疗仍以对症治疗为主。

（一）内分泌功能减退的治疗

1. 激素替代治疗

凡腺体功能低下者均可使用激素替代治疗（replacement therapy），目前大部分激素都可通过人工合成的方式获得，大大改善了内分泌功能低下的治疗效果。激素替代治疗一般采用生理维持剂量，并尽量模拟生理节律给药。应注意有些激素的需要量随年龄和体内外环境变化而波动，用药剂量需根据病情进行调整。

2. 药物治疗

利用化学药物刺激某种激素的分泌或者增强激素的作用，可治疗某些内分泌功能减退症，如补充钙剂或维生素 D 治疗甲状旁腺功能减退症。

3. 器官、组织或细胞移植

某些内分泌功能减退可用同种器官、组织或细胞移植，以期达到替代内分泌腺的目的。如通过胰腺、胰岛或胰岛细胞移植治疗 I 型糖尿病；肝移植治疗晚期铜代谢障碍所致 Wilson 病等。

（二）内分泌功能亢进的治疗

1. 手术治疗

手术治疗适用于激素分泌性肿瘤和内分泌腺增生等引起的功能亢进，如毒性弥漫性甲状腺肿、库欣病、垂体瘤、嗜铬细胞瘤等。

2. 药物治疗

多种药物可用来治疗内分泌功能亢进，其机制各不相同。有些药物可阻断或抑制激素的合成与分泌，如硫脲类药物治疗甲亢、美替拉酮治疗皮质醇增多症；有些药物通过阻断激素与受体结合，如螺内酯治疗醛固酮增多症、酚妥拉明治疗嗜铬细胞瘤性高血压等。

3. 放射治疗

利用某些内分泌腺体具有浓集某种化合物的特点，使用其同位素发出的射线进行放射治疗，如用 ^{131}I 治疗甲亢或分化型甲状腺癌等。也可使用外照射的方式破坏亢进的肿瘤或增生的腺体，或作为手术后的辅助治疗。

四、异位激素综合征

异位激素综合征（ectopic hormone syndrone）是指某些来源于非内分泌组织的肿瘤产生激素和（或）激素样物质，或起源于内分泌腺的肿瘤不仅产生正常分泌的激素，

Note

还分泌其他激素，表现出激素过多的临床特征。最早由 Liddle 等于 1969 年发现并命名。随着医学基础理论和激素检测手段的不断进步以及临床经验的积累，现已发现众多的异位激素综合征。实际上，异位激素分泌一词并不确切，许多产生异位激素的组织，在生理状态下也可产生微量的相关激素。

许多肿瘤均有分泌异位激素的潜能，如小细胞肺癌、类癌、肾癌等。不同类型的肿瘤可产生同一种异位激素，如支气管类癌和小细胞肺癌均能产生 ACTH，推测这两类肿瘤可能起源于同一种细胞。此外，同一种肿瘤也可产生多种异位内分泌激素，如甲状腺髓样癌和小细胞肺癌能同时产生 ACTH、降钙素和生长激素释放抑制激素。因此，在临床上异位激素分泌常作为某些内分泌肿瘤的特征，例如约 10% 的恶性肿瘤会分泌甲状旁腺素相关蛋白（parathyroid hormone related protein，PTHrp），出现异常高血钙，称为恶性肿瘤高血钙。

（王姿颖　韩慧蓉）

第二章 下丘脑-垂体系统与松果体

第一节 下丘脑-垂体系统的形态结构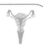

下丘脑（hypothalamus）与垂体（hypophysis）两者在结构、功能及发生上都有着密切联系。下丘脑中的许多神经核团兼具有内分泌功能，能分泌多种肽类激素，这种分泌方式称为神经内分泌，分泌的激素称为神经激素。下丘脑合成和分泌的神经激素通过与垂体联系，广泛参与机体功能的调节。

一、下丘脑的解剖结构

（一）下丘脑的位置

下丘脑位于背侧丘脑的前下方，两者以下丘脑沟为界。下丘脑构成间脑第三脑室侧壁的下份和底壁，前端到达室间孔，后端与中脑被盖相续。从脑底面观察，属于下丘脑的结构从前向后依次是视交叉（optic chiasma）、视束（optic tract）、灰结节（tuber cinereum）和乳头体（mamillary body）。下丘脑的前界是终板（terminal lamina），终板是端脑的一薄层灰质，其向上连于胼胝体嘴，向下连于视交叉。下丘脑的后界是脚间窝，上界是下丘脑沟，下界从前向后依次是视交叉、漏斗、灰结节和乳头体。灰结节是乳头体前方的一个中空灰质隆起，其向下逐渐变细移行为中空的圆锥状部分称漏斗（infundibulum），漏斗下端与垂体相连，漏斗上端的部分较膨大称正中隆起（median eminence）（图 2-1-1）。

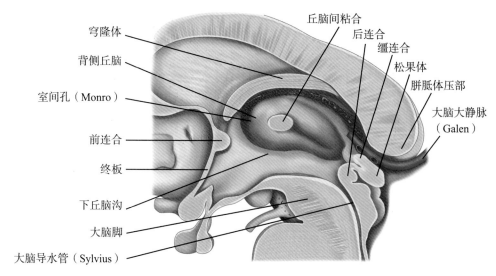

图 2-1-1　间脑正中矢状切面

（二）下丘脑的分区与主要核团

下丘脑横向上从前向后分为 4 区，分别为视前区（ preoptic region ）、视上区（ supraoptic region ）、结节区（ tuberal region ）和乳头体区（ mamillary region ）。视前区位于视交叉前缘的前方，视上区位于视交叉上方，结节区位于灰结节内及其上方，乳头体区位于乳头体内及其上方。下丘脑纵向上由内向外分为三带，分别是室周带（ periventricular zone ）、内侧带（ medial zone ）和外侧带（ lateral zone ），室周带位于第三脑室室管膜下的薄层灰质，内侧带和外侧带以穹窿柱和乳头丘脑束分界。

下丘脑主要核团包括：①在视上区，有视交叉上核（ suprachiasmatic nucleus ）、室旁核（ paraventricular nucleus ）和视上核（ supraoptic nucleus ）等。②在结节区，有漏斗核（ infundibular nucleus ），在哺乳动物又称弓状核（ arcuate nucleus ），背内侧核（ dorsomedial nucleus ）和腹内侧核（ ventromedial nucleus ）等。③在乳头体区，有乳头体核、下丘脑后核等（图 2-1-2）。

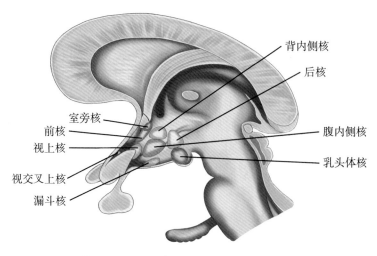

图 2-1-2　下丘脑（矢状切面）的主要核团

（三）下丘脑与垂体的纤维联系

下丘脑是内分泌系统的高级调控中枢，与垂体之间有着密切的纤维联系。由视上核和室旁核合成分泌的血管升压素和缩宫素经视上垂体束（supraopticohypophyseal tract）和室旁垂体束（paraventriculohypophyseal tract）运输到神经垂体，在此贮存并在需要时释放入血液；由漏斗核及邻近室周区合成分泌的多种激素经结节漏斗束（tuberoinfundibular tract）运输到垂体门脉系统，调控腺垂体的内分泌功能（图 2-1-3）。

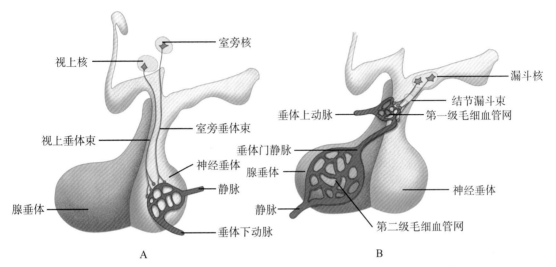

图 2-1-3　下丘脑与神经垂体（A）和腺垂体（B）（矢状切面）的纤维联系

二、垂体的形态结构

垂体位于颅中窝蝶骨体上面的垂体窝内，为一灰红色的椭圆形小体，成年人垂体重 0.5 ~ 0.6 g，女性略大于男性，妊娠期显著增大。垂体表面包裹结缔组织被膜，分为腺垂体（adenohypophysis）和神经垂体（neurohypophysis）两部分。腺垂体又分为远侧部、结节部和中间部三部分，远侧部最大，中间部位于远侧部与神经部之间，结节部围绕在漏斗柄（infundibular stalk）周围。神经垂体分为神经部和漏斗两部分，漏斗又包括漏斗柄和正中隆起，后者与下丘脑相连（图 2-1-4）。腺垂体的远侧部称垂体前叶，神经垂体的神经部和腺垂体的中间部合称垂体后叶。

（一）腺垂体

1. 远侧部

远侧部（pars distalis）是腺垂体的主要组成部分，腺细胞排列成团索状，其间有丰富的窦状毛细血管和少量结缔组织。在 HE 染色切片中，腺细胞分为嗜色细胞和嫌色细胞两大类；嗜色细胞又分为嗜酸性细胞（acidophil）和嗜碱性细胞（basophil）两种（图 2-1-5），两者均具有含氮类激素分泌细胞的超微结构特点。根据嗜色腺细胞所分泌的激素的不同，可进一步对它们进行分类，并按所分泌的激素进行命名。

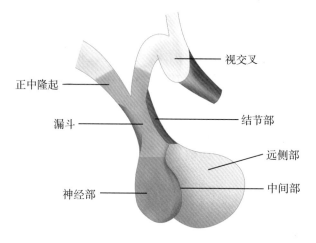

图 2-1-4　垂体组成模式图

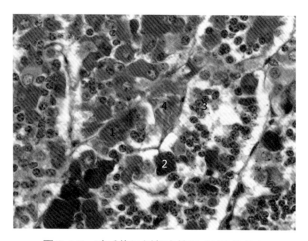

图 2-1-5　腺垂体远侧部光镜图（HE 染色）

1. 嗜酸性细胞；2. 嗜碱性细胞；3. 嫌色细胞；4. 血窦

（1）嗜酸性细胞：数量较多，呈圆形或椭圆形，胞质呈嗜酸性。嗜酸性细胞可分为两种：①生长激素细胞（somatotroph）：分泌生长激素，该细胞数量较多，电镜下可见胞质内含有大量电子密度高而均匀的分泌颗粒。②催乳激素细胞（mammotroph）：分泌催乳素，该细胞男女两性均有，但女性较多，尤其在分娩前期和哺乳期功能旺盛。

（2）嗜碱性细胞：数量较嗜酸性细胞少，呈椭圆形或多边形，胞质呈嗜碱性。嗜碱性细胞可分为三种：①促甲状腺激素细胞（thyrotroph）：分泌促甲状腺激素，细胞呈多角形，胞质内颗粒较小，多分布于细胞边缘。②促肾上腺皮质激素细胞（corticotroph）：分泌促肾上腺皮质激素，细胞体积较小，呈不规则形，胞质内分泌颗粒较大，数量较少。③促性腺激素细胞（gonadotroph）：分泌卵泡刺激素（follicle-stimulating hormone，FSH）和黄体生成素（luteinizing hormone，LH），在男女两性的垂体均有。促性腺激素细胞有 3 种，即 FSH 细胞、LH 细胞和两种激素共存的 FSH/LH 细胞。

（3）嫌色细胞（chromophobe cell）：细胞数量多，体积小，胞质少，着色浅，细胞界限不清。电镜下，细胞质内含少量分泌颗粒，因此这些细胞可能是脱颗粒的嗜色细胞，或是处于形成嗜色细胞的初期阶段。

2. 中间部

中间部（pars intermedia）是位于远侧部和神经部之间的纵行狭窄区域，目前在人体中已退化，仅占垂体体积的 2%，由嗜碱性细胞、嫌色细胞及其滤泡构成（图 2-1-6）。滤泡由单层立方或柱状上皮细胞围成，大小不等，内含胶质，呈嗜酸性或嗜碱性，其功能不明。在低等脊椎动物，中间部的嗜碱性细胞分泌黑素细胞刺激素（melanocyte stimulating hormone，MSH）；在人类，分泌 MSH 的细胞散在于腺垂体中。

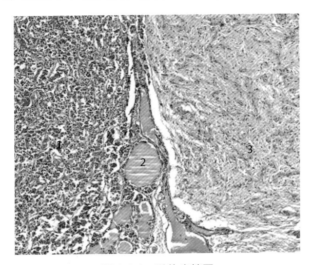

图 2-1-6　垂体光镜图

1. 远侧部；2. 中间部滤泡；3. 神经部

3. 结节部

结节部（pars tuberalis）包绕神经垂体的漏斗，在漏斗的前方较厚，后方较薄或缺如。结节部含有丰富的纵行毛细血管，腺细胞呈条索状纵向分布于这些血管之间，细胞体积较小，主要是嫌色细胞，其间有少量的嗜色细胞。

4. 垂体门脉系统

腺垂体的血液供应主要来自大脑基底动脉环发出的垂体上动脉。垂体上动脉穿过结节部上端，进入神经垂体的漏斗，在该处分支并吻合形成有孔毛细血管网，称第一级毛细血管网（初级毛细血管网）。这些毛细血管网下行到结节部下端汇集形成数条垂体门静脉，后者下行进入远侧部，再度分支并吻合形成第二级毛细血管网（次级毛细血管网）。垂体门静脉及其两端的毛细血管网共同构成垂体门脉系统（hypophyseal portal system）。远侧部的毛细血管最后汇集成小静脉，注入垂体周围的静脉窦（图 2-1-7）。

（二）神经垂体

神经垂体与下丘脑直接相连，两者实为一个整体。神经垂体主要由大量无髓神经纤维和神经胶质细胞组成，含有较丰富的有孔毛细血管，其血液供应来自起始于颈内动脉的垂体下动脉（图 2-1-8）。

1. 无髓神经纤维

下丘脑前区的视上核和室旁核，含有大型神经内分泌细胞，其轴突经漏斗终止于神经垂体的神经部，组成下丘脑 - 神经垂体束，这是神经部无髓神经纤维的来源。神经内分泌细胞除具有一般神经元的结构外，胞内还有许多分泌颗粒，这些分泌颗粒沿轴突运输下行，在轴突沿途和终末，分泌颗粒常聚集成团，使轴突呈串珠状膨大，于光镜下呈现为大小不等的弱嗜酸性团块，称赫林体（Herring body）（图 2-1-8）。

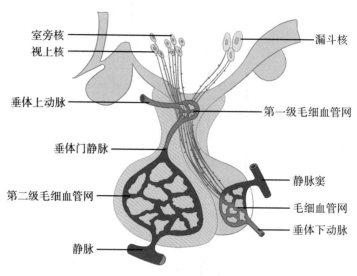

图 2-1-7　下丘脑 - 垂体系统及其血管分布

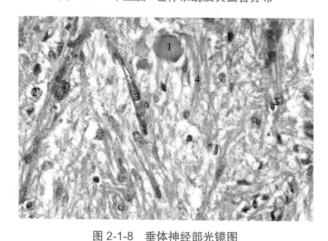

图 2-1-8　垂体神经部光镜图

1. 赫林体；2. 垂体细胞；3. 毛细血管；4. 无髓神经纤维

2. 神经胶质细胞

神经部的胶质细胞又称垂体细胞（pituicyte），分布于神经纤维之间，细胞形状和大小不一，具有支持和营养神经纤维的作用。

三、下丘脑和垂体的发生

（一）下丘脑的发生

下丘脑属于中枢神经系统间脑的一部分，起源于神经外胚层，人胚胎发育至第 3 周末，胚盘背正中部的外胚层增厚为神经板，不久凹陷成神经沟，第 4 周初形成神经管。神经管头段膨大形成三个脑泡（brain vesicle），从头至尾依次为前脑泡、中脑泡和菱

Note

脑泡。至第 5 周时，前脑泡的头端向两侧膨大，形成左右两个端脑（telencephalon），以后演变成两个大脑半球，而前脑泡的尾端则形成间脑（diencephalon）。间脑两侧壁上依次出现下丘脑沟和上丘脑沟，将间脑侧壁分为下丘脑、背侧丘脑和上丘脑。下丘脑的神经上皮增生并向外侧迁移，分化为成神经细胞和成神经胶质细胞，形成套层。部分套层神经元聚集成团，形成下丘脑神经核团。

（二）垂体的发生

腺垂体和神经垂体的来源不同，腺垂体起源于胚胎时期口凹的表面外胚层，神经垂体起源于脑泡的神经外胚层。胚胎第 4 周，口凹背侧顶部的外胚层上皮向深部凹陷，形成一囊状突起，称拉特克囊（Rathke pouch）。随后，间脑底部的神经外胚层向腹侧朝拉特克囊方向形成一个漏斗状突起，即神经垂体芽（neurohypophyseal bud）。胚胎第 6 周，拉特克囊和神经垂体芽逐渐增大并相互接近，至第 2 个月末，囊的根部退化消失，其远端长大并与神经垂体芽相贴。神经垂体芽的远端膨大，形成神经垂体，其起始部变细，形成漏斗柄。而拉特克囊的前壁迅速增厚，分化为垂体的远侧部，后壁生长缓慢，形成中间部。由远侧部再向上长出一结节状突起包绕漏斗柄，形成结节部。囊腔则大部消失，只残留小的裂隙（图 2-1-9）。

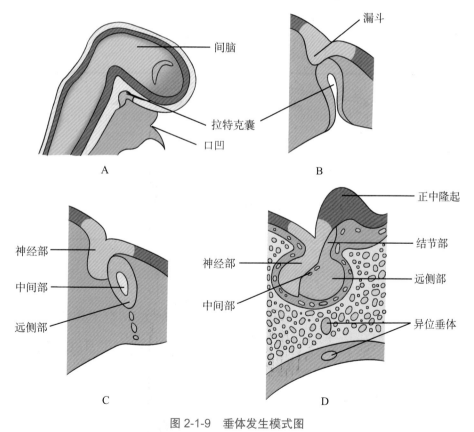

图 2-1-9　垂体发生模式图

A. 胚胎第 4 周；B. 胚胎第 6 周；C. 胚胎第 11 周；D. 胚胎第 16 周

（颜　红　扈燕来　刘尚明）

第二节 下丘脑 - 垂体系统的功能联系

下丘脑是人体的神经 - 内分泌高级调节中枢，下丘脑与垂体在结构和功能上密切相关，形成下丘脑 - 垂体功能单位（hypothalamus-hypophysis unit），包括下丘脑 - 腺垂体系统和下丘脑 - 神经垂体系统两部分。下丘脑可接收和整合不同来源的信息，将神经活动的电信号转变为激素分泌的化学信号，通过与垂体之间的联系，将神经 - 体液调节系统进行整合，共同维持机体的内环境稳态，完成对机体生理功能的调节（图 2-2-1）。

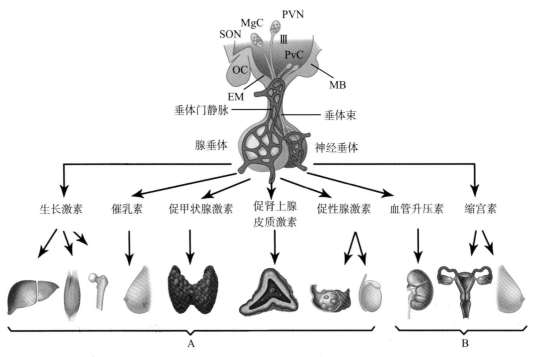

图 2-2-1 下丘脑 - 垂体系统与外周内分泌腺体及器官的功能联系示意图

A. 下丘脑 - 腺垂体系统；B. 下丘脑 - 神经垂体系统

Ⅲ：第三脑室；EM：正中隆起；MB 乳头体；MgC：大细胞神经元；OC：视交叉；PvC：小细胞神经元；PVN：室旁核；SON：视上核

一、下丘脑 - 腺垂体系统

下丘脑与腺垂体之间没有直接的神经结构联系，但存在特殊的血管系统，即垂体门脉系统。通过垂体门脉系统可经局部血流直接实现下丘脑与腺垂体之间的双向沟通，而无需通过体循环（图 2-1-3）。下丘脑的内侧基底部，包括正中隆起、弓状核、腹内侧核、视交叉上核、室周核和室旁核内侧等，都分布有神经内分泌细胞，这些神经元胞体较小，称为小细胞神经元（parvocellular neuron，PvC）。PvC 发出的轴突多终

Note

止于下丘脑基底部正中隆起，与垂体门脉系统中的第一级毛细血管网密切接触，其分泌的激素可通过轴浆运输直接释放到第一级毛细血管网，继而经垂体门脉血管到达第二级毛细血管网，从而调节腺垂体远侧部各种腺细胞的分泌活动。由于这些小细胞神经元能产生多种调节腺垂体分泌的激素，故又将其神经元胞体所在的下丘脑内侧基底部称为下丘脑的促垂体区（hypophysiotrophic area）。

（一）下丘脑调节激素

1. 下丘脑调节激素的种类

由下丘脑促垂体区小细胞神经元分泌的能调节腺垂体活动的激素称为下丘脑调节激素。1968 年，Guillemin 实验室首次从羊的下丘脑中成功分离出促甲状腺激素释放激素，并于 1 年后确定其结构为三肽。1971 年，Schally 实验室从猪的下丘脑中分离出促性腺激素释放激素并鉴定其为 10 肽。之后，生长抑素、促肾上腺皮质激素释放激素及生长激素释放激素等相继被成功分离，由此人们开始真正认识下丘脑的神经内分泌功能。

下丘脑调节激素在功能上可分为两类：促释放激素（releasing hormone）和释放抑制激素（inhibiting hormone，也称抑制激素），它们分别从促进与抑制两方面调节腺垂体相关细胞的内分泌活动。已经明确结构的下丘脑调节激素大多为多肽类物质，因此称为下丘脑调节肽（hypothalamic regulatory peptide，HRP），迄今已明确的下丘脑调节肽有五种，包括生长激素释放激素、生长激素释放抑制激素（又称生长抑素）、促甲状腺激素释放激素、促肾上腺皮质激素释放激素、促性腺激素释放激素。另外，还有两种下丘脑调节因子，包括催乳素释放因子和催乳素释放抑制因子（表 2-2-1）。

表 2-2-1　下丘脑调节激素的种类、化学性质、相应垂体激素及靶腺激素

下丘脑调节肽（因子）	化学性质	腺垂体激素	靶腺激素
促甲状腺激素释放激素（TRH）	3 肽	促甲状腺激素	甲状腺激素
促肾上腺皮质激素释放激素（CRH）	41 肽	促肾上腺皮质激素	糖皮质激素
促性腺激素释放激素（GnRH）	10 肽	卵泡刺激素、黄体生成素	性激素
生长激素释放激素（GHRH）	44 肽	生长激素	
生长激素释放抑制激素（GHIH）/生长抑素（SS）	14 肽	生长激素	
催乳素释放因子（PRF）	31 肽	催乳素	
催乳素释放抑制因子（PIF）	多巴胺	催乳素	

下丘脑调节激素除了分布于下丘脑促垂体区外，其他部位的神经元甚至外周组织也可合成和分泌这些肽类物质，因此，下丘脑调节激素除调节腺垂体的活动外，还具有更广泛的功能。如 CRH 不仅在中枢神经系统有广泛的分布，在胃肠道、胰腺、胎盘和性腺等也有分布，其在情绪反应、学习记忆、分娩启动以及神经和心血管系统保护中都起着重要作用。

2. 下丘脑调节激素分泌的调节

大多数下丘脑调节激素的分泌活动受到神经调节和激素的反馈调节这两种机制的调控。

Note

（1）神经调节：下丘脑与许多脑区有纤维联系，各种传入刺激都可通过神经纤维将信息传输到下丘脑，从而影响下丘脑调节激素的分泌。因此，机体可以根据内外环境的变化，通过神经系统有序地调节下丘脑激素的分泌。如机体受到应激刺激时，这个刺激可传入到下丘脑，使下丘脑 CRH 分泌增加，后者促进腺垂体促肾上腺皮质激素（ACTH）的释放，ACTH 作用于肾上腺皮质，促进糖皮质激素的分泌，从而提高机体对应激刺激的应对能力。神经调节是通过神经递质实现的，许多神经递质如去甲肾上腺素、多巴胺、5- 羟色胺、乙酰胆碱和组胺等都可参与下丘脑激素分泌活动的调节。

（2）体液调节：即激素的反馈调节。下丘脑的神经内分泌神经元与其下级的垂体内分泌腺体和靶腺之间在功能上构成了一个严密的轴系调节环路，腺垂体以及靶腺所分泌的激素常对下丘脑调节激素的合成和分泌进行负反馈调节，从而维持激素分泌的平衡和机体内环境的稳定。

（二）腺垂体激素

腺垂体激素根据功能不同可大体分为两种，一种是特异作用于各自的外周靶腺，统称为垂体促激素（tropic hormone），参与构成下丘脑 - 腺垂体 - 靶腺轴系统，包括促甲状腺激素（thyroid-stimulating hormone，TSH）、促肾上腺皮质激素（adrenocorticotropic hormone，ACTH）和促性腺激素，促性腺激素又包括卵泡刺激素和黄体生成素。一种是直接作用于靶组织或靶细胞的激素，包括生长激素（growth hormone，GH）和催乳素（prolactin，PRL）。

1. 生长激素

病例 2-1　肢端肥大症

李某，男性，43 岁，自 7 年前开始自觉出现手足变形，表现为手掌肥厚，手指增粗；脚的尺寸也在不断增加，鞋码从 41 码增大至 44 码。另外，患者的面容也出现了明显的变化，眉弓高突，颧骨及下颌突出，牙缝增宽，口唇变厚，鼻梁宽大扁平，面部皮肤粗糙。患者自述多汗，轻微活动就会出汗湿透全身，夜间睡觉鼾声重，偶有头痛，为阵发性胀痛，持续时间较短，可自行缓解。实验室检查：生长激素（GH）> 40 μg/L（基础值 0.06 ~ 5.0 μg/L），胰岛素样生长因子 -1（IGF-1）1180 ng/mL（41 ~ 45 岁正常值：101 ~ 267 ng/mL），空腹血糖（FPG）7.2 mmol/L（正常值 3.9 ~ 6.0 mmol/L），肝肾功能及电解质未见明显异常。口服葡萄糖抑制试验（+）。诊断：肢端肥大症。请思考以下问题：

（1）GH 的分泌有何节律？

（2）患者为何出现多汗及鼾声重的症状？

（3）肢端肥大症与巨人症患者的临床表现有何不同？

（4）高水平 GH 对糖代谢有何影响？

（5）何为口服葡萄糖抑制试验？

（6）哪些疾病会导致肢端肥大症？

人生长激素（human growth hormone，hGH）由 191 个氨基酸残基组成。hGH 的化学结构与人催乳素（hPRL）相似，因此两者作用有一定的交叉重叠。GH 具有种属特异性，除猴外，从其他动物垂体中提取的 GH 对人类均无效。在安静空腹状态下，正常成年男性血清中 hGH 的基础水平不超过 5 μg/L，女性稍高于男性。GH 的基础分泌呈节律性脉冲式释放，脉冲波峰在青年期最高，随年龄的增长而逐渐减少。血清中 hGH 水平除受性别和年龄影响，还受睡眠、体育锻炼、血糖及性激素水平等多种因素的影响。

血液中 GH 以结合型与游离型两种形式存在，结合型 GH 可与特异性高亲和力生长激素结合蛋白（GH-binding protein，GHBP）结合，一分子 GH 可结合两分子 GHBP，形成更大的分子复合物。结合型 GH 占 GH 总量的 40% ~ 45%，是 GH 的外周储运库，与游离型 GH 保持动态平衡。血液中 GH 主要在肝脏和肾脏进行降解，其半衰期为 6 ~ 20 min。

1）GH 作用机制

GH 可通过直接激活靶细胞上的生长激素受体（growth hormone receptor，GHR）发挥作用，也可通过诱导靶细胞产生胰岛素样生长因子（insulin-like growth factor，IGF）间接实现其生物学效应。

GHR 属于催乳素 / 红细胞生成素 / 细胞因子受体超家族成员，是由 620 个氨基酸残基构成的跨膜单链糖蛋白，分子量约 120 kD。GHR 的分布非常广泛，存在于肝、软骨、骨、脑、骨骼肌、心、肾、脂肪细胞和免疫系统细胞等。一分子 GH 能与两分子 GHR 结合并诱导受体二聚化（dimerization），二聚化后 GHR 的胞内结构域随即招募邻近胞质中具有酪氨酸蛋白激酶活性的分子，如 JAK 激酶 2（Janus kinase 2，JAK2）等，继而通过 JAK2-STATs、JAK2-SHC 等多条信号转导途径发挥生物学效应。与成人相比，胎儿和新生儿 GHR 分布密度更大，对 GH 的反应更为敏感。

GH 的部分效应还可通过诱导肝细胞等靶细胞产生 IGF 而实现。IGF 因其化学结构和作用机制与胰岛素相似而得名，血液循环中 95% 的 IGF 由肝脏产生，此外在软骨、肌肉、脊髓等许多组织都可广泛合成，目前已分离出的 IGF 有 IGF-1 和 IGF-2 两种。IGF-1 通过促进软骨组织摄取氨基酸以及钙、磷、硫等无机盐，加强核糖核酸和蛋白质的合成，使软骨细胞克隆扩增、肥大，成为骨细胞，从而促使骨骼生长。IGF-2 的作用不完全清楚，IGF-2 的作用不完全清楚，其可能对胎儿的生长起重要作用。

2）GH 生物作用

GH 具有即时效应和长时效应，两者分别与调节物质代谢和生长有关。此外，GH 还参与机体的应激，是机体重要的应激激素之一。

（1）促进生长：GH 对几乎所有组织和器官的生长都有促进作用，尤其是对骨骼、肌肉及内脏器官的作用最为显著。GH 的作用在青春期达到高峰，在长骨骺闭合前，GH 可直接刺激骨生长板前软骨细胞分化为软骨细胞，同时加宽髓板，促进骨基质沉积，增强与骨相关细胞对 IGF-1 的反应性，促进骨的纵向生长。幼年期 GH 分泌不足，可导致患儿躯体生长障碍，身材矮小，称为生长激素缺乏性侏儒症（growth hormone deficiency dwarfism，GHD）；相反，GH 分泌过多则表现为巨人症（gigantism）或肢端肥大症（acromegaly）。发生于青春期前，骨骺未融合者表现为巨人症；发生在青春期后，骨骺已融合者则表现为肢端肥大症。

（2）调节新陈代谢：GH 对机体的新陈代谢活动具有明显的影响，表现为即时效应。

①蛋白质代谢：GH 对蛋白质代谢的总体效应是促进合成代谢。GH 可促进氨基酸向细胞内转运，加速软骨、骨、肌肉、肝、肾、肺、肠、脑及皮肤等组织的蛋白质合成，并减少蛋白质分解，表现为正氮平衡。②脂肪代谢：GH 可促进脂肪降解，为脂解激素（lipolytic hormone）。GH 可激活激素敏感的脂肪酶，促进脂肪分解，使机体的能量来源由糖代谢向脂肪代谢转移，有助于促进生长发育和组织修复。③糖代谢：GH 为升糖性激素。GH 对糖代谢的影响多继发于其对脂肪的动员，血中游离脂肪酸增加可抑制外周组织摄取葡萄糖，减少葡萄糖消耗，使血糖水平升高，表现为"抗胰岛素"效应。GH 也可通过降低外周组织对胰岛素的敏感性而升高血糖。因此，GH 分泌过多时，可导致垂体性糖尿病。

此外，GH 还参与机体免疫系统功能调节，如刺激 B 淋巴细胞产生抗体，提高 NK 细胞和巨噬细胞的活性等；GH 还可影响中枢神经系统的活动，具有抗衰老、调节情绪与行为活动等效应；另外，GH 还参与机体的应激反应，是腺垂体分泌的重要应激激素之一。

3）GH 分泌调节

（1）下丘脑调节肽对腺垂体 GH 分泌的调节：GH 的分泌主要受下丘脑分泌的生长激素释放激素（GHRH）与生长抑素（SS）的双重调节。GHRH 神经元主要集中于下丘脑的弓状核和腹内侧核等处，SS 神经元主要位于室周区的前部。GHRH 可特异性地刺激腺垂体合成和分泌 GH，并诱导 GH 细胞增殖。SS 则抑制 GH 的基础分泌，同时也抑制其他因素，如运动、GHRH、低血糖、精氨酸等引起的 GH 分泌，但没有直接抑制 GH 细胞增殖的作用。实验中若将大鼠的垂体柄切断，以消除下丘脑对腺垂体的作用，或离体培养腺垂体，则腺垂体分泌的 GH 迅速减少，表明整体条件下 GHRH 的作用占优势。一般认为，GHRH 对 GH 的分泌起经常性的调节作用，而 SS 则主要在应激等刺激引起 GH 分泌过多时才发挥抑制 GH 分泌的作用（图 2-2-2）。

与其他垂体激素一样，GH 对下丘脑和腺垂体有负反馈调节作用，可以抑制下丘脑 GHRH 的释放和腺垂体 GH 细胞的分泌。IGF-1 也可通过下丘脑和垂体两个水平对 GH 的分泌进行负反馈调节，此外，IGF 还能刺激下丘脑释放 SS，从而抑制腺垂体 GH 的释放。因此，GH 也可间接通过刺激 IGF-1 的释放抑制 GH 分泌。

（2）其他激素对 GH 分泌的影响：生长激素释放素（ghrelin）是最先在胃黏膜中发现的 28 肽，在下丘脑、胃肠道、垂体、肝、胰、肾等部位均有表达，具有类似 GHRH 的作用，能强力促进腺垂体释放 GH，但不能促进 GH 的合成。另外，促甲状腺激素释放激素、血管升压素、甲状腺激素、胰高血糖素以及性激素均具有促进 GH 分泌的作用，青春期血液中雌激素或睾酮浓度增高，可显著刺激腺垂体分泌 GH，从而引起青春期突长。

（3）睡眠对 GH 分泌的影响：人在觉醒状态下，GH 分泌较少，进入慢波睡眠后 GH 分泌明显增加，约 60 min 达到高峰，以后逐渐降低。这种现象在青春期尤为显著，

50 岁后睡眠期间的 GH 峰逐渐消失。

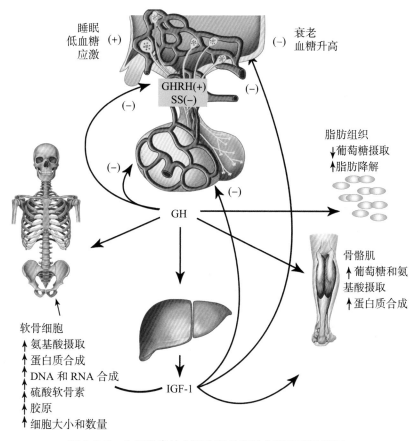

图 2-2-2　生长激素的主要生理效应及分泌调节示意图

（4）其他因素对 GH 分泌的影响：饥饿、运动、低血糖、应激刺激等使能量供应缺乏或消耗增加时，均可引起 GH 分泌增多，其中又以急性低血糖对 GH 分泌的刺激效应最为显著。反之，血糖升高则可通过促进 SS 和抑制 GHRH 的分泌而使 GH 分泌水平降低。

2. 催乳素

人催乳素（human prolactin，hPRL）由 199 个氨基酸残基组成。成人垂体中的 PRL 含量极少，血浆中 PRL 的基础浓度为 5 ~ 8 μg/L，女性高于男性，妊娠期垂体 PRL 分泌细胞的数目和体积均显著增加，血中 PRL 水平随妊娠时间而增加。

病例 2-2　催乳素瘤

　　患者，女性，28 岁，平素月经规律，最近一年出现月经紊乱和泌乳，多次监测卵泡未见生长，并伴有头痛、头晕等症状，入院后实验室检查显示患者催乳素水平明显升高（PRL 80 μg/L），MRI 显示：垂体微腺瘤，诊断：催乳素瘤，给予多巴胺受体激动剂溴隐亭治疗。请思考以下问题：

　　（1）高 PRL 血症会对月经周期造成哪些影响？

　　（2）患者卵泡为何没有发育？

　　（3）高 PRL 水平对下丘脑 - 垂体 - 性腺轴有何影响？

　　（4）溴隐亭治疗催乳素瘤的机制是什么？

1）PRL 生物作用

（1）调节乳腺活动：PRL 可促进乳腺发育，发动并维持乳腺泌乳，但在女性青春期、妊娠期和哺乳期，其作用有所不同。青春期女性乳腺的发育主要依赖于 GH 对乳腺间质和脂肪组织的作用，另外糖皮质激素、雌激素、孕激素、PRL 等也有协同作用。hPRL 的重要生理作用是促进妊娠期乳腺腺泡发育，而且需要多种激素共同作用，其中雌激素与孕激素起基础作用，PRL 与糖皮质激素、胰岛素和甲状腺激素等起协同作用。在妊娠过程中，随着 PRL、雌激素及孕激素分泌的增多，乳腺组织进一步发育，但此时血中高浓度的雌激素和孕激素可抑制 PRL 的泌乳作用，因此乳腺虽已具备泌乳能力却并不泌乳。直至分娩后，血中雌激素和孕激素水平明显降低，乳腺 PRL 受体的数量明显上调，PRL 才开始发挥始动和维持泌乳的作用。

（2）调节性腺功能：

①对女性卵巢活动的影响：实验表明，PRL 对卵巢活动有双相调节作用，低水平、小剂量的 PRL 可促进卵巢雌、孕激素的分泌，而大剂量则对其分泌有抑制作用。PRL 还可刺激卵巢 LH 受体的表达，促进黄体的形成并维持孕激素的分泌，同时减少孕激素的降解。临床上，高 PRL 血症的女性患者可表现为乳溢 - 闭经综合征（galactorrhea-amenorrhea syndrome），其临床特征包括闭经、溢乳与不孕，这是由于高浓度的 PRL 可反馈性抑制下丘脑分泌 GnRH，减少腺垂体 FSH 和 LH 的分泌，结果导致无排卵和雌激素水平低下。

②对男性生殖腺的影响：在睾酮存在的条件下，PRL 能促进前列腺和精囊腺的生长，增加睾丸间质细胞 LH 受体的数量，提高睾丸间质细胞对 LH 的敏感性，增加睾酮的生成量，促进雄性性成熟。但是慢性高 PRL 血症的男性患者，血中睾酮水平下降，可导致性腺功能减退、不育症等。

（3）参与应激反应：机体应激时血中 PRL 水平可有不同程度的升高，并常与 ACTH 和 GH 水平同时升高。PRL 很可能是应激反应中的重要激素之一。

（4）调节免疫功能：人单核细胞、淋巴细胞、胸腺上皮细胞都可表达 PRL 受体。PRL 可与一些细胞因子发生协同作用，促进淋巴细胞增殖，直接或间接促进 B 淋巴细胞分泌 IgM 和 IgG。部分淋巴细胞和单核细胞能产生 PRL，以旁分泌或自分泌方式调节免疫细胞功能。

另外，由于与 GH 结构的相似性，PRL 也参与生长发育和物质代谢的调节。

2）PRL 分泌调节

PRL 的分泌受下丘脑催乳素释放因子（prolactin-releasing factors，PRF）与催乳素释放抑制因子（prolactin-inhibiting factors，PIF）的双重调控，两者分别促进和抑制 PRL 的合成与分泌。动物实验中，切断垂体柄可使血中 PRL 水平升高，因而认为平时以下丘脑 PIF 的效应占优势。现已明确，PIF 主要成分是多巴胺，除多巴胺外，GHIH、γ- 氨基丁酸（GABA）、糖皮质激素、甲状腺激素等也有抑制 PRL 分泌的作用。至于 PRF，有人认为下丘脑产生的 31 肽催乳素释放肽（PrRP）就是 PRF，但是研究表明 TRH、血管活性肠肽、5- 羟色胺、内源性阿片肽和甘丙肽等也可促进 PRL 的分泌，即也具有 PRF 的作用。

另外，在哺乳期，婴儿吸吮乳头可促进 PRL 的分泌，这是典型的神经 - 内分泌反射。吸吮乳头的刺激经神经传入至下丘脑，一方面减少 PIF 的分泌，解除 PIF 对 PRL 细胞的抑制；另一方面可直接刺激 PRF 释放增多，反射性引起 PRL 大量分泌，促进乳腺泌乳。

3. 促激素

腺垂体分泌的促激素包括 TSH、ACTH、FSH 及 LH 四种。TSH、FSH 与 LH 是不同程度糖基化的糖蛋白，均为由 α 和 β 亚单位构成的异二聚体，它们的 α 亚单位的肽链相同，生物学活性主要取决于有差异的 β 亚单位。单独的 β 亚单位没有活性，必须与 α 亚单位结合才有生物学活性。促激素分泌入血后都特异性地作用于外周各自的下级靶腺，再经靶腺激素调节全身组织细胞的活动。下丘脑、腺垂体与其靶腺可分别构成下丘脑 - 腺垂体 - 甲状腺轴、下丘脑 - 腺垂体 - 肾上腺皮质轴和下丘脑 - 腺垂体 - 性腺轴三个反馈调节系统，从而维持相关生理功能的稳态水平。

二、下丘脑 - 神经垂体系统

神经垂体为下丘脑的延伸结构，不含腺细胞，因此不能合成激素。神经垂体的内分泌实际是指下丘脑视上核和室旁核等部位大细胞神经元（magnocellular neuron，MgC）的轴突延伸投射终止于神经垂体，形成下丘脑 - 垂体束。这些神经内分泌大细胞可合成血管升压素（vasopressin，VP）和缩宫素（oxytocin，OT），经下丘脑 - 垂体束运输至神经垂体贮存，在机体需要时释放（图 2-1-3）。VP 和 OT 都是由六肽环和三肽侧链构成的九肽激素，两者区别只是第 3 位与第 8 位的氨基酸残基不同。由于人 VP 肽链的第 8 位氨基酸为精氨酸，因此也被称为精氨酸升压素（arginine vasopressin，AVP）。

VP 和 OT 不仅存在于下丘脑 - 神经垂体系统内，也存在于下丘脑正中隆起与第三脑室附近的神经元轴突中。有研究提示上述神经垂体激素也可能影响腺垂体的分泌活动。

（一）血管升压素

1. VP 的生物作用

VP 又称抗利尿激素（antidiuretic hormone，ADH），是调节机体水平衡的重要激素之一。在生理情况下，血浆中 VP 浓度很低，仅 0.1 ~ 0.4 ng/dL，其主要生理作用是促进肾脏集合管对水的重吸收，使尿液浓缩，尿量减少，从而发挥抗利尿作用，维持细胞外液量的平衡。但在机体脱水或失血等情况下，VP 的释放量明显增加，其血中浓度可增至 1 ng/dL 以上，可使皮肤、肌肉、内脏等处的血管广泛收缩，这对于维持动脉血压有重要的生理意义。在神经系统，VP 还具有增强记忆、加强镇痛等效应。

VP 受体为 G 蛋白耦联受体，目前已知至少有 V_{1A}、V_{1B}（也被称为 V_3 受体）和 V_2 三种亚型。V_1 受体主要分布于肝脏、平滑肌、脑及腺垂体 ACTH 分泌细胞等肾外组织，V_2 受体主要分布于肾集合管上皮细胞的基底侧膜。在机体脱水或失血的情况下，VP 分泌增多，高浓度 VP 可作用于血管平滑肌上的 V_{1A} 受体使血管平滑肌收缩，血压升高；在生理状态下，VP 与肾脏集合管上皮细胞膜上的 V_2 受体结合，促使细胞

内含有水通道蛋白 -2（aquaporin-2，AQP-2）的囊泡镶嵌到上皮细胞顶端膜，使上皮细胞对水的通透性增加，促进水的重吸收，产生抗利尿效应。另外，VP 作用于腺垂体 ACTH 分泌细胞的 V_{1B} 受体，可刺激 ACTH 的分泌。

临床上，VP 缺乏可致尿崩症（diabetes insipidus，DI），患者排出大量低渗尿，引起严重口渴，如不能及时补充水分可造成机体脱水；相反，VP 分泌异常增多或作用增强可导致抗利尿激素分泌失调综合征（syndrome of inappropriate antidiuretic hormone secretion，SIADH），患者可出现水潴留、尿排钠增多、稀释性低钠血症等临床表现。

2. VP 分泌调节

VP 的分泌主要受血浆晶体渗透压、循环血量及动脉血压等因素的影响，尤其血浆晶体渗透压对 VP 的调节作用最强。当机体晶体渗透压升高时，可通过刺激下丘脑的渗透压感受器使 VP 分泌增多，增加集合管对水的重吸收。循环血量减少时可通过心肺感受器反射性引起 VP 的分泌，动脉血压的改变也可通过压力感受性反射对 VP 的分泌进行调节。

（二）缩宫素

OT 的化学结构与 VP 相似，生理作用也有部分交叉重叠。人体 OT 没有明显的基础分泌，只有在分娩、授乳等状态下才通过神经反射引起分泌。

1. OT 的生物作用

OT 的主要生理作用是在分娩时刺激子宫平滑肌强烈收缩和在哺乳期促进乳腺排乳。

（1）促进子宫收缩：OT 促进子宫平滑肌收缩的作用与子宫功能状态有关。OT 对非孕子宫的作用较弱，而对妊娠末期子宫作用较强，因为妊娠末期子宫开始表达 OT 受体。低剂量 OT 引起子宫肌发生节律性收缩，大剂量则导致强直性收缩。雌激素对 OT 有允许作用，可促进 OT 与受体的结合以及 OT 受体的表达，提高子宫对 OT 的敏感性。而孕激素则作用则相反，孕激素可降低子宫对 OT 的敏感性。

（2）射乳作用：乳腺的生长发育和泌乳功能，是诸多因素共同作用的结果，但 OT 是分娩后刺激乳汁排放的关键因素。哺乳期乳腺在 PRL 的作用下，不断分泌乳汁并储存于腺泡中。分娩后，乳腺内 OT 受体明显增加，OT 可促进乳腺腺泡周围的肌上皮细胞收缩，使腺泡内压力增高，乳汁由腺泡腔经输乳管从乳头射出。

2. OT 分泌调节

OT 的分泌受下丘脑调控，属于典型的神经 - 内分泌调节，主要包括以下两个经典反射。

（1）催产反射：促进 OT 分泌最有力的刺激是胎儿分娩时对子宫颈的机械性扩张，该刺激传入到下丘脑，通过正反馈机制促进 OT 神经元的分泌，从而引起强有力的子宫平滑肌收缩，起到催产的作用。

（2）射乳反射（milk-ejection reflex）：婴儿吸吮乳头及触觉等刺激经传入神经传至下丘脑，兴奋 OT 神经元，促使 OT 由神经垂体释放入血，促进乳腺排乳，这个反

Note

射过程称为射乳反射。射乳很容易建立条件反射，如母亲见到自己的婴儿、抚摸婴儿或听到婴儿的哭声等，均可引起射乳。OT 还能刺激腺垂体分泌 PRL，从而维持哺乳期妇女的泌乳功能，同时可以加速产后子宫的复原，因此，母乳喂养对于保护母婴健康有着重要意义。

（颜 红 张晓芸）

第三节 松果体

松果体也称松果腺（pineal gland），因形似松果而得名，松果体主要合成和分泌的激素是褪黑素（melatonin，MT）。

一、松果体的解剖结构

松果体为一灰红色圆锥形腺体，重 120 ~ 200 mg，属于上丘脑，位于胼胝体压部的下方，两侧的上丘之间，其底部朝向前方，以细柄附着于第三脑室顶的后部。柄向前分上板和下板，上、下板之间为第三脑室的松果体隐窝，上板连于缰连合，下板连于后连合（图 2-3-1）。松果体在儿童期比较发达，7 岁左右开始退化，青春期后松果体可有钙盐沉积，形成钙质小体，称为脑砂，脑砂大小不一，可随年龄增长而增多。

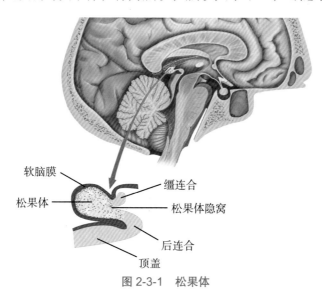

图 2-3-1 松果体

二、松果体的形态结构

松果体表面包以软脑膜，软膜结缔组织伴随血管和无髓神经纤维伸入腺实质，将实质分成许多小叶。腺实质主要由松果体细胞（pinealocyte）、神经胶质细胞和无髓神经纤维组成。

松果体细胞数量较多，约占腺实质细胞总数的 90%，在形态结构和功能上与神经内分泌细胞类似。在 HE 染色切片中，胞体呈圆形或不规则形，核大，胞质少，弱嗜碱性（图 2-3-2）。电镜下，松果体细胞具有含氮激素分泌细胞的超微结构特点，胞质内常见圆形分泌颗粒，可分泌褪黑素。无髓神经纤维可与松果体细胞形成突触。

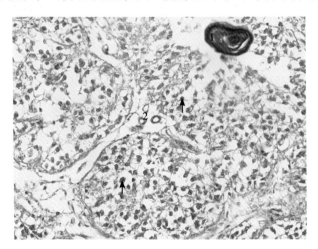

图 2-3-2 松果体光镜图

1. 脑砂；2. 毛细血管；→ . 松果体细胞

三、松果体的发生

胚胎第 5 周，间脑顶板的室管膜上皮增厚，形成松果体板；第 7 周松果体板发生外突，构成松果体囊；第 8 周松果体囊壁细胞增生，囊腔消失，形成一实质性松果样器官，即松果体。松果体细胞和神经胶质细胞均由神经上皮分化而来，其中松果体细胞出现早，胚胎第 8 周即开始出现；第 5 个月，细胞明显增生，排列成团索状；第 6 个月细胞分化明显，细胞器逐渐增多；至第 8 个月已近似成年型。胚胎第 82 ~ 85 天，神经胶质细胞开始出现，属于星形胶质细胞。胚胎第 3 个月初，交感神经的分支开始长入松果体，第 5 个月进入腺实质，其轴突末端与松果体细胞发生接触。

四、松果体内分泌

MT 为松果体合成的主要激素，最早被发现可使青蛙皮肤褪色而得名褪黑素。MT 的化学结构为 5- 甲氧基 -N- 乙酰色胺，是色氨酸的衍生物。人松果体细胞从青春期开始钙沉积，MT 的合成和分泌量也随年龄逐渐递减。MT 的分泌呈现显著的昼夜节律，昼低夜高，凌晨 2 点达到最高峰。

（一）MT 生物作用

MT 具有广泛的生理作用。对于神经系统，MT 主要表现为镇静、催眠、镇痛、抗抑郁等作用。MT 对内分泌系统的功能也有显著影响，如抑制下丘脑 - 垂体 - 性腺轴和下丘脑 - 垂体 - 甲状腺轴的活动，对肾上腺皮质和髓质活动也有抑制作用。MT 还可清除体内自由基，参与机体的免疫功能调节，具有抗衰老作用。另外，MT 对心血管、消化、呼吸、泌尿等系统都有一定的作用。MT 可作为一个内源性因子作用于视交叉上核，调整生物节律，使环境的周期与机体的生物节律保持一致。研究表明，生理剂量的 MT 可促进睡眠。

（二）MT 分泌调节

MT 的分泌呈现典型的昼夜节律变化，白天分泌减少，夜晚分泌增加。视交叉上核是控制 MT 分泌昼夜节律的神经中枢，若毁损动物视交叉上核后，MT 的昼夜分泌节律消失。

（颜　红　张晓芸）

第三章　甲状腺的结构、功能与疾病

- ■ 甲状腺的形态学基础
  - ◎ 甲状腺的形态结构
- ■ 甲状腺的发生
- ■ 甲状腺的内分泌功能及调控
  - ◎ 甲状腺激素的合成
  - ◎ 甲状腺激素的代谢
  - ◎ 甲状腺激素的作用机制
  - ◎ 甲状腺激素的生理作用
  - ◎ 甲状腺功能的调节
- ■ 甲状腺功能亢进症
  - ◎ 病因与发病机制
  - ◎ 病理和病理生理

- ◎ 临床表现
- ◎ 甲亢的治疗
- ■ 甲状腺功能减退症
  - ◎ 分类
  - ◎ 病因
- ■ 甲状腺炎
  - ◎ 亚急性甲状腺炎
  - ◎ 慢性淋巴细胞性甲状腺炎
- ■ 甲状腺结节与甲状腺癌
  - ◎ 甲状腺结节
  - ◎ 甲状腺滤泡腺瘤
  - ◎ 甲状腺癌

病例 3-1　甲状腺功能亢进症

患者女，47 岁，主诉心慌气短，短期内消瘦明显，入睡困难。自述感觉胸口有"蝴蝶在扑腾"，难以平静。在过去半年内，体重减轻了约 12.5 kg。因短期内消瘦明显，颈部明显肿大，就诊于甲状腺外科。触诊甲状腺双侧弥漫增大，质地略硬，遂行甲状腺功能检测，检验结果如表 3-0-1 所示。患者无既往疾病史，无家族史。

表 3-0-1　患者检测结果及参考值

检查项	检验结果	参考值 / 单位
抗过氧化物酶抗体	253.00	0.00~34.00 KIU/L
抗甲状腺球蛋白抗体	＞ 4000.000	0.00~115.00 KIU/L
游离 T_4	401.00	12.00~22.00 pmol/L
甲状腺球蛋白	0.40	3.50~77.00 ng/mL
游离 T_3	21.4	3.10~6.80 pmol/L
促甲状腺激素	＜ 0.0005	0.27~4.20 mlU/I

注：甲状腺功能检测在各检测中心计量单位不同，工作中应参考报告单中参考值

请思考以下问题：

（1）患者为何会出现心慌气短？

（2）患者为何会短期内消瘦明显？

（3）患者为何会入睡困难？

（4）患者甲状腺功能应该有何表现？如何与桥本甲状腺炎甲状腺功能进行鉴别？

（5）患者首选治疗方案为何？

（6）如选择手术治疗，其组织形态学表现有何特征？

第一节　甲状腺的形态学基础

甲状腺（thyroid gland）是机体唯一将激素储存在细胞外的内分泌器官。其分泌的甲状腺激素能促进机体新陈代谢、促进骨骼和神经系统的发育，分泌的降钙素参与机体血钙水平的调节。当甲状腺激素合成或分泌障碍时，可引起甲状腺形态结构的变化。

甲状腺是人体最大的内分泌腺体，位于颈前区。成人甲状腺重约 25 g，女性略重，且月经期和妊娠期略增大，老年人甲状腺逐渐萎缩。

一、甲状腺的解剖特点

甲状腺呈 H 形，分为左、右两侧叶和中间的峡部。大部分甲状腺有锥状叶，其可从峡部向上伸出，也可从左右两叶和峡部相连接处向上伸出，且多发自左侧，向上可达舌骨平面（图 3-1-1A）。甲状腺两侧叶的上端到达甲状软骨中部，下端至第 6 气管软骨环，后方与第 5 ~ 7 颈椎高度平齐。峡部位于第 2 ~ 4 气管软骨环的前方。甲状腺有两层被膜包裹，外层为气管前筋膜，称甲状腺鞘（又称假被膜）；内层为致密结缔组织，称甲状腺纤维囊（又称真被膜）。

甲状旁腺（parathyroid gland）是淡黄色扁椭圆形的小体，位于甲状腺后方的囊鞘间隙内，有上甲状旁腺和下甲状旁腺各一对，一般上甲状旁腺位于甲状腺侧叶中部的后面，下甲状旁腺位于侧叶下部的后面（图 3-1-1B）。甲状腺鞘内面增厚形成甲状腺悬韧带，使两侧叶内面和峡部的后面连于甲状软骨、环状软骨和气管软骨环，故吞咽时甲状腺可随着喉的运动而上、下移动。甲状腺的血供极为丰富，主要由一对甲状腺上动脉和一对甲状腺下动脉供血，约 10% 人还有甲状腺最下动脉供血。甲状腺上动脉是颈外动脉的分支，甲状腺下动脉来自锁骨下动脉的分支甲状颈干，甲状腺最下动脉可发自头臂干、主动脉弓等处。甲状腺的静脉起于甲状腺和气管前面的静脉丛，汇集成甲状腺上、中、下三对静脉（图 3-1-1A），其中甲状腺上、中静脉注入颈内静脉，甲状腺下静脉注入左、右头臂静脉。

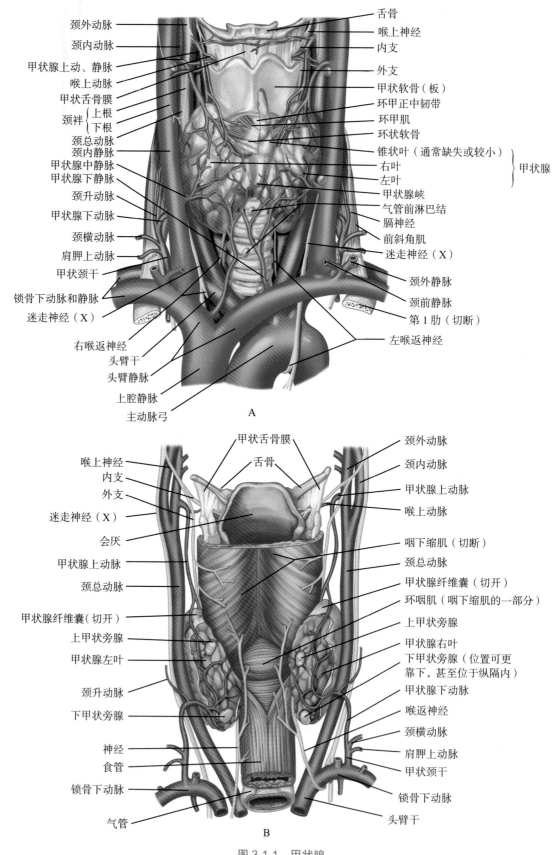

图 3-1-1　甲状腺

A. 前面观；B. 后面观

 Note

二、甲状腺的组织结构

甲状腺实质主要由滤泡组成，滤泡之间富含毛细血管网。滤泡细胞间散在滤泡旁细胞（图 3-1-2）。

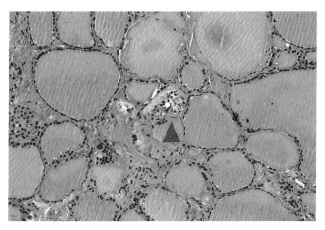

图 3-1-2　甲状腺正常组织（HE 染色）

甲状腺组织由甲状腺滤泡及其支持间质成分构成，视野中央可见增生的滤泡旁细胞（红色三角所示）

1. 甲状腺滤泡

甲状腺滤泡（thyroid follicle）大小不等，主要由单层滤泡上皮细胞围成。滤泡腔内充满均质状、嗜酸性的胶质。胶质由滤泡上皮细胞分泌而来，主要成分为糖蛋白，经碘化后成为碘化的甲状腺球蛋白。滤泡上皮的高度随着细胞功能状态而改变。功能活跃时，上皮呈矮柱状；功能低下时，上皮呈扁平状。在电子显微镜下，滤泡上皮细胞游离面有微绒毛，胞质内含较丰富的粗面内质网、高尔基复合体和分泌颗粒。

2. 甲状腺滤泡旁细胞

甲状腺滤泡旁细胞（thyroid parafollicular cell）又名 C 细胞，散在或成群分布于甲状腺滤泡之间或滤泡上皮细胞之间，一般不与胶质接触。细胞呈圆形或椭圆形，体积较大，核圆着色浅，胞质丰富，弱嗜碱性。滤泡旁细胞分泌降钙素，能促进钙盐在骨组织沉积、抑制胃肠道和肾小管吸收钙，使血钙浓度降低。

（刘志艳　扈燕来）

第二节　甲状腺的发生

甲状腺起源于内胚层，是发生最早的内分泌腺。人胚第 3 周，原始咽腹侧壁、第 1 咽囊平面内胚层细胞增生突出，形成甲状腺原基。原基向尾侧甲状软骨方向生长，末端逐渐膨大、分支，形成两个芽突，根部则逐渐变细，称为甲状舌管（图 3-2-1）。

芽突最终演变成甲状腺左右两侧叶，侧叶之间分化形成峡部。甲状舌管则在第 6 周开始萎缩退化，在舌根部留有一痕迹，称为舌盲孔。胚胎第 7 周，甲状腺抵达其最终位置，来自第 5 对咽囊的后鳃体细胞迁入，分化形成滤泡旁细胞，也有人认为滤泡旁细胞来自神经嵴。如甲状舌管未退化，其分泌的黏液聚集在甲状舌管内形成甲状舌管囊肿，为最常见的甲状腺先天性发育异常。囊肿破裂，开口于颈部皮肤或舌盲孔处，即为甲状舌管瘘。甲状舌管下降过程中如发生滞留，则易形成异位甲状腺，常见于舌盲孔处的黏膜下、舌肌内、舌骨附近和胸部。

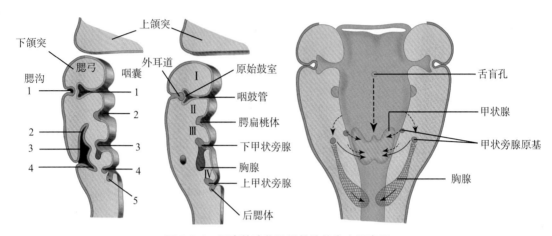

图 3-2-1　咽囊的演化及甲状腺的发生示意图

　　芽突初为盘曲的细胞索，胚胎第 10 周后，细胞索断裂形成细胞团，继而细胞之间出现腔隙形成滤泡。细胞聚碘能力在滤泡形成前即已开始，碘化过程则出现在滤泡上皮细胞分化之后。胚胎第 13 周初，甲状腺开始分泌甲状腺激素。

（刘志艳）

第三节　甲状腺的内分泌功能及调控

一、甲状腺激素的合成

　　正常成年人的甲状腺平均重 15 ～ 30 g，血液供应十分丰富。可分泌甲状腺激素（thyroid hormone，TH）和降钙素（calcitonin，CT）。甲状腺激素在调节机体的生长发育、新陈代谢等功能活动中发挥着重要作用，降钙素主要参与调节机体钙磷代谢和稳态的调节。

（一）甲状腺激素的种类

　　甲状腺激素是酪氨酸的碘化物，包括四碘甲腺原氨酸（3, 5, 3′, 5′-tetraiodothy -

ronine，T_4）、三碘甲状腺原氨酸（3, 5, 3'-triiodothyronine，T_3）和极少量无生物活性的逆三碘甲腺原氨酸（3, 3', 5'-triiodothyronine，rT_3）。其中，T_4 在血液中的含量最多，约占分泌总量的 90%；T_3 在血液中的含量较少，约占分泌总量的 9%；rT_3 约占分泌总量的 1%。T_3 的生物活性最强，约为 T_4 的 5 倍，rT_3 不具有生物活性。

（二）甲状腺激素的合成部位

甲状腺滤泡上皮细胞合成甲状腺球蛋白分泌至滤泡腔中，在 H_2O_2 的作用下碘化，然后储存在滤泡腔中，分泌时再通过甲状腺滤泡细胞胞吞作用，水解释出 T_3、T_4。

（三）甲状腺激素合成的条件

1. 碘

碘（iodine）是生物体内必需的微量元素之一，在人体内含量为 20 ~ 50 mg（约 0.5 mg/kg），多存在于甲状腺中。碘是甲状腺激素合成的必需原料，人体合成 TH 所需的碘 80% ~ 90% 来自食物中的碘化物，主要是碘化钠和碘化钾，其余源自饮水和空气。WHO 推荐成年人碘的摄入量为 150 μg/d，妊娠期和哺乳期妇女对碘的需求量增加（≥ 200 μg/d）。甲状腺内含碘化合物（如 MIT 和 DIT）脱下的碘可再利用于合成 TH。碘缺乏或超量均可引起甲状腺疾病，如单纯性甲状腺肿、甲状腺结节、甲状腺炎等。

2. 甲状腺球蛋白

甲状腺球蛋白（thyroglobulin，TG）是一种由甲状腺滤泡上皮细胞合成的糖蛋白，含 5496 个氨基酸残基，分子量为 660 kD。TG 首先在粗面内质网合成，经高尔基复合体包装后储存于囊泡中，然后通过出胞方式释放到滤泡腔，构成胶质的基本成分。甲状腺球蛋白是 T_4 与 T_3 的前体。每个 TG 分子上有 134 个酪氨酸残基，其中约 20% 可被碘化。已被碘化的酪氨酸残基和 TH 在分泌前始终结合在甲状腺球蛋白分子上。

3. 甲状腺过氧化物酶

甲状腺过氧化物酶（thyroid peroxidase，TPO）是由甲状腺滤泡上皮细胞合成的一种以血红蛋白为辅基的膜结合糖蛋白，含 933 个氨基酸残基，分子量为 103 kD，为合成 TH 所必需的关键酶，在滤泡腔面的微绒毛处分布最为丰富。其以 H_2O_2 为氧化剂，催化 TH 合成的多个环节。TPO 的生成和活性受腺垂体分泌的 TSH 调控。临床上常用过氧化物酶抑制剂、硫氧嘧啶类药物如甲硫氧嘧啶、丙硫氧嘧啶等通过抑制 TPO 的活性来抑制 TH 的合成，从而治疗甲状腺功能亢进。

（四）甲状腺激素的合成过程

TH 的合成过程可分为四个步骤：聚碘、碘的活化、酪氨酸碘化与缩合（图 3-3-1）。

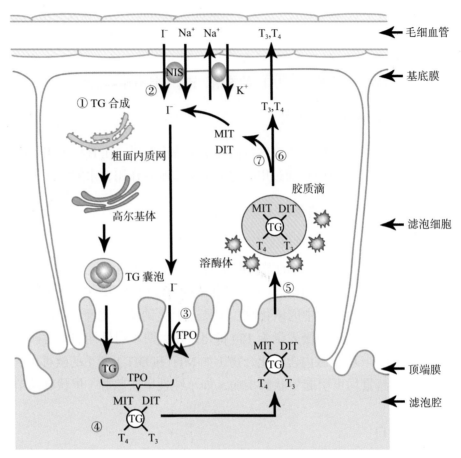

图 3-3-1　甲状腺激素的合成与分泌

TG. 甲状腺球蛋白；TPO. 甲状腺过氧化物酶；MIT. 一碘酪氨酸；DIT. 二碘酪氨酸

1. 聚碘

由小肠黏膜上皮细胞吸收入血液的碘，以 I⁻ 形式存在于血液中。甲状腺滤泡上皮细胞静息电位为 –50 mV，滤泡内 I⁻ 浓度约为血 I⁻ 浓度的 30 倍。因此，滤泡上皮细胞摄取碘的过程是一种逆电 - 化学梯度进行的主动转运过程，称为碘捕获（iodine trap）。滤泡上皮细胞基底膜上存在钠 - 碘同向转运体（sodium-iodide symporter，NIS），钠碘转运比为 2∶1，以同向转运方式将 I- 转运入细胞内，继而在细胞顶端膜上碘转运蛋白的帮助下转运至滤泡腔中。转运中能量间接来源于钠泵提供的势能，故聚碘为继发性主动转运。如用钠泵抑制剂如哇巴因（ouabain）抑制 NIS 活动，则甲状腺聚碘作用立即出现障碍。高氯酸根离子（ClO₄⁻）、硫氰酸根离子（SCN⁻）和硝酸根离子（NO₃⁻）等可与 I⁻ 竞争 NIS，从而抑制甲状腺的聚碘作用。碘转运蛋白异常可影响聚碘，TSH 则促进聚碘。

2. 碘的活化

碘的活化发生在滤泡上皮细胞顶端膜微绒毛与滤泡腔的交界处。在 H_2O_2 存在的条件下，摄入滤泡上皮细胞的碘离子在 TPO 的作用下迅速被氧化为"活化碘"。TPO 缺乏可影响碘的活化，导致 TH 合成障碍，引起甲状腺功能减退。

3. 酪氨酸的碘化

活化碘迅速"攻击"甲状腺球蛋白中的酪氨酸残基，瞬间即可取代苯环 3,5 位置上的氢，称为酪氨酸的碘化（iodination）。若取代苯环 3 位上的 H^+，则生成一碘酪氨酸（monoiodotyrosine，MIT）；若取代苯环 3,5 位上的 H^+，则生成二碘酪氨酸（diiodotyrosine，DIT），碘化过程完成。

4. 缩合

在 TPO 的催化下，同一甲状腺球蛋白分子内的两个 DIT 耦联生成 T_4，一个 MIT 与一个 DIT 耦联形成 T_3 和极少量的 rT_3，称为缩合（condensation）或耦联（coupling）。正常成年人甲状腺内有机碘化物的大致比例为：MIT 约 23%，DIT 约 33%，T_3 约 7%，T_4 约 35%，rT_3 等约 1%。此比例可因甲状腺含碘量影响而变化，当甲状腺含碘量增多时，DIT 增多，T_4 的含量也相应增加；当机体缺碘时，由于甲状腺球蛋白分子上 MIT 增多而 DIT 减少，T_3 增多。

影响甲状腺激素合成过程的任意环节均可影响 TH 的合成，如碘缺乏、TPO 活性降低、碘的活化障碍、H_2O_2 生成障碍或甲状腺球蛋白异常等。

二、甲状腺激素的代谢

（一）甲状腺激素的分泌

合成的 TH 储存于细胞外的滤泡腔内，其储存有两个特点：一是储存于细胞外，甲状腺球蛋白上的 T_3、T_4，以胶质的形式储存于滤泡腔内，甲状腺激素是体内唯一在内分泌细胞外储存的激素；二是储存量大，可供机体利用 50 ~ 120 天。所以临床应用抗甲状腺药物治疗甲状腺功能亢进时，需要较长时间才能发挥疗效。

TH 的分泌受 TSH 的调控。在 TSH 的作用下，甲状腺滤泡上皮细胞顶端膜微绒毛伸出伪足，以吞饮的方式将含甲状腺球蛋白的胶质摄入细胞内形成胶质滴，随即胶质滴与溶酶体融合形成吞噬体，在溶酶体中蛋白酶的作用下，水解甲状腺球蛋白分子上的肽腱，MIT、DIT、T_3、T_4 随之由甲状腺球蛋白分子中分离出来进入胞质，进入胞质内的 MIT 与 DIT 在脱碘酶（deiodinase）的作用下迅速脱碘，脱下的碘大部分被重新利用。进入胞质内的 T_3、T_4 则迅速从滤泡细胞底部分泌进入血液循环，而甲状腺球蛋白可被甲状腺细胞再分解利用。

人体每天产生 T_4 80 ~ 100 μg，全部来源于甲状腺。每天产生 T_3 20 ~ 30 μg，20% 来源于甲状腺，80% 由血液中的 T_4 脱碘而来，故血液中的 T_4 是 T_3 的贮存库。

（二）甲状腺激素的运输

TH 释放入血后，99% 以上与血浆蛋白结合。血浆中与 TH 结合的蛋白质主要有三种：甲状腺素结合球蛋白（thyroxine-binding globulin，TBG）、甲状腺素转运蛋白（transthyretin，TTR）和白蛋白，其中与 TBG 结合的 TH 约占结合总量的 75%。以结合形式存在的 TH 无生物活性，只有游离形式存在的 TH 才具有生物活性，但以游离形式存在的 TH 在血液中含量极少，不到总量的 1%。结合型和游离型的 TH 可相互转化，保持动态平衡。临床上可通过测定血液中 T_4 与 T_3 的含量来了解甲状腺的功能状态。

（三）甲状腺激素的降解

TH 主要在肝、肾、骨骼肌等部位降解，降解的方式有脱碘代谢、与葡糖醛酸结合、脱氨基和羧基等。T_4 半衰期为 6 ~ 7 d，T_3 半衰期 1 ~ 2 d。

脱碘是 TH 降解的最主要方式，T_4 在外周组织中脱碘酶的作用下脱碘转变为 T_3（45%）和 rT_3（55%）。T_4 脱碘转变为 T_3 或 rT_3 取决于机体的状态，若机体处于寒冷环境中，T_4 脱碘产生的 T_3 比 rT_3 多；而在应激、妊娠、饥饿、代谢紊乱、肝脏疾病、肾衰竭等情况下，T_4 转化为 rT_3 较多。血液中 80% 的 T_3 来源于 T_4 外周脱碘，其余为甲状腺直接分泌；绝大部分的 rT_3 由 T_4 脱碘而来，极少量为甲状腺直接分泌。T_3 或 rT_3 同样经脱碘作用而降解，脱下来的碘随尿排出，或被甲状腺摄取再利用。约 15% 的 T_4 和 T_3 在肝中与葡糖醛酸或硫酸结合，经肠肝循环随胆汁进入小肠，最终随粪便排出；约 5% 的 T_4 和 T_3 在肝和肾组织脱去氨基和羧基，以四碘甲状腺乙酸和三碘甲腺乙酸等形式随尿排出。

三、甲状腺激素的作用机制

TH 属于胺类激素，但由于具有亲脂性特征，可穿过细胞膜和细胞核膜，与核内甲状腺激素受体（thyroid hormone receptor，THR）结合，THR 包括 α 和 β 两种类型，α 受体在心脏、骨骼肌和棕色脂肪中高度表达，β 受体在脑、肝、肾中高度表达。THR 与 T_3 的亲和力很高，约为 T_4 的 10 倍。THR 的结构与其他核转录因子家族成员结构相似，包括配体结合域、DNA 结合域和转录激活域，每个区域都有不同的功能。THR 在核内若不与 TH 结合时，与 DNA 分子的甲状腺激素反应元件（thyroid hormone responsive element，TRE）结合，使相关基因处于沉默状态。

TH 进入细胞后除了与核受体结合，影响转录过程外，在核糖体、线粒体以及细胞膜上也发现了它的结合位点，可能对转录后过程、线粒体的生物氧化作用以及膜的转运功能均有影响。因此，甲状腺激素的作用机制十分复杂。

此外，T_3、T_4 还可引起一些快速效应，如 T_3、T_4 对氧化磷酸化反应、离子通道状态、葡萄糖与氨基酸的跨膜转运、第二信使 - 蛋白激酶信号等的作用，是通过快反应的非基因组效应发挥作用的，而不是通过核受体介导的基因调节效应。在心肌、骨骼肌、脂肪和垂体等组织均发现存在 T_3、T_4 的非基因组效应。

四、甲状腺激素的生理作用

TH 作用于机体的绝大多数组织，生物效应广泛，在促进生长发育、调节新陈代谢等方面发挥重要的作用，是维持机体稳态的基础性激素。

（一）促进生长发育

TH 是胎儿和新生儿脑发育的关键激素。胚胎期间 T_3、T_4 能促进神经元的增殖、分化和突触的形成；促进神经元骨架发育，促进胶质细胞的生长和髓鞘的形成，诱导神经生长因子和某些酶的合成等。

在人类和哺乳动物，TH 是维持正常生长发育不可缺少的激素，特别对骨和脑的发育尤为重要。

TH 能和 GH 协同调控幼年期的生长发育。TH 可刺激骨化中心的发育成熟，加速软骨骨化，促进长骨和牙齿生长。TH 缺乏将影响 GH 发挥正常作用，导致长骨生长缓慢和骨骺闭合延迟。先天性甲状腺发育不全的患儿出生时的身高可基本正常，但脑的发育已受累。一般在出生后数周至 3 ~ 4 个月，这些患儿就会表现出明显的智力低下和长骨生长迟滞。此外，TH 还能提高组织细胞对胰岛素样生长因子（insulin-like growth factor，IGF-1）的反应性，也有利于促进生长发育。若胚胎期及幼儿期缺乏 TH，可导致不可逆的神经系统发育障碍，骨骼的生长发育延迟或停滞，出现严重的智力低下、身材矮小、牙齿发育不全等症状，称为克汀病（cretinism，或称呆小症）。胚胎发育 12 周之前的甲状腺不具备聚碘和合成 TH 的能力，这一阶段胎儿生长发育所需要的 TH 必须由母体提供，所以，呆小症的防治应从妊娠期开始，在缺碘地区应在妊娠期补充碘，保证母体有足够的 TH 合成，以预防克汀病的发生，降低发病率，出生后如果发现有甲状腺功能减退的表现，应尽快补给 TH。

（二）调节新陈代谢

1. 增强能量代谢

TH 可提高绝大多数组织的耗氧量，增加产热。TH 对不同组织的产热效应不同，可能与这些组织中甲状腺激素受体的分布密度有关，对心脏的效应最为显著，但对脑、性腺（睾丸）和脾等组织无明显影响。正常条件下，1 mg T_4 可使机体产热增加 4200 kJ（1000 kcal），基础代谢率（basal metabolic rate，BMR）提高 28%，耗氧量也相应增加。BMR 的正常范围在 ±15% 之内。

2. 调节物质代谢

生理水平的甲状腺激素对糖、蛋白质、脂肪的合成和分解代谢均有影响，而且对代谢的影响也十分复杂，常表现为双向作用。

（1）糖代谢：TH 具有升高血糖的作用，主要机制如下。

①加速小肠黏膜对葡萄糖的吸收；

②促进肝糖原分解；

③促进肝脏糖异生；

④加强肾上腺素、胰高血糖素、皮质醇和生长激素的升血糖效应。

另外，TH 可同时加强外周组织脂肪和肌肉对葡萄糖的利用，因而又有降低血糖的作用。所以，甲状腺功能亢进患者常表现为进食后血糖迅速升高，甚至出现糖尿，但随后血糖又能很快降低。

（2）蛋白质代谢：TH 对蛋白质的合成和分解也存在双向调节作用。生理情况下，TH 能促进蛋白质的合成，呈正氮平衡，有利于机体的生长发育及维持各种功能活动；但 TH 分泌过多时，则加速蛋白质的分解，使尿氮含量增加，呈负氮平衡。因此，甲状腺功能亢进时，以骨骼肌为主的外周组织蛋白质分解加速，可引起尿酸含量增加，尿氮排泄增加，肌肉收缩无力；当 TH 分泌过少时，则出现蛋白质合成减少，但组织细胞间腺中的黏液蛋白因分解减少而增多，可结合大量的离子和水分子，形成黏液性水肿（myxedema）。

（3）脂类代谢：生理情况下，TH 对脂肪的合成和分解均有调节作用（促分解作用＞促合成作用）。甲状腺功能亢进时，过量的 TH 促脂肪分解作用更明显，机制如下。

①提高脂肪细胞 cAMP 水平和激素敏感脂肪酶的活性；

②增强脂肪组织对其他脂肪分解激素如儿茶酚胺和胰高血糖素的敏感性，增强脂肪的分解作用。

TH 促进脂肪合成的机制主要是通过诱导白色脂肪组织细胞的分化、增殖，促进脂肪积聚。

TH 对胆固醇的合成与清除也表现为双向调节作用（促清除作用＞促合成作用）。一方面 TH 可促进胆固醇的合成；另一方面，由于增加低密度脂蛋白（LDL）受体的利用，使更多的胆固醇从血中清除，从而降低血清胆固醇水平。

因此，甲状腺功能亢进患者常表现为体脂消耗增加，总体脂量减少，血胆固醇含量低于正常；而甲状腺功能减退患者，体脂比例增大，血胆固醇含量升高而易发生动脉粥样硬化。

（4）对其他代谢的影响：TH 也是维持维生素正常代谢所必需的激素。甲状腺功能亢进时，机体对维生素 A、B_1、B_2、B_6、B_{12}、C 等的需求量都增加，会导致这些维生素的缺乏。

（三）影响器官系统功能

TH 是维持机体基础性活动的激素，对各器官系统功能几乎都有不同程度的影响。

1. 对神经系统的影响

TH 对已分化成熟的成年人神经系统的活动主要表现为兴奋作用。TH 能增加神经细胞膜上 β 受体的数量和亲和力，提高神经细胞对儿茶酚胺的敏感性。此外，TH 对外周神经系统的活动以及学习和记忆的过程也有影响。

2. 对心脏的影响

TH 可使心率增快，即正性变时效应。心肌收缩力增强，即正性变力效应，心输出量及心肌耗氧量增加。因此，甲状腺功能亢进患者会出现心动过速、心律失常等。

3. 对消化系统的影响

甲状腺激素可促进消化道的运动和消化腺的分泌。甲状腺功能亢进时，胃肠蠕动加速，胃排空速度快，食欲旺盛甚至出现吸收不良性腹泻；甲状腺功能减退时，食欲减退，胃肠运动减弱可出现腹胀和便秘。

4. 其他作用

可加快呼吸频率和深度，促进肺泡表面活性物质的生成；可增加肾小球滤过率，促进水的排出。

五、甲状腺功能的调节

甲状腺功能活动主要受下丘脑分泌的促甲状腺激素释放激素（TRH）和腺垂体分泌的促甲状腺激素（TSH）的调节，形成了下丘脑 - 腺垂体 - 甲状腺轴（hypothalamic-pituitary-thyroid axis，HPT 轴）调节系统，对保持血液中 TH 水平相对恒定起着关键性作用。TH 的分泌主要受 HPT 轴的调节，此外，甲状腺还存在一定程度的自身调节、神经和免疫调节机制。

（一）下丘脑 - 腺垂体 - 甲状腺轴的调节

HPT 轴中，下丘脑合成和分泌的 TRH 通过垂体门脉系统运输至腺垂体，促进腺垂体分泌 TSH，TSH 经血液循环作用于甲状腺滤泡上皮细胞促进 TH 的合成与分泌；同时血液中的 TH 可反馈性抑制下丘脑 TRH 和腺垂体 TSH 的分泌，TSH 也反馈作用于下丘脑抑制 TRH 分泌。这种负反馈调节系统能够维持血液中 TH 水平的稳态，下丘脑分泌的生长抑素（somatos tatin，SS）主要作用是抑制垂体生长激素（GH）的基础分泌，也可抑制 TSH 的释放（图 3-3-2）。

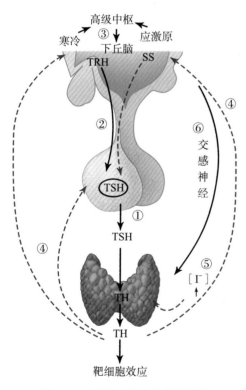

图 3-3-2　甲状腺激素分泌的调节

1. 下丘脑对腺垂体的调节

下丘脑释放的 TRH 可通过两条途径运送到腺垂体：一条是经垂体门脉系统到达腺垂体，TRH 可直接作用于腺垂体的促甲状腺激素细胞引起 TSH 释放；另一条途径是直接进入第三脑室的脑脊液中，进而刺激腺垂体 TSH 的合成与释放。下丘脑 TRH 神经元还接受神经系统其他部位传来的信息，如寒冷刺激的信息在到达下丘脑体温调节中枢的同时，还能增强与其相邻近的下丘脑 TRH 神经元的活动，引起 TRH 的释放，进而使腺垂体分泌 TSH 增加，导致血中 TH 水平升高，机体产热增加，有利于御寒；而在饥饿状态下，瘦素分泌减少，抑制 TRH 的分泌，最终使血中 TH 水平降低。

2. 腺垂体对甲状腺的调节

TSH 是由促甲状腺激素细胞分泌的糖蛋白，是由 α 和 β 两个亚单位组成的异二聚体，分子量为 28 kD。在 TRH 的影响下，TSH 分泌呈脉冲式，具有日周期变化。人血清 TSH 水平在睡眠后开始增加，午夜达高峰，日间降低。TSH 是机体调节甲状腺功能活动的关键激素。

TSH 与甲状腺滤泡细胞膜上的 TSH 受体（TSHR）结合后，通过激活 G 蛋白全面促进甲状腺功能，其作用包括以下两个方面。

（1）促进甲状腺滤泡细胞的生长发育：TSH 能刺激甲状腺滤泡细胞的核酸与蛋白质的合成，使腺细胞增生，腺体增大；TSH 还能使血管增生及分布改变，供血量增加。

（2）促进 TH 的合成和分泌：TSH 通过多个途径引起甲状腺滤泡合成和分泌 TH。①促进 NIS 基因达表达，加速碘的主动转运。②增加 TPO 的表达和含量，促进甲状腺球蛋白分子上酪氨酸碘化生成 MIT、DIT、T_3 和 T_4。③刺激甲状腺球蛋白基因表达，使甲状腺球蛋白生成增多。④促进滤泡上皮细胞伸出伪足，吞饮滤泡腔胶质中的甲状腺球蛋白。⑤刺激溶酶体内甲状腺球蛋白水解酶活性，加速甲状腺球蛋白的分解反应，加速 T_3 和 T_4 释放入血。

TSH 的分泌主要受下丘脑分泌的 TRH 对 TSH 细胞的刺激作用，以及外周血中 TH 水平对 TSH 的反馈抑制作用的双重调控。两种作用相互影响和拮抗，决定了 TSH 的分泌水平，从而维持外周血中 TH 的稳态。

此外，TSH 的分泌还受到其他一些激素的调节。雌激素可促进 TSH 的分泌，GH 和糖皮质激素则抑制 TSH 的分泌。

3. 甲状腺激素的反馈调节

TH 的反馈调节包括 TH 对腺垂体 TSH 的负反馈调节和对下丘脑 TRH 的负反馈调节。

血中 TH 浓度升高时，可负反馈地抑制腺垂体 TSH 的合成与分泌，从而降低甲状腺合成与分泌 TH；反之，当血中 TH 浓度降低时，会对腺垂体的负反馈抑制作用减弱，导致血中 TH 浓度升高。两者相互作用维持血中 TH 浓度的相对稳定。长期缺碘引起的甲状腺肿，就是由于缺碘造成 TH 的合成与分泌减少，血中 T_3、T_4 长期降低，对腺垂体负反馈抑制作用减弱，引起腺垂体 TSH 分泌增加，继而刺激甲状腺滤泡细胞增生，导致甲状腺肿大。

血中 TH 浓度升高时，负反馈作用于腺垂体 TSH 细胞，一方面，可通过下调 TSH 细胞上 TRHR 以及 TSH 细胞对 TRH 的敏感性，抑制 TRH 对 TSH 的刺激作用；另一方面，由于腺垂体 TSH 细胞内有特异的高亲和力 TH 受体，TH 与 TSH 细胞内受体结合可直接抑制 TSH 的 α 与 β 亚单位基因转录，使 TSH 的合成与分泌减少。由于 TSH

细胞内 TH 受体对 T_3 的亲和力约为对 T_4 亲和力的 20 倍，因此 T_3 对腺垂体 TSH 合成与分泌的反馈抑制作用较强。

血中 TH 浓度升高时，还可直接作用于下丘脑，通过直接抑制下丘脑 TRH 前体原基因的转录，从而抑制 TRH 的合成。

（二）甲状腺功能的自身调节

在无神经和体液因素参与的情况下，甲状腺可根据血碘水平而调节聚碘及合成 TH 的能力，称为甲状腺功能的自身调节。在一定范围内，随着血碘浓度增加（如增加至 1 mmol/L），T_4 与 T_3 的合成有所增加，但当碘供应量过多时，甲状腺聚碘能力下降。若血碘浓度达到 10 mol/L 时，甲状腺聚碘作用则完全消失。这种过量碘产生的抑制 TH 合成的作用，称为碘阻滞效应（iodine blocking effect），具体机制未明。甲亢术前多服用碘剂，目的：①抑制蛋白水解酶。控制甲状腺激素的释放，从而降低身体的基础代谢。预防患者在手术后出现甲减的症状，这对于病情的恢复也有一定帮助。②碘剂可有效减少甲状腺的血流量，从而使甲状腺的充血减少，使甲状腺变小和变硬，这对于减少手术过程中的大出血非常有帮助，可有效避免意外的发生。除此之外，服用碘剂还可以使甲状腺的分泌水平维持在正常的状态，以避免患者出现甲减的情况。

相反，当血碘水平降低时，甲状腺"碘捕获"机制和碘的利用率明显增加，即使缺乏 TSH，TH 合成也会增加。

（三）甲状腺功能的神经调节

甲状腺组织受交感和副交感神经的双重支配，甲状腺滤泡细胞膜上存在 α、β 受体和 M 胆碱能受体。电刺激交感神经可促进 TH 合成和释放，而副交感神经则相反。自主神经还可通过调节甲状腺血流量影响其活动。

（四）甲状腺功能的免疫调节

甲状腺功能还受免疫调节。甲状腺滤泡膜上存在许多免疫活性物质和细胞因子的受体，所以许多免疫活性物质可影响甲状腺的功能。临床上一些自身免疫性甲状腺疾病的产生与甲状腺自身免疫性抗体密切相关。

甲状腺功能活动的调节是多层次、多水平的。除上述四种调节外，还发现降钙素和降钙素基因相关肽、IGF-1 和前列腺素等，都可影响甲状腺细胞的生长以及激素的合成和分泌。

（刘志艳）

第四节　甲状腺功能亢进症

甲状腺功能亢进症（hyperthyroidism），简称甲亢，也称甲状腺毒症（thyrotoxicosis），是指血液循环中甲状腺激素过多，引起以神经、循环、消化等多个系统兴奋性增高和代谢亢进为主要表现的一种临床综合征。本节主要介绍弥漫性毒性甲状腺肿。

弥漫性毒性甲状腺肿，又称 Graves 病（Grave's disease，GD），以甲状腺激素生成和分泌过多及弥漫性甲状腺肿为特征，其他表现有突眼、皮肤改变（特别是胫前黏液水肿）等，多见于成年女性，男女之比为 1 : 3 ～ 6，以 20 ～ 40 岁女性多见（图 3-4-1）。

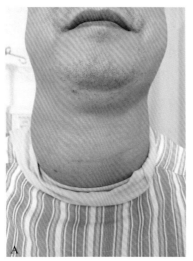
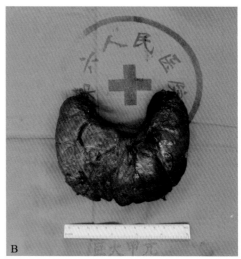

图 3-4-1　弥漫性毒性甲状腺肿患者颈部及甲状腺外观

A. 患者颈部弥漫性增粗，提示甲状腺肿大；B. 手术样本显示甲状腺弥漫性增大，深红色

一、病因与发病机制

GD 发病与自身免疫有关，属器官特异性自身免疫性疾病，与慢性淋巴细胞性甲状腺炎和产后甲状腺炎等同属于自身免疫性甲状腺病（autoimmune thyroid diseases，AITD）。

（一）自身免疫

GD 患者的血清中存在多种抗甲状腺自身抗原的抗体，如甲状腺球蛋白抗体（thyroglobulin antibody，TGAb）、甲状腺过氧化物酶抗体（thyroid peroxidase antibody，TPOAb）和促甲状腺激素受体抗体（thyrotropin receptor antibody，TRAb），其中引起甲状腺功能亢进症最重要的抗体是 TRAb，包括三种类型：TSH 受体刺激

性 抗 体（TSH receptor-stimulating antibody，TSAb）、TSH 刺 激 阻 断 性 抗 体（TSH stimulation blocking antibody，TSBAb）和甲状腺生长免疫球蛋白（thyroid growth immunogobulin，TGI），它们与 TSH 受体结合的部位不同。

（二）遗传

部分患者有家族史，同卵双生相继发生 GD 者达 30% ~ 60%，GD 亲属中患 GD 和桥本甲状腺炎的概率高于一般人群。

（三）环境因素

环境因素可能参与 GD 的发生，如吸烟、细菌感染、应激、摄碘、环境污染物等都对本病的发生和发展有影响。

二、病理和病理生理

甲状腺呈不同程度的弥漫性肿大。甲状腺滤泡上皮细胞增生肥大，呈高柱状或立方状，滤泡细胞由于过度增生而形成乳头状折叠凸入滤泡腔内。甲状腺内可有淋巴细胞浸润，或淋巴滤泡形成（图 3-4-2）。浸润性突眼患者的球后组织有脂肪细胞、淋巴细胞和浆细胞浸润，糖胺聚糖增多；肌纤维增粗、纹理模糊、透明变性，可出现断裂和破坏。胫前黏液性水肿局部可见黏蛋白样透明质酸沉积，肥大细胞、巨噬细胞和成纤维细胞浸润。

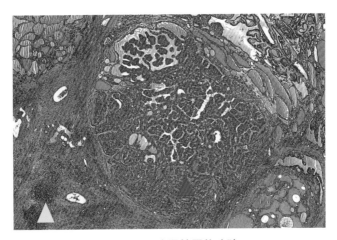

图 3-4-2　弥漫性甲状腺肿

组织形态学显示：甲状腺呈不同程度增生（红色三角示乳头状增生），胶质稀薄，间质可见淋巴细胞浸润（黄色三角所示）

TSAb 结合并激活 TSH 受体，模拟 TSH 作用导致甲状腺激素产生和分泌增多。血中甲状腺激素的升高抑制垂体 TSH 的分泌。增高的甲状腺激素促进心、肝、肾、骨骼和脂肪细胞的氧化磷酸化，ATP 分解增多，氧耗和产热增加。T_3 还刺激线粒体解耦联蛋白增加棕色脂肪的分解，使能量以热能的形式散发。此外，甲状腺激素还具有儿茶酚胺样作用，可促进蛋白质分解，提高基础代谢率，加速营养物质的消耗；并与儿茶酚胺协同刺激神经、心血管系统，产生一系列心血管相关表现，如外围血管阻力降低，心肌收缩力加强，心率加快等。

三、临床表现

多数起病缓慢，少数可在精神创伤和感染后急性起病。典型临床表现有甲状腺激素分泌过多综合征、甲状腺肿大和眼部表现。

四、甲亢的治疗

（一）一般治疗

减少碘的摄入量是甲亢的基础治疗之一。应忌食含碘丰富的食物。补充足够热量和营养，包括糖、蛋白质和 B 族维生素。在高代谢状态未能改善之前，患者可采用高蛋白、高热量饮食，亦应保证充足的饮水。平时不宜饮浓茶、咖啡等刺激性饮料。注意休息，必要时应用小剂量镇静催眠药和交感神经阻滞药改善患者的焦虑症状。

（二）硫脲类抗甲状腺药物治疗

甲亢的治疗包括硫脲类（thiocarbamides）抗甲状腺药物（antithyroid drug，ATD）、放射性碘（radioactive iodine，RAI）和手术治疗。甲亢的药物治疗目的在于减少甲状腺激素的合成，改善甲亢的症状和体征。

自 20 世纪 40 年代硫脲类 ATD 引入临床应用后，成为治疗初发甲亢的首选治疗方法，其优点为：①疗效较肯定。②一般不会造成永久性甲减，不破坏甲状腺滤泡结构。③经济、方便、安全。其缺点为：①疗程长，一般需 1.5～2 年，甚至长达数年。②停药后复发率较高。③少数病例可发生严重粒细胞缺乏症或肝损害等。

硫脲类抗甲状腺药物包括硫氧嘧啶类及咪唑类药物，代表药物分别为丙硫氧嘧啶（propylthiouracil，PTU）和甲巯咪唑（methimazole，MMI）。两者口服后从胃肠道吸收，在甲状腺中浓聚。MMI 半衰期长，血浆半衰期为 4～6 h，剂量较小时可每天单次服用；PTU 半衰期短，仅为 1～2 h，每 6～8 h 给药一次。后者可抑制外周组织中 T_4 向 T_3 的转化，所以发挥作用较前者迅速，但临床实际疗效要弱于前者。PTU 与蛋白结合紧密，不易通过胎盘，且在乳汁中的含量较少，所以妊娠伴发甲亢时优先选用。

1. 适应证

（1）病情轻、中度患者。

（2）甲状腺轻、中度肿大。

（3）20 岁以下青少年。

（4）孕妇、年老体弱者或由于其他严重疾病不适宜手术者。

（5）术后复发，又不适宜同位素治疗者。

（6）术前准备，同位素治疗前后的辅助治疗。

2. 剂量和疗程

疗程可分为初治期、减量期和维持期，按病情轻重决定剂量。治疗初期应把血清 T_4 作为反映疗效的指标，因 TSH 的变化滞后于甲状腺激素水平，不能将 TSH 作为治疗目标。ATD 对已合成的甲状腺激素无作用，因而其发挥临床疗效需 4 ~ 12 周，其疗效与是否用碘以及甲状腺内储存的激素量有关。ATD 亦可抑制抗体生成，但使 TRAb 转阴需更长时间。

3. 停药指征

目前尚缺乏可靠的停药指标，若甲状腺不大或轻度肿大、TSAb 阴性者停药后复发可能性小；若甲状腺明显肿大、ATD 维持剂量较大、TSAb 阳性者，应再延长治疗时间。

4. 不良反应

ATD 的不良反应多发生在治疗的前几周至前几个月内。MMI 的不良反应显著低于 PTU，且与剂量相关，PTU 的不良反应与剂量无显著相关。最常见的不良反应如发热、皮疹、荨麻疹和关节痛等，发生于 1% ~ 5% 的服药患者，较轻微，可用抗组胺药控制，通常无须停药。如皮疹加重，发生剥脱性皮炎，应立即停药。应注意部分患者可能发生严重不良反应。

（1）粒细胞减少症：是 ATD 治疗最严重的不良反应，发生率约为 10%。主要表现为发热、咽痛、全身不适等，死亡率高。多数病例发生在 ATD 治疗最初的 90 天内或再次用药的 1 ~ 2 个月内，此期间建议每周监测患者的全血细胞计数。然而 ATD 导致的粒细胞缺乏症起病突然，即使服药后规律监测血白细胞水平，也可能不能及时发现，因此应告知每位服用 ATD 的患者，当出现发热、咽痛或口腔溃疡等症状时及时检查血中白细胞水平。如果外周血白细胞 $< 3.0 \times 10^9/L$ 或中性粒细胞 $< 1.5 \times 10^9/L$，应加用促进白细胞增生的药物如维生素 B_4、利可君等，必要时给予泼尼松 30 mg/d 口服。如仍无效或病情严重，外周血粒细胞呈进行性下降时，应立即停药，并给予粒细胞集落刺激因子（granulocyte colony-stimulating factor，G-CSF）。

（2）肝功能损害：较为常见，但一般程度较轻，加用保肝药物多能恢复。

（3）长期服用 ATD 的患者可能会出现抗中性粒细胞胞浆抗体（antineutrophil cytoplasmic antibody，ANCA）相关血管炎，其中 88% 和 PTU 相关，MMI 也有个案报道。在服用 PTU 的患者中，22.6% 可出现 ANCA 阳性，6% 可出现血管炎的相关表现，轻者仅表现为发热、关节痛、皮疹，重者则出现脏器受累，如肾衰竭或呼吸衰竭等，条件允许时可检测血 ANCA 水平。

（三）其他药物治疗

1. β 受体拮抗药

β 受体拮抗药对交感神经兴奋症状有很好的疗效，可阻断甲状腺激素对心脏的兴奋作用，对抗甲状腺激素过量所引起的高代谢表现，迅速改善肾上腺素能效应的兴奋症状，如心悸和震颤等。普萘洛尔可抑制 5'- 脱碘酶，减少 T_4 转化为 T_3，从而短时间内减轻甲亢的临床症状，主要在 ATD 初期使用。心悸明显者可给予普萘洛尔。对于有支气管疾病者，应选用 $β_1$ 受体拮抗药，如美托洛尔。甲亢合并妊娠者慎用。

2. 碘和碘化物

不同剂量的碘和碘化物对甲状腺的功能产生不同影响，小剂量碘作为原料，促进

TH 的合成，但大剂量的碘剂如复方碘溶液，会产生抗甲状腺作用。

目前碘剂仅用于以下三种情况：甲状腺次全切除手术前的准备；甲亢患者接受急症外科手术；甲亢危象的抢救。不能用于甲亢的常规治疗。其效应短暂，用药 2～3 周后失效，大部分甲状腺对碘抑制出现脱逸，甲亢症状全面复发。少数病例中碘化物对甲状腺激素合成呈持续抑制，则产生甲状腺肿、甲状腺功能减退。

（刘志艳）

第五节　甲状腺功能减退症

甲状腺功能减退症（hypothyroidism），简称甲减，是由各种原因导致的低甲状腺激素血症或甲状腺激素抵抗而引起的全身低代谢综合征。其病理特征是黏多糖在组织和皮肤堆积，表现为黏液性水肿。其发病率与 TSH 水平、年龄、性别、种族等因素有关。国外报告甲减的患病率为 5%～10%，亚临床甲减患病率高于临床甲减。

一、分类

（一）根据病变部位分类

根据病变发生的部位，甲减可分为三类。

1. 原发性甲减

原发性甲减（primary hypothyroidism）最常见，是由甲状腺腺体本身病变引起的甲减，约占全部甲减的 99%，其中自身免疫、甲状腺手术和甲亢 [131]I 治疗为主要病因，占 90% 以上。

2. 继发性甲减或中枢性甲减

继发性甲减或中枢性甲减（central hypothyroidism）是由下丘脑和垂体病变引起的促甲状腺激素释放激素（TRH）或促甲状腺激素（TSH）产生和分泌减少所致的甲减。垂体外照射、垂体大腺瘤、颅咽管瘤及垂体缺血性坏死是其较常见原因，其中由于下丘脑病变引起的甲减称为三发性甲减（tertiary hypothyroidism）。

3. 甲状腺激素抵抗综合征

甲状腺激素抵抗综合征（thyroid hormone resistance syndrome，RTH）是因甲状腺激素在外周组织实现生物效应障碍引起的综合征。可分为全身型和选择性外周型。

（二）根据病变的原因分类

根据病变的原因，甲减可分为药物性甲减、手术后甲减、[131]I 治疗后甲减、特发性甲减、垂体或下丘脑肿瘤手术后甲减等。

（三）根据甲状腺功能减退的程度分类

根据病变的原因，甲减可分为临床甲减（overt hypothyroidism）和亚临床甲减（subclinical hypothyroidism）。

二、病因

甲减可由 HPT 轴的任何部位的缺陷引起。成人甲减的主要病因是：①自身免疫损伤：最常见的原因是自身免疫性甲状腺炎，包括桥本甲状腺炎、萎缩性甲状腺炎、产后甲状腺炎等。②甲状腺破坏：包括甲状腺手术、^{131}I 治疗等，10 年甲减累积发生率为 40% ~ 70%。③碘过量：碘过量可引起具有潜在性甲状腺疾病者发生甲减，也可诱发和加重自身免疫性甲状腺炎。含碘药物胺碘酮（amiodarone）诱发甲减的概率是 5% ~ 22%。④抗甲状腺药物如锂盐、硫氧嘧啶类、咪唑类等。

（刘志艳）

第六节　甲状腺炎

甲状腺炎是一类累及甲状腺的异质性疾病，由自身免疫、病毒感染、细菌或真菌感染、放射损伤、药物、创伤等多种原因所致甲状腺滤泡结构破坏。其病因不同，组织学特征各异，临床表现及预后差异较大。患者可表现为甲状腺功能正常、一过性甲状腺毒症或甲状腺功能减退，有时在病程中三种功能异常均可发生，部分患者最终发展为永久性甲减。

甲状腺炎可分为急性化脓性甲状腺炎、亚急性甲状腺炎、亚急性无痛性甲状腺炎、慢性淋巴细胞性甲状腺炎和产后甲状腺炎，后三种甲状腺炎归类为自身免疫性甲状腺炎。

一、亚急性甲状腺炎

亚急性甲状腺炎（subacute thyroiditis，SAT），又称亚急性肉芽肿性甲状腺炎、巨细胞性甲状腺炎。本病呈自限性，是最常见的甲状腺疼痛性疾病。可发生于各年龄段，以 40 ~ 50 岁的女性最为多见。

（一）病因

SAT 病因未明，一般认为和病毒感染有关。患者发病前多有上呼吸道感染史，发病常随季节变动，夏秋季发病率较高；患者血中有病毒抗体存在，且抗体的效价滴度和病期相一致，最常见的是柯萨奇病毒抗体，其次是腺病毒抗体、流感病毒抗体、腮腺炎病毒抗体等。另外，在许多种群中与 HLA-B35 相关。

（二）病理生理

甲状腺病变累及范围不一，多先从一叶开始，以后扩大或转移到另一叶，或始终限于一叶。甲状腺轻度肿大、水肿、滤泡结构破坏。病变组织内可见慢性炎细胞浸润及不同程度纤维化（图 3-6-1）。个别患者血清中可出现甲状腺相关抗体，随疾病缓解而消失，可能是继发于甲状腺组织破坏。

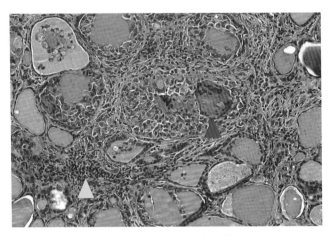

图 3-6-1　亚急性甲状腺炎

滤泡结构破坏伴不同程度组织细胞、多核巨细胞及慢性炎细胞浸润。红色三角示多核巨细胞，黄色三角示慢性炎细胞浸润

典型患者常伴有甲状腺功能亢进症，因滤泡破坏、滤泡内甲状腺激素大量释放入血所致，随病程进展甲亢可自发缓解或出现一过性甲减。大部分患者甲状腺功能逐渐恢复正常。

（三）诊断与鉴别诊断

患者如有发热，短期内甲状腺肿大和疼痛，触之韧硬并有显著压痛，可初步拟诊为本病。实验室检查早期血沉增快，血清 T_3、T_4 浓度增高，而 TSH 降低，^{131}I 摄取率可降至 5% 以下。这一"分离曲线"特征对诊断本病有重要意义。超声检查在显像压痛部位常呈"地图状"低回声病灶。细针穿刺细胞学检查可协助诊断。

二、慢性淋巴细胞性甲状腺炎

慢性淋巴细胞性甲状腺炎（chronic lymphocytic thyroiditis，CLT），又称桥本甲状腺炎（Hashimoto thyroiditis，HT），为甲状腺炎中最常见的一种，属于器官特异性自身免疫性疾病，多见于中年妇女，常有甲状腺疾病家族史，在非缺碘地区是甲减的最常见原因，以甲状腺肿大和（或）甲状腺功能减退为特征。

（一）病因

HT 为自身免疫性疾病，但确切原因未明。目前认为系环境因素和遗传因素共同作用所致。HT 有家族聚集现象，女性多发，具有一定的遗传倾向。并常合并其他的自身免疫性疾病，如恶性贫血、Ⅰ型糖尿病、肾上腺皮质功能不全、类风湿性关节炎等。环境因素包括感染、应激、妊娠、膳食中碘过多和放射线暴露等。

（二）病理生理

HT 患者的甲状腺轻、中度弥漫性肿大，质地较韧，可出现结节；显微镜下可见明显的淋巴细胞、浆细胞浸润，可有淋巴滤泡形成。滤泡上皮细胞萎缩伴嗜酸性变。后期可发生不同程度的纤维化（图 3-6-2）。

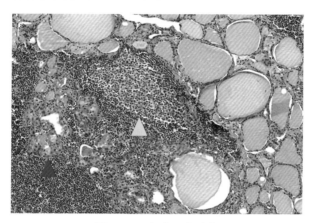

图 3-6-2　桥本甲状腺炎

甲状腺滤泡萎缩、嗜酸性变（红色三角），间质淋巴细胞浸润伴淋巴滤泡形成（黄色三角）

本病发展缓慢，病程较长，早期可无症状，仅表现为 TPOAb 阳性。随病情进展甲状腺功能逐渐衰退而出现甲减。少数患者可因甲状腺破坏甲状腺激素释放过多而出现一过性甲亢。典型的甲减症状主要表现为代谢率减低和交感神经兴奋性下降。

（刘志艳）

第七节　甲状腺结节与甲状腺癌

案例 3-2　甲状腺癌

患者，女，28 岁。因颈部不适至头颈外科就医。B 超检查提示甲状腺左叶内结节大小 10.1 mm × 7.7 mm × 7.0 mm。弹性评分：3 分，彩色多普勒超声检查（CDFI）示：内见血流信号。右叶甲状腺未见明显异常肿块回声。左侧颈部可见数个肿大淋巴结，形态饱满，皮髓质结构不清。CDFI：内未见血流信号。右侧颈部未见明显的形态饱满的肿大淋巴结。遂行超声引导下甲状腺细针穿刺细胞学检测。

细胞学诊断：Bethesda Ⅵ类，甲状腺乳头状癌。

遂行甲状腺叶切术及同侧颈部淋巴结清扫术。

组织病理学诊断：实体型甲状腺乳头状癌伴左颈部淋巴结内查见转移癌。

免疫组织化学染色：CD56 在肿瘤细胞中失表达。CD34 和 TTF-1 双染可见血管内癌栓。

分子检测：荧光原位杂交技术（fluorescence in situ hybridization，FISH）结果显示 NTRK 基因断裂。

治疗及随访：患者术后激素抑制治疗，随访两年后出现肺内多发转移灶。

请思考以下问题：

（1）临床最常用的甲状腺结节检查方法是什么？如必要，应做何血清学检查？

（2）检查弹性评分的意义是什么？术前明确诊断甲状腺结节病变性质有哪些方法？最可靠的是哪种？

（3）何种情况下建议患者采用超声引导下细针穿刺细胞学检查？

（4）甲状腺乳头状癌（papillary thyroid carcinoma，PTC）细胞病理特征是什么？免疫组化在鉴别甲状腺肿瘤良恶性、肿瘤分类、复发风险分层、临床治疗决策方面有哪些作用？

（5）甲状腺肿瘤有哪些分类？临床处理原则是什么？

（6）甲状腺肿瘤手术适应证有哪些？

（7）分子病理在甲状腺结节诊断中有哪些应用？检测时机如何？

（8）甲状腺癌最常用治疗方法是什么？本例患者出现远处转移，根据其分子病理特征，应采取何种治疗方案？

一、甲状腺结节

甲状腺结节是临床常见疾病。流行病学调查显示，在一般人群中采用触诊的方法，甲状腺结节的检出率为 3% ~ 7%；采用高分辨率超声，其检出率可达 19% ~ 67%。甲状腺结节在女性和老年人群中多见。虽然甲状腺结节的患病率很高，但仅有约 5% 的甲状腺结节为恶性，因此甲状腺结节处理的重点在于良恶性的鉴别，可通过询问病史、物理检查、甲状腺细针穿刺细胞学检查及超声、扫描等确定诊断。

甲状腺结节患者均应行甲状腺功能检测。血清促甲状腺激素水平降低提示可能为自主功能性或高功能性甲状腺结节，需行甲状腺核素扫描进一步判断结节是否具有自主摄取功能，功能性或高功能性甲状腺结节中恶性的比例极低。甲状腺自身抗体阳性提示有桥本甲状腺炎，但不排除同时伴有恶性疾病。分化型甲状腺癌行甲状腺全切及 ^{131}I 放射治疗后，体内甲状腺球蛋白很低或测不到，在随访过程中如果血清甲状腺球蛋白升高则提示肿瘤复发。

降钙素由甲状腺滤泡旁细胞（C 细胞）分泌，降钙素升高是甲状腺髓样癌（medullary thyroid carcinoma，MTC）的特异性标志，如怀疑 MTC 应行血清降钙素、癌胚抗原测定。

高分辨率超声检查是评估甲状腺结节的首选方法，可探及直径 2 mm 以上结节，已在甲状腺结节的诊断中广泛使用。颈部超声可确定甲状腺结节的大小、数量、位置、囊实性、形状、包膜是否完整、有无钙化、血供及与周围组织的关系等情况，同时可评估颈部有无肿大淋巴结，淋巴结的大小、形态和结构特点，是区分甲状腺囊性或实

Note

性病变最好的无创方法。

甲状腺细针抽吸活检（fine needle aspiration biopsy，FNAB）是甲状腺结节诊断过程中的首选检查方法，该方法简便、安全，结果可靠，对甲状腺结节的诊断及治疗有重要价值，被视为术前诊断甲状腺结节的"金标准"，结果通常分为恶性、可疑恶性、不确定性及良性。

甲状腺粗针穿刺也可获得组织标本供常规病理检查所用。如细胞学不能确定诊断且结节较大者可行粗针穿刺病理检查，但不足之处是创伤较大。

二、甲状腺滤泡腺瘤

甲状腺滤泡腺瘤（follicular thyroid adenoma，FTA）为具有包膜的甲状腺滤泡上皮细胞起源、缺乏 PTC 细胞核特征和浸润的良性肿瘤，为克隆性肿瘤性增生。

成人 FTA 发病率为 3%～5%，多发生于女性，以 50～60 岁最为多见。碘缺乏区域 3%～7% 成人可触及甲状腺结节，其中 3/4 为孤立性结节，可能为 FTA。

FTA 多为散发性病例，危险因子包括电离辐射暴露和碘缺乏。可发生于甲状腺内、异位甲状腺组织和卵巢甲状腺肿。多表现为颈部无痛性结节，多数缺乏临床症状。超声表现为实性、边界清楚的均质强回声或等回声冷结节。高功能腺瘤可能表现为热结节，伴有甲状腺功能亢进。

肉眼观，FTA 通常为孤立性圆形或椭圆形结节，具有完整纤维结缔组织包膜。肿瘤大小为 1～3 cm，包膜可厚可薄。切面均质，富于细胞者多为灰白色、有滤泡形成者多为灰黄色。可见出血囊性变。

FTA 和 FTC 鉴别诊断的要点在于包膜和（或）血管浸润。根据组织形态学特点，可分为 FTA 伴乳头状增生、脂肪腺瘤、FTA 伴异型细胞核、透明细胞型 FTA、梭形细胞型 FTA、黑色 FTA 几种类型。肿瘤完整切除后无复发风险。

近一半 FTA 检测出克隆性细胞遗传学异常，多数为染色体数目异常，典型表现为累及一或几个染色体的全染色体增多。三体型 7 最常见，其次是染色体 12 和 5 增多。染色体结构改变最常见的是 19q13.4 和 2p21，两个断裂位点已确认，分别对应 *ZNF331* 基因和 *THADA* 基因，但尚未证实是否为转位靶点。FTA 每个染色体臂有 6% 杂合性缺失。

30% FTA 存在 *RAS* 基因突变，最常见受累的是 NRAS 的 61 密码子，KRAS 最少受累。*PAX8/PPARG* 基因重排可见于约 8% 的 FTA，多富于细胞、具有厚包膜、但缺乏浸润。个别病例有 *BRAFV601E* 突变的报道。TSHR 和 GNAS 突变多见于高功能滤泡腺瘤。*PIK3CA* 和 *PTEN* 突变发生率约为 5%。

PTEN 错构瘤综合征患者容易发生 FTA。卡尼综合征由 *PRKAR1A* 基因胚系突变所导致，可能与多结节性、嗜酸性 FTA 相关。PTEN 错构瘤综合征由 *PTEN* 基因胚系突变所导致，FTA 多发生于年轻患者、多结节、双侧，通常为经典型，也可为嗜酸细胞腺瘤、透明细胞腺瘤和脂肪腺瘤。

三、甲状腺癌

甲状腺癌约占全部恶性肿瘤的 1%，是内分泌系统最常见的恶性肿瘤。绝大多数甲状腺癌首先表现为甲状腺结节，少数病例可能先发现颈部淋巴结的增大或肺、骨的远处转移。根据起源于滤泡细胞或滤泡旁细胞，可将原发性甲状腺癌分为滤泡上皮癌和髓样癌两大类。而滤泡上皮癌又可分为甲状腺乳头状癌（papillary thyroid carcinoma，PTC）、甲状腺滤泡癌（follicular thyroid carcinoma，FTC）、甲状腺嗜酸细胞癌（oncocytic carcinoma of the thyroid，OCA）、高级别分化型甲状腺癌（differentiated high grade thyroid carcinoma，DHGTC）、甲状腺低分化癌（poorly differentiated thyroid carcinoma，PDTC）和间变性甲状腺癌（anaplastic thyroid carcinoma，ATC）。其中 PTC、FTC 和 OCA 合称为分化型甲状腺癌（differentiated thyroid cancer，DTC），约占全部甲状腺癌的 90% 以上。甲状腺还可发生淋巴瘤、肉瘤及转移癌等其他恶性肿瘤。

（一）甲状腺乳头状癌

PTC 是成人和儿童中最常见的滤泡细胞起源的恶性肿瘤，通常为散发性。肿瘤呈乳头状生长，或可见浸润。占甲状腺癌的 60%~80%，生长缓慢，恶性程度低。镜下可见分化良好的柱状上皮呈乳头状突起。乳头中央为纤维血管轴心，表面衬敷一层肿瘤性上皮。癌细胞核大，常有玻璃样核。在乳头纤维血管轴心中、淋巴管内、实性上皮成分之间和肿瘤性滤泡之间的间质中常有同心圆层状结构的砂粒体。大部分病例临床表现为甲状腺无痛性结节，多为单发，也可为多发或双侧结节，质地较硬，活动度较差，无其他症状。因为病程较长，结节易发生囊变、纤维化及钙化。晚期可累及周围软组织或气管、喉返神经，导致声音嘶哑、呼吸困难等症状。乳头状癌易发生同侧淋巴结转移，其转移率为 50%~70%。PTC 分为 13 个亚型，其中高细胞型、柱状细胞型和鞋钉型为高侵袭性 PTC（表 3-7-1，表 3-7-2，图 3-7-1~图 3-7-3）。

表 3-7-1　2022 年第 5 版 WHO 甲状腺乳头状癌主要亚型组织及分子病理特征

PTC 亚型	亚型特征的占比	主要组织学特征	主要分子概况
浸润性滤泡型	肿瘤性滤泡 ≥ 90%	• 浸润性生长 • 硬化 • 多中心肿瘤病灶	• *BRAF V600E* & *K601E*、*NRAS**、*CTNNB1** 突变。 • *RET* 易位、*NTRK* 和 *ALK* 融合。
高细胞型	高细胞 ≥ 30%	• 滤泡和乳头紧密堆积，即"轨道征" • 肿瘤细胞高度至少 3 倍于宽度 • 胞质呈明显嗜酸性 • PTC 的核特征易于辨别	• *BRAF V600E*，*TERT* 启动子 *TP53* 突变
柱状细胞型	/	• 乳头状生长与滤泡混合 • 柱状细胞，胞浆浅至嗜酸性，假复层明显 • 亚核空泡	• *BRAF V600E*、*RAS**、*TERT* 启动子 * 和 *TP53** • *BRAF* 融合，激活 *BRAF* 缺失，*CDKN2A* 丢失和拷贝数改变（染色体 1q 反复增加）

Note

续表

PTC 亚型	亚型特征的占比	主要组织学特征	主要分子概况
鞋钉型	鞋钉细胞≥ 30%	• 复杂的乳头状或微乳头状生长模式，滤泡结构罕见 • 肿瘤细胞核增大，鞋钉样突起	• *BRAF V600E*、*TP53*、*TERT* 启动子、*PIK3CA* 突变 • *RET* 重排、分子 *CTNNB1*、*EGFR*、*ATK1*、*ATM*、*ARID2* 和 *NOTCH1* 罕见
实体型	实性梁状生长＞50%	• 实性、梁状或巢状生长，其中有纤细的纤维血管轴心，致密硬化灶少见 • 无肿瘤坏死（包括单个细胞坏死），核分裂像核分裂常见	• *CCDC6:RET* 和 *NCOA4:RET* 重排（放射诱导后肿瘤），*BRAF V600E** • *ETV6:NTRK3* 融合
弥漫性硬化型	100% 弥漫性单侧或双侧受累，无明显肿块	• 致密硬化，广泛淋巴浸润，大量砂砾体、慢性淋巴细胞性甲状腺炎背景 • 肿瘤细胞呈实性巢状和乳头状排列，伴有鳞状化生	• *RET* 重排（尤其是辐射诱发的 *NCOA4:RET*）、*BRAF V600E* 突变（20%）和 *ALK* 重排（10%） • 高频杂合性缺失：3p24、9p21、17q21、21q22 和 22q13
Warthin 样	/	• 慢性淋巴细胞性甲状腺炎背景下的局限性或浸润性肿瘤 • 由嗜酸细胞排列成的乳头，乳头内含有淋巴浆细胞浸润	• *BRAF V600E* 突变
嗜酸瘤细胞型	/	• 由嗜酸细胞排列成的发育良好的乳头	• *BRAF V600E* 突变 • *GRIM-19*（胚系突变）与 *RET* 重排 *

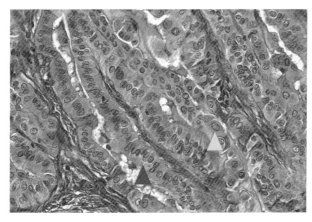

图 3-7-1 高细胞型甲状腺乳头状癌（红色三角示高细胞，黄色三角示核内假包涵体）

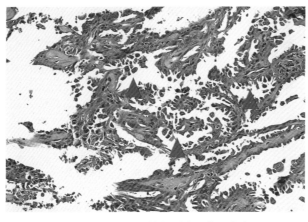

图 3-7-2 PTC，鞋钉型（红色三角）

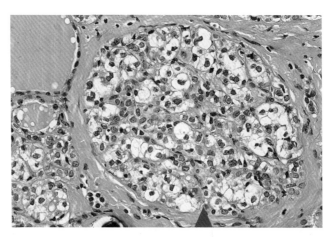

图 3-7-3　实体型甲状腺乳头状癌（红色三角示肿瘤细胞呈实性巢团状排列）

新版 WHO 甲状腺肿瘤分类总结了 PTC 癌基因图谱（the cancer genome atlas, TCGA）数据，并根据其分子特点，对 PTC 进行了分子分型。PTC 的主要分子改变涉及 MAPK 和 AKT 信号通路的点突变和基因重排（图 3-7-4）。*BRAF V600E* 是经典型 PTC 及其具有乳头状生长模式和滤泡结构的浸润性肿瘤亚型中最常见的分子异常。这些 BRAF 样肿瘤表现为局灶性至弥漫性乳头状生长，具有特征性细胞核特征，多为浸润性，但可局限膨胀性生长或推挤性边界。端粒逆转录酶（*TERT*）启动子突变作为继发性致病事件，发生在 10% 的 PTC 中，通常与侵袭性临床病程相关。经典 PTC 和其他亚型中均发现 *RET* 基因重排（*CCDC6:RET* 和 *NCOA4:RET*）。RET 重排和辐射诱导 PTC 之间存在强相关性。此外，PTC 中其他不常见的分子变异包括 *NTRK* 等基因融合、突变、拷贝数变化、基因表达异常和 mRNA 表达异常等。

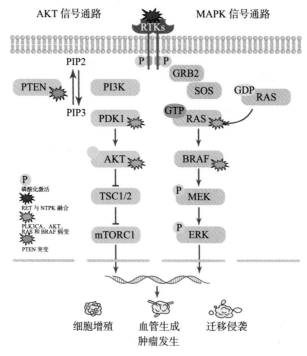

图 3-7-4　甲状腺滤泡上皮起源的癌发生发展机制示意图

我国 PTC 体细胞基因突变和美国 TCGA 数据库略有不同，*BRAFV600E* 基因突变最常见（72.4%），高于美国的 59.7%。RAS 家族基因突变率仅为 2.8%，TERT 启动子突变率为 2.0%。PTC 进展与 FOXM1 信号通路上调显著相关。某些甲状腺癌基因突变谱相对简单，但仍具有侵袭性表型，可能归因于肿瘤特异性表观遗传谱、非编码基因表达谱或某些未知基因型 - 表型改变。

（二）甲状腺滤泡癌

甲状腺滤泡癌（FTC）定义为甲状腺滤泡上皮细胞起源、缺乏 PTC 细胞核特征的恶性肿瘤，约占甲状腺癌 10%，FTC 主要发生于成人，儿童罕见，占甲状腺癌的 6% ~ 10%，通常表现为颈部无痛性肿块，肿瘤直径 1 cm 至数厘米。与 PTC 相比，局部淋巴结受累极其罕见。有些病例初始症状为转移，如骨折或肺结节。明确转移性 FTC 后，可发现甲状腺内结节。偶见原来误诊为滤泡腺瘤的病例，可能是因为包膜取材不完整所致。饮食中碘缺乏是结节性甲状腺肿和 FTC 的重要危险因子。碘缺乏区域补充碘后，FTC 发病率降低。但补充碘是否影响甲状腺癌总体发病率尚无定论。电离辐射暴露与 FTC 发病率增加相关。

FTC 通常具有包膜，浸润性生长（图 3-7-5）。FTC 和 FTA 鉴别诊断的组织学特征为包膜和（或）血管浸润。充分的包膜取材对 FTC 的准确诊断意义巨大。可分为三个亚型：①微小浸润型（仅包膜浸润）。②包裹性血管浸润型。③弥漫浸润型。FTC 细胞学特征和 FTA 类似，可呈实性 / 梁状、微滤泡、正常滤泡、巨滤泡和其他形态（如筛状），各形态可以混合存在，但缺乏 PTC 细胞核特征。

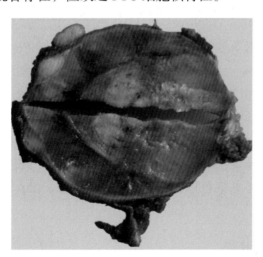

图 3-7-5 甲状腺滤泡癌大体图像，红色三角示包膜浸润

FTC 染色体异常较 PTC 多见，约 65% 的 FTC 存在基因异常。最常见体细胞突变为 *RAS* 点突变（30% ~ 50%）和 *PPARG* 基因融合。最常见位点为 *NRAS61* 密码子点突变，其次为 *HRAS61* 密码子点突变、*PPARG* 基因重排、*PAX8-PPARG* 或 *CREB3L2-PPARG*，见于 20% ~ 30% 的 FTC。其中染色体臂杂合性缺失可见于 20% 的 FTC，6% 的滤泡腺瘤，仅见于 2.5% 的 PTC。

（三）甲状腺嗜酸细胞癌

嗜酸细胞肿瘤好发于男性，发病年龄偏大，平均 57 岁。可发生于甲状腺任何部位，包括纵隔异位甲状腺组织。临床表现为无痛性结节，少数直径 1 cm 以下，多数直径 > 2 cm。偶有伴坏死的病例表现为颈部疼痛。自发性出血可导致肿瘤迅速增大，导致呼吸道危害。

对于有包膜的 FTC/OCA，必须注明血管侵犯是局灶性（1 ~ 3 个病灶）还是广泛性（≥ 4 个病灶）。血管内癌栓在包裹性肿瘤中侵及的血管应包含包膜中或包膜外的血管。在仅有部分包膜或无包膜的浸润性肿瘤中，血管内癌栓可存在于肿瘤结节内（图 3-7-6）。

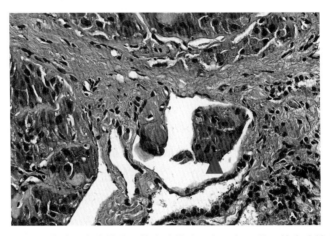

图 3-7-6　嗜酸细胞癌伴淋巴管内癌栓（红色三角示淋巴管内癌栓）

OCA 中 *BRAFV600E* 突变、*RET/PTC* 基因融合、*PAX8/PPARG* 重排和 *RAS* 突变发生率低（约 10%）。10% ~ 20% 非高级别或分化性嗜酸细胞肿瘤可发生 *TP53* 基因突变，有时与 PTEN 突变相关。嗜酸细胞癌线粒体 DNA 突变率高，可发生点突变、小的插入突变和缺失，从而导致移码突变、过早的终止密码子、大规模缺失突变。其独特的染色体改变提示其侵袭性生物学行为。嗜酸细胞肿瘤多为非整倍体，多数由线粒体 DNA 拷贝数增加所导致，通常累及整段或大段染色体。最常见染色体拷贝数增加为 5、7、12 和 17；最常见染色体缺失为 2q、9q 和 22。12q、19q 和 20p 拷贝数增加与肿瘤复发相关。

（四）甲状腺低分化癌

1. 流行病学

PDC 仅占甲状腺癌一小部分，在日本约占 0.3%，在美国约占 1.8%。在拉丁美洲和欧洲区域发病率略高，可达 4% ~ 6.7%。患者平均年龄为 55 ~ 63 岁，年轻患者罕见。女性患者略多，女性男性发病率为 1.1 ~ 2.1 : 1。

PDC 的发病可能与碘缺乏相关，与电离辐射暴露无关。部分肿瘤可由 PTC 或者 FTC 失分化而来，也可原发即是 PDC。PDC 可发生于任何部位的甲状腺组织，包括纵隔异位甲状腺和卵巢甲状腺肿。最常见临床表现为大的孤立性结节，可发生于长时

Note

间存在的单发或多发结节，发病时迅速增大。15% 肿瘤发现时伴有远处转移，超声提示冷结节，FDG-PET 检测阳性。

2. 病理诊断标准

第 5 版 WHO 中 PDC 诊断标准依据 2007 年都灵共识确定诊断标准：①滤泡上皮细胞起源的癌。②实性、梁状、岛屿状生长模式。③缺乏 PTC 细胞核特点。④具有以下三条中至少一条，即扭曲核、10 个高倍镜视野 ≥ 3 个核分裂像、肿瘤性坏死（图 3-7-7）。该标准同样适用于低分化嗜酸细胞癌的诊断。

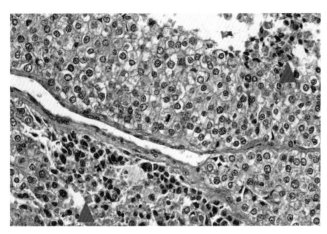

图 3-7-7　甲状腺低分化癌（红色三角示肿瘤性坏死）

PDC 鉴别诊断包括甲状腺髓样癌、甲状旁腺癌和转移性癌。免疫表型介于分化性甲状腺癌和间变性癌之间，肿瘤细胞表达甲状腺转录因子 1（thyroid transcription factor-1，TTF-1）和配对盒基因 8（paired box gene 8，PAX-8），甲状腺球蛋白表达减少，仅核周或微滤泡内表达。ki67 增殖指数 10% ~ 30%。p53 灶性表达，表达 cyclinD1，p21 和 p27 灶性表达。

研究表明，具有完整包膜、诊断标准达到以上 PDC 诊断都灵共识、但缺乏浸润的病例，平均随访 10 年以上无复发和转移。

PDC 可由分化型甲状腺癌去分化而来，因而可见分化型甲状腺癌分子异常，如 *RAS* 家族和 *BRAF* 突变，*ALK* 基因融合；也可见导致肿瘤去分化的分子异常，如 *TP53* 基因突变、*TERT* 启动子突变、*CTNNB1* 和 *AKT1* 突变等。

PDC 5 年生存率为 50% ~ 70%，复发多发生于初次发病后的 3 年内。放射性碘治疗反应差。预后差的临床病理因子：患者年龄 ≥ 45 岁、肿瘤 ≥ 5 cm、手术时肉眼可见明确甲状腺外浸润、发现时伴有远处转移；组织学和免疫组化因素：肿瘤性坏死、IMP3 阳性表达、嗜酸细胞；分子特征：*RAS* 基因突变、*miR-150* 表达下调。其中最重要的预后因子为肿瘤分期和患者年龄。具有扭曲核（PTC 样）肿瘤细胞成分提示预后好，具有完整包膜者预后好。

（五）间变性甲状腺癌

ATC 为高侵袭性甲状腺恶性肿瘤。患者多表现为颈部迅速增大的、固定、广泛浸润性结节。最常见症状为疼痛、声音嘶哑、呼吸和吞咽困难。30% ~ 40% 患者伴有远处转移，最常见肺、骨、脑转移。肉眼可见肿瘤浸润性生长，切面多为灰白色、鱼肉样，伴出血和坏死。根据其形态学特征，可分为肉瘤样型、巨细胞型和上皮型，肿瘤均伴有坏死、核分裂象增多、浸润性生长（图3-7-8）。

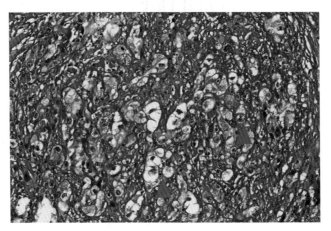

图 3-7-8　间变性甲状腺癌（红色三角示间变性癌细胞呈浸润性生长）

ATC甲状腺滤泡上皮细胞标志物TTF-1和甲状腺球蛋白通常失表达，约80% ATC可表达多克隆PAX-8抗体10336-1-AP，约54.4%可表达单克隆PAX-8抗体MRQ-50。CK阳性表达支持其上皮起源，但CK阴性表达不能完全排除ATC。

ATC最常见基因突变为*TP53*，可见于30% ~ 70%肿瘤。其他改变包括*BRAFV600E*基因突变（20%）、*RAS*基因突变（NRAS、KRAS或HRAS，约见于20%ATC）、PIK3CA（10% ~ 20%）、PTEN（10% ~ 15%）和ALK。所有ATC患者均需检测BRAF^{V600E}突变以指导靶向治疗。

ATC预后差，3 ~ 6个月死亡率近90%。广泛手术切除、大剂量外照射联合化学疗法、靶向治疗等多模式治疗，可延长生存期，但患者多在两年内死亡。原发肿瘤伴广泛浸润为预后差的指标。老年患者、急性症状、白细胞增多均与生存率低相关。尽管多数ATC发现时已无法手术，少数患者可选择手术治疗并辅助局部放疗和化疗。分化型甲状腺癌中偶然发现ATC成分者预后较好（表3-7-2）。

表 3-7-2　甲状腺滤泡上皮癌组织学分型、分化程度、级别及临床生物学行为

组织分型	分化程度（生长模式）	甲状腺乳头状癌细胞核特征	级别（核分裂像，肿瘤性坏死）	预后
甲状腺乳头状癌	好（乳头，滤泡）	有	低	良好
甲状腺滤泡癌		无		
甲状腺嗜酸细胞癌		无		
高级别甲状腺滤泡起源的癌		有或者无	高	中等
甲状腺低分化癌	差（实性/梁状/岛状/生长）	无		
间变性甲状腺癌	无（未分化性生长）	无		差

（六）甲状腺髓样癌

MTC为发生自甲状腺滤泡旁细胞（亦称C细胞）的恶性肿瘤，占甲状腺恶性肿

瘤 2% ~ 3%，因 PTC 发病率的相应增加，该范围较以往引用范围低。散发病例约占 70%，女性患者略多。好发年龄为 50 ~ 60 岁，年轻患者多为遗传性病例。MTC 病因不明，与外源性电子辐射暴露无关。

　　MTC 大小不一，从 0.1 cm 到累及整个甲状腺叶。散发性病例多边界清楚、无包膜、灰白灰黄色。遗传性病例多为双叶多发性结节。伴有家族综合征的患者甲状腺预防性切除后须仔细查找病变。< 1 cm 的肿瘤被称为微小 MTC。

　　MTC 组织形态多种多样，可为实性、分叶状、梁状、岛屿状、假滤泡结构等。肿瘤细胞大小形态多样，圆形、多角形、浆细胞样、梭形细胞样等，常多种形态混合存在。细胞核通常为圆形，染色质呈粗颗粒状，可见小核仁和核内假包涵体。多数肿瘤核分裂象少见。细胞质可嗜酸或淡染。偶见砂粒体。约 90% 病例可见淀粉样物质沉积（图 3-7-9）。

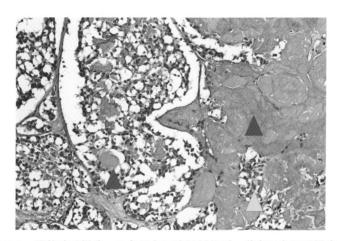

图 3-7-9　甲状腺髓样癌：红色三角示淀粉样物质，黄色三角示髓样癌细胞

　　MTC 一般可分为散发型和家族型两大类。散发型占全部髓样癌的 80% 以上。家族型又可分为三种类型：多发性内分泌腺瘤病 2A 型（multiple endocrine neoplasia type 2A，MEN-2A）、MEN-2B 型及不伴内分泌症的家族型髓样癌。前两者属于多发性内分泌腺瘤病（MEN），是指在同一个患者身上同时或先后出现 2 个或 2 个以上的内分泌腺肿瘤或增生而产生的临床综合征，是一种常染色体显性遗传疾病。MEN-2A 型多合并嗜铬细胞瘤及甲状旁腺功能亢进症。MEN-2B 型为甲状腺髓样癌合并嗜铬细胞瘤及多发性黏膜神经瘤综合征，后者包括舌背或眼结膜神经瘤，唇变厚，马方综合征体征及胃肠道多发性神经节瘤。临床上散发型常为单发，局限于一侧甲状腺，而家族型常为双侧多发。髓样癌易转移至颈淋巴结、上纵隔淋巴结等，也可血行转移至肺、骨或肝脏。血清降钙素是甲状腺髓样癌具有诊断意义的标志物，必要时可行五肽胃泌素激发试验，测定刺激后的血清降钙素值。五肽胃泌素激发后血清降钙素升高提示可能存在甲状腺髓样癌。

　　RET 原癌基因获得性胚系突变为遗传性 MTC 重要驱动因子。*RET* 基因检测对于指导 MTC 诊断、复发风险分层和治疗抉择具有重要临床意义，因此，2022 年中国临床肿瘤学会甲状腺髓样癌诊断指南推荐对 MTC 患者分层进行 *RET* 基因检测。40% ~ 60% 散发病例存在 *RET* 基因体细胞突变。16 外显子 M918T 突变可见于 98%

Note

的 MEN2B 患者，是散发病例最常见的体细胞突变。微小 MTC M918T 突变率低，提示 RET 突变可能为 MTC 发生过程中的继发事件而非驱动因子。约 2.5% *RET* 基因突变的 MTC 伴有 *RAS* 基因突变，但在 *RET* 基因无突变 MTC 中，HRAS 和 KRAS 突变率分别为 56% 和 12%。RET 基因和 RAS 家族基因突变互斥存在，提示 RAS 激活可能为肿瘤恶变的另一分子通路。

（刘志艳）

第四章　钙磷代谢的内分泌调节

- ■ **机体钙磷稳态的维持**
  - ◎ 血钙、血磷的稳态及其生理功能
  - ◎ 骨的结构、功能
- ■ **钙磷相关的激素**
  - ◎ 甲状旁腺激素是调节血钙和血磷水平
    最重要的激素
  - ◎ 维生素 D3 是维持体内血钙稳态的重
    要激素
  - ◎ 降钙素是降低血钙与血磷水平的激素
- ■ **钙磷代谢紊乱**
  - ◎ 低钙血症
  - ◎ 高钙血症
  - ◎ 低磷血症
  - ◎ 高磷血症
- ■ **钙磷代谢紊乱相关疾病及干预策略**
  - ◎ 甲状旁腺功能亢进症
  - ◎ 甲状旁腺功能减退症
  - ◎ 维生素 D 缺乏性佝偻病

第一节　机体钙磷稳态的维持

病例 4-1　佝偻病

　　冬日的一个夜晚，一对年轻的夫妇焦急地抱着 3 个多月的宝宝来到儿科门诊。宝宝爸爸一进诊室就急切地跟医生说："大夫，快看看我家宝宝是怎么回事，一到晚上就哭，老也哄不好，好容易睡着，有一点声音就惊醒了，小手小脚有时候还会跳一下。"旁边的妈妈急得直掉眼泪，也对医生说，"是的是的，睡觉的时候宝宝出汗特别多，也不发烧，吃奶也好，也不知道是咋回事。医生快帮宝宝看看吧"。

　　接诊医生一边安抚年轻的爸爸妈妈，一边轻柔地接过宝宝，放到检查床上。给宝宝进行了全面的查体。T: 36.7℃, P: 96 次 / 分，R: 30 次 / 分。皮肤红润，未见皮疹。毛发略稀疏，可见枕秃，前囟平软。外耳道未见异常分泌物。呼吸平稳。双肺未闻及啰音。心律齐，心音有力，腹软，肝脾未触及肿大，无压痛、反跳痛。四肢未见畸形，关节无红肿。肌张力正常。实验室检查：25- 羟维生素 D 11.7 ng/mL（30 ~ 100 ng/mL，低于10 ng/mL，提示 25- 羟维生素 D 缺乏；10 ~ 30 ng/mL 提示不足），血钙 1.70 mmol/L（2.1 ~ 2.8 mmol/L，28 天 ~ 18 岁），碱性磷酸酶 245 U/L（98 ~ 532 U/L，28 天 ~ 6 个月）。

　　请思考以下问题：

　　（1）病例中的宝宝为什么会出现以上症状，可能有哪些原因？

　　（2）为什么检查 25- 羟维生素、血钙和碱性磷酸酶？还需要做哪些检查？

　　（3）病例中宝宝的血钙值为何低于正常值？可以给予哪些治疗，是否需要补钙或者维生素 D？

Note

钙（calcium）和磷（phosphorus）是人体内含量最丰富的无机元素。钙、磷既是骨骼和牙齿的重要组成成分，也参与机体多种生理功能的调节。临床上发生钙磷代谢障碍主要影响神经系统、心脏和骨骼系统的功能。

一、血钙、血磷的稳态及其生理功能

正常成人钙总量为 700 ~ 1400 g，磷总量为 400 ~ 800 g。体内约 99% 钙和 86% 磷以羟磷灰石形式存在于骨和牙齿，其余呈溶解状态分布于体液和软组织中。血钙指血清中所含的总钙量，正常成人为 2.25 ~ 2.75 mmol/L。血钙分为非扩散钙（nondiffusible calcium）和可扩散钙（diffusible calcium）。非扩散钙是指与血浆蛋白（主要为白蛋白）结合的钙，约占血浆总钙的 40%，不易透过毛细血管壁。可扩散钙主要为游离 Ca^{2+}（占 45%）及少量与柠檬酸、重碳酸根等形成的可扩散结合钙（占 15%）。其中发挥生理作用的主要是游离 Ca^{2+}。血钙结合蛋白（calcium-binding protein，CaBP）结合的钙可以与游离 Ca^{2+} 可互相转化，并呈动态平衡关系。此平衡受血浆 pH 影响，血液偏酸性时，游离 Ca^{2+} 升高；血液偏碱性时，CaBP 中 Ca^{2+} 增多，而游离 Ca^{2+} 下降。碱中毒时常伴有抽搐现象，与血浆游离钙降低有关。血液中的磷以有机磷和无机磷两种形式存在。血磷通常是指血浆中的无机磷，正常人的血浆磷浓度不如血浆钙稳定，正常值为 0.97 ~ 1.61 mmol/L；儿童稍高，为 1.29 ~ 1.94 mmol/L。血浆中钙、磷浓度关系密切。正常时，两者的乘积 [Ca]×[P] 为 30 ~ 40 mg/dL。如 > 40 mg/dL，则钙磷以骨盐形式沉积于骨组织；若 < 35 mg/dL，则骨骼钙化障碍，甚至发生骨盐溶解。

体内钙磷均由食物供给。钙在十二指肠的吸收率最高，吸收率通常为 30%；磷在空肠吸收最快，吸收率达 70%。人体钙约 80% 随粪便排出，20% 经肾排出。肾小球滤过的钙，95% 以上被肾小管重吸收。血钙升高，则尿钙排出增多。70% 的磷由肾排出，30% 由粪便排出。肾小球滤过的磷有 85% ~ 95% 被肾小管（主要为近曲小管）重吸收（图 4-1-1）。

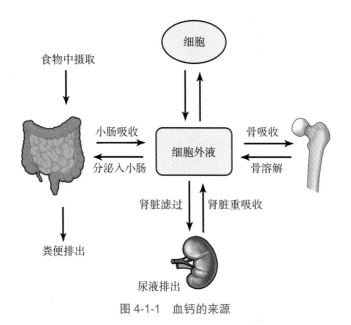

图 4-1-1　血钙的来源

钙磷共同参与的生理功能包括成骨和凝血。Ca^{2+} 的生理功能还包括调节细胞功能的信使、调节酶的活性及维持神经 - 肌肉的兴奋性（详见《神经系统》），不仅如此，Ca^{2+} 还可降低毛细血管和细胞膜的通透性，防止渗出，抑制炎症和水肿。磷的生理功能还包括调控生物大分子的活性、参与机体能量代谢的核心反应及构成生命重要物质。除此之外，磷酸盐（HPO_4^{2-}/H_2PO_4）是血液缓冲体系的重要组成成分，细胞内的磷酸盐参与许多酶促反应如磷酸基转移反应、加磷酸分解反应等，2,3- 二磷酸甘油酸（2,3-diphosphoglycerate，2,3-DPG）在调节血红蛋白与氧的亲和力方面起重要作用（见《呼吸系统》）。

机体钙磷的稳态主要通过调节钙磷在骨组织与体液间的平衡、小肠对钙磷的吸收，以及肾脏对钙磷的排泄，使血中的钙、磷浓度维持在一个相对稳定的生理浓度范围内，从而维持体内钙磷代谢的正常进行。学习血浆钙磷的调节，有必要先了解骨的相关知识。

二、骨的结构与功能

骨由骨组织（bone tissue）、骨膜和骨髓等构成，具有支持软组织、构成关节参与身体的运动以及保护某些重要器官等作用。此外，骨组织与钙、磷代谢有密切关系，是人体重要的"钙、磷库"。骨组织由多种细胞和细胞外基质构成。骨组织的细胞有骨祖细胞、成骨细胞、骨细胞、骨被覆细胞和破骨细胞共五种（图 4-1-2）。前四种细胞实际上是骨形成细胞的不同分化和功能状态，而破骨细胞的来源不同，它主要参与骨的吸收。骨细胞包埋于骨基质内，其他细胞均位于骨组织的表面。骨基质由有机质和无机质构成。有机质包括大量胶原纤维和少量无定形基质，无机质又称骨盐（bone mineral）。胶原纤维占有机质的 90%，主要由 I 型胶原蛋白组成。基质呈凝胶状，主要含大分子蛋白聚糖和多种糖蛋白。骨盐约占骨组织干重的 65%，主要有钙、磷和镁等。骨盐主要以羟基磷灰石结晶（hydroxyapatite crystal）的形式存在，呈细针状，沿胶原原纤维长轴规则排列，也可存在于胶原原纤维内胶原分子间的空隙中，这种结合使骨基质既坚硬又有韧性。

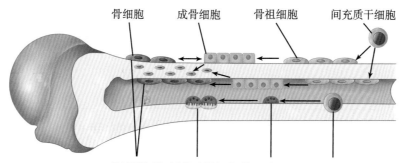

图 4-1-2　骨组织的细胞示意图

骨骼看起来是一成不变的结构，但实际上，骨是持续变化的，它不断地被分解和重建，这一点对于理解钙代谢和骨的生理非常重要。这些过程被称为骨吸收和骨形成，健康成人的骨吸收率通常等于形成的速率。但在某些情况下，骨吸收速率加快会导致骨病。

　　骨由胚胎时期的间充质发生，出生后骨仍继续生长发育，直到成年才停止加长和加粗，但骨的改建持续终身，改建速率随年龄增长而逐渐减慢。在发育过程中，长骨最初形成为软骨，通过骨化的过程转化为骨。在整个儿童时期，长骨通过软骨形成和骨化的过程不断生长。如果这发生在骨的末端，就会导致功能性关节问题，因此生长主要发生在骨轴和关节之间的骨骺处。长骨的生长只有在骨骺保持功能时才会继续。青春期时，在性激素、睾酮和雌二醇的影响下，软骨细胞停止分裂，骨化并与骨干融合，这一过程被称为骨骺闭合，这意味着长骨不可能进一步生长。

　　骨改建（bone remodeling）是局部陈旧骨的吸收及代之以新骨的过程，在发育期，可改变骨的外形和内部结构，以适应机体的发育和器官功能；在成年期，可防止骨老化，增加骨密度，预防骨组织微损伤的累积，从而保持骨的生物力学特性。1 岁左右，骨单位开始形成。先由破骨细胞分解吸收陈旧骨组织，形成一条管道，血管及骨祖细胞等随之进入管内，骨祖细胞分化为成骨细胞，贴附于管道的表面，从外向内形成同心圆排列的骨单位——骨板，原先的管道缩小，形成中央管。在此之后，旧的骨单位逐渐被分解吸收，新一代骨单位不断形成，旧骨单位的残余部分即为间骨板。与此同时，由骨外膜和骨内膜的成骨细胞形成环骨板，并不断改建。另外，骨单位的相继形成和外环骨板的增厚，也是骨干增粗的因素。成年后骨干不再增粗，但其内部的骨单位改建仍持续进行（图 4-1-3）。

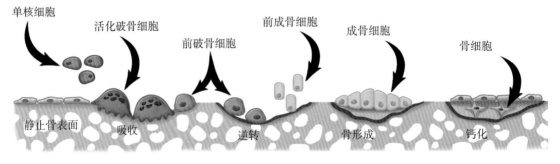

图 4-1-3　骨改建示意图

（郭晓笋　张太娥）

第二节　钙磷相关的激素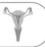

　　体内钙磷代谢主要受神经体液调节，甲状旁腺主细胞分泌的甲状旁腺激素、甲状腺 C 细胞分泌的降钙素，以及由皮肤、肝和肾等器官联合作用形成的 $1,25\text{-}(OH)_2$ 维生素 D_3 是共同调节机体钙磷稳态的三种基础激素，称为钙调节激素（calcium regulating hormone）。此外，雌激素、生长激素、胰岛素和甲状腺激素等也参与钙、磷代谢的调节。这些激素主要通过作用于骨、肾和小肠等靶器官维持血钙和血磷的稳态。

一、甲状旁腺激素是调节血钙和血磷水平最重要的激素

甲状旁腺激素（PTH）主要由甲状旁腺主细胞合成和分泌。甲状旁腺有上下两对，分别位于甲状腺左、右两叶的背面（图 3-1-1）。单个腺体呈扁椭圆形，腺表面包有薄层结缔组织被膜，实质内腺细胞排列成索团状，其间有丰富的有孔毛细血管、散在的脂肪细胞以及少量结缔组织。腺细胞有主细胞和嗜酸性细胞 2 种（图 4-2-1）。主细胞（chief cell）是腺实质的主要细胞成分，数量最多，呈圆形或多边形，核圆，位于细胞中央，HE 染色胞质着色浅。电镜下，其胞质内粗面内质网较多，高尔基复合体较发达，并有膜被颗粒，还有一些糖原和脂滴（图 4-2-1）。主细胞合成和分泌 PTH。嗜酸性细胞（oxyphil cell）单个或成群分布于主细胞之间，细胞较大，核小深染，胞质嗜酸性。电镜下，细胞内可见密集的线粒体，其他细胞器不发达（图 4-2-1）。嗜酸性细胞在 7 ~ 10 岁时出现，随年龄增长而增多，但其功能仍不清楚。有文献报道，在甲状旁腺增生或发生肿瘤时，该细胞可合成和分泌 PTH。

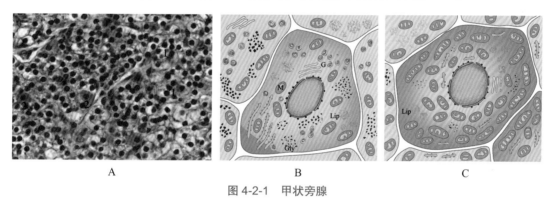

图 4-2-1　甲状旁腺

A. 光镜图；B. 主细胞超微结构模式图；C. 嗜酸性细胞超微结构模式图

1：主细胞；2：嗜酸性细胞；G：膜被颗粒；Gly：糖原；Lip：脂滴；M：线粒体

人 PTH 是由 84 个氨基酸残基构成的多肽激素，分子量为 9.5 kD，其氨基端 34 个氨基酸片段集中了 PTH 的全部生物活性。PTH 主要由甲状旁腺主细胞合成和分泌，首先由胞浆核糖体合成一个含有 115 个氨基酸残基的前甲状旁腺激素原（prepro-parathyroid hormone，prepro-PTH），以后再脱掉 N 端 25 个氨基酸的信号肽生成甲状旁腺激素原（pro-parathyroid hormone，pro-PTH）。随后，pro-PTH 在高尔基复合体经酪蛋白水解酶和羧基肽酶的作用下进一步裂解脱去 6 个氨基酸残基生成 PTH（图 4-2-2）。

正常人血浆 PTH 的浓度为 1 ~ 10 pmol/L（免疫化学发光法），呈昼夜节律波动，清晨最高，下午 4 时达最低。PTH 的半衰期为 20 ~ 30 min，完整的 PTH（PTH1-84）在肝脏（占 70%）和肾脏（占 30%）可以被水解为有活性的氨基端（PTH1-34）片断、无活性的羧基端片断及中间片段。

甲状旁腺激素相关肽（parathyroid hormone-related peptide，PTHrp）是从鳞状上皮

细胞癌伴发高钙血症患者的癌组织中分离出，是一种由 144 个氨基酸残基构成的多肽，从来源上看与 PTH 是同族的，尤其两者的 N 端第 1 ~ 13 位氨基酸残基中有 8 位完全相同，均可与 PTH/PTHrp 受体结合。PTHrp 具有 PTH 活性，可以调节骨和肾的钙磷代谢。PTHrp 在正常组织如骨、肾、皮肤、乳腺、心脏、血管平滑肌、子宫、脑等组织也有分布。

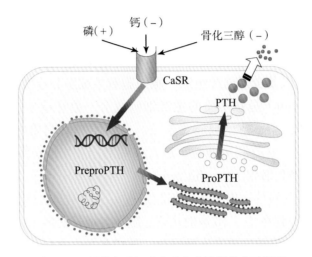

图 4-2-2　甲状旁腺细胞合成和分泌甲状旁腺激素

CaSR：钙敏感受体

在 PTH 的靶细胞上目前已至少发现三种受体，其中可与 PTH 和 PTHrp 结合的 PTH/PTHrp 受体最为重要。PTH 对靶器官的作用可通过环磷酸腺苷和磷脂酶 C 途径发挥作用，PTH 受体与 PTH 结合后，通过与其相耦联的 Gs 激活腺苷酸环化酶 - 环磷酸腺苷信号转导途径，也可通过 Gq- 磷脂酶 C 信号转导途径，再经 G 蛋白激活蛋白激酶 C 和三磷酸肌醇，提高细胞内 Ca^{2+} 浓度，从而发挥生物效应。

（一）甲状旁腺激素具有升高血钙和降低血磷的作用

PTH 是维持血钙、血磷稳态的重要激素，总的效应是升高血钙和降低血磷。Ca^{2+} 对维持神经和肌肉组织正常的兴奋性有重要的作用（详见《神经系统》）。如果在进行甲状腺手术时误切了甲状旁腺，可引起患者严重的低血钙，神经和肌肉的兴奋性异常增高，发生手足搐搦，严重时可引起呼吸肌痉挛而窒息。而 PTH 过度分泌（如甲状旁腺功能亢进）将造成骨质过度溶解、骨量减少、骨质疏松症以及血钙过高所致的一系列功能障碍，出现如肾结石、木僵等状态。

PTH 的靶器官主要是肾脏和骨，通过影响肾小管对钙、磷的重吸收以及促进骨钙入血而调节血钙、血磷的稳态。此外，PTH 还能通过促进 1,25-（OH）$_2$-D$_3$ 的生成，进一步调节钙磷代谢。

1. PTH 对骨的作用

PTH 动员骨钙入血，使血钙浓度升高，其作用包括快速效应与延缓效应两个时相。快速效应在 PTH 作用后数分钟即可发生，是将骨中的游离钙转运至血液中。骨细胞膜和骨之间有少量骨液（bone fluid）。骨液中含有的 Ca^{2+} 约为细胞外液中 Ca^{2+} 的 1/3，

Note

PTH 通过迅速提高骨细胞膜对 Ca^{2+} 的通透性，使骨液中的钙进入细胞内，并在骨细胞膜上钙泵的作用下将 Ca^{2+} 转运到细胞外液中。延缓效应在 PTH 作用后 12 ~ 14 h 出现，一般在几天甚至几周后达到高峰。这一效应是通过刺激破骨细胞活动，使破骨细胞的溶骨（osteolysis）活动增强，从而使血钙水平长时间升高。溶骨过程中释放的无机磷进入血液循环，其主要以游离形式存在，可迅速经肾脏清除。PTH 对骨作用的这两种效应相互配合，既能对血钙的急切需要做出迅速反应，又可保证血钙在长时间内维持在一定水平。

PTH 可直接或间接作用于各种骨细胞，调节骨转换（bone turnover），既促进骨形成（bone formation），又促进骨吸收（bone resorption），作用较复杂。骨转换过程中骨吸收和骨形成保持平衡，维持骨的正常结构及其更新。临床应用 PTH 对骨作用的最终效应取决于 PTH 应用的方式和剂量。大剂量、持续性应用 PTH 主要使破骨细胞（osteoclast）活动增强，促进骨吸收，加速骨基质溶解，同时将骨钙和骨磷释放到细胞外液中，使血钙和血磷浓度升高，最终可导致骨量减少，骨质疏松。PTH 促进骨吸收是通过刺激成骨细胞释放多种刺激因子实现的，包括巨噬细胞集落刺激因子（macrophage colony-stimulating factor，M-CSF）、NF-κB 受体激活蛋白配体（receptor activator for nuclear factor-κB ligand，RANKL）等。M-CSF、RANKL 与前破骨细胞上特异受体结合后可诱导前破骨细胞增殖分化为成熟的破骨细胞，破骨细胞与骨表面接触，将细胞内的溶酶体酶以及酸性物质通过局部的细胞膜褶皱释放出来，产生骨吸收效应（图 4-2-3）。

PTH 经其受体作用于成骨细胞，可促进成骨细胞释放胰岛素样生长因子 -1（insulin-like growth factor-1，IGF-1）等生长因子，使前成骨细胞继续分化为成骨细胞，且能抑制成骨细胞凋亡（图 4-2-3）。

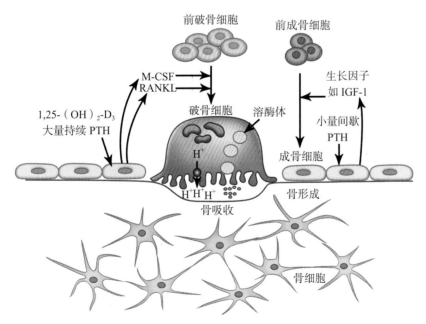

图 4-2-3　PTH 对成骨细胞及破骨细胞的作用

大剂量、持续性应用 PTH 主要使破骨细胞活动增强，促进骨吸收，加速骨基质溶解；小剂量、间歇性应用 PTH 则主要表现成骨细胞（osteoblast）活动增强，促进骨形成，骨量增加

2. 对肾脏的作用

与肾脏对钠离子的重吸收类似，在肾小球被滤过的钙离子大部分（约70%）在近端小管被重吸收，其余20%在髓袢，9%在远曲小管和集合管被重吸收，1%随尿排出。PTH对钙离子在肾脏重吸收的精细调节主要发生在肾单位的远端部分，PTH通过调节Ca^{2+}-ATP酶和Na^+-Ca^{2+}逆向转运体的活动，促进远曲小管、集合管对钙的重吸收，使尿钙排泄减少，血钙水平升高。PTH可通过降低Na^+和磷酸盐的同向转运而抑制近端小管对磷酸盐的重吸收，使经尿排出的磷酸盐增加，血磷水平降低。PTH促进肾对钙的重吸收和尿磷的排泄，能够防止血钙升高时造成过多的钙磷化合物生成而损害机体，具有保护意义。

此外，PTH还能抑制近端小管重吸收Na^+、HCO_3^-和水，甲状旁腺功能亢进时可导致HCO_3^-的重吸收障碍，同时又可使Cl^-的重吸收增加，引起高氯性酸血症，加重对骨组织的脱盐作用。

PTH对肾脏的另一作用是激活肾脏1α-羟化酶，催化25-（OH）-D_3进一步羟化并转变为活性更高的1,25-（OH）$_2$-D_3，通过1,25-（OH）$_2$-D_3的作用间接调节钙、磷代谢。

（二）甲状旁腺激素的分泌调节

1. 血钙水平

血钙水平是调节PTH分泌的最主要的因素，PTH的分泌主要受血中钙离子浓度的负反馈调节。血钙降低可促进PTH的合成和分泌（图4-2-4），相反，血钙浓度升高时，PTH分泌减少。甲状旁腺主细胞分布有钙受体，对血钙变化极为敏感。持续的低血钙可使甲状旁腺增生；然而，长时间的高血钙则可发生甲状旁腺萎缩。

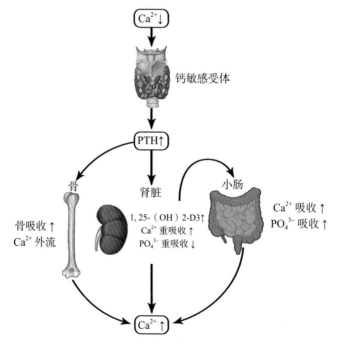

图4-2-4　血钙降低时PTH对骨、肾脏及小肠的作用

2.其他因素

PTH 的分泌还受其他一些因素的影响。1,25-（OH）$_2$-D$_3$ 可直接作用于甲状旁腺，降低 PTH 基因的转录，调节 PTH 的分泌。血磷升高、降钙素大量释放时可使血钙降低，间接刺激 PTH 的分泌；血镁浓度很低时，体内的能量代谢等重要的生命过程受抑制，也可间接抑制 PTH 的分泌；儿茶酚胺可通过激活 β 受体、组胺则通过激活 H$_2$ 受体促进 PTH 的分泌。

二、维生素 D$_3$ 是维持体内血钙稳态的重要激素

（一）l,25-（OH）$_2$-D$_3$ 是调节钙磷代谢的维生素 D 的主要活性形式

维生素 D$_3$（胆钙化醇，cholecalriren）与 PTH 协同，也是维持机体血钙稳态的重要激素。维生素 D$_3$ 是胆固醇的开环化合物，可由肝、乳、鱼肝油等食物中获取，也可在紫外线作用下由皮肤中 7- 脱氢胆固醇转化而来（图 4-2-5）。维生素 D$_3$ 的亲脂性高，与血浆中高亲和力的维生素 D$_3$ 结合蛋白结合后，再转运至肝和肾。维生素 D$_3$ 无生物活性，需要经过两次羟化才具有生物活性。首先，维生素 D$_3$ 在肝内 25- 羟化酶催化下生成 25- 羟维生素 D$_3$ [25-hydroxy- cholecalciferol，25-（OH）-D$_3$]，然后在肾脏内的 lα- 羟化酶作用下进一步生成具有更高生物活性的 1, 25- 二羟维生素 D$_3$ [1, 25-dihydroxycholecalciferol，1,25-（OH）$_2$-D$_3$]，即钙三醇（图 4-2-6）。1, 25-（OH）$_2$-D$_3$ 的生物活性为 25-（OH）-D$_3$ 的 3 倍以上，但后者在血中的浓度是前者的 1000 倍，因而也表现出一定的生物活性。此外，1,25-（OH）$_2$-D$_3$ 也可在胎盘和巨噬细胞等组织细胞生成。

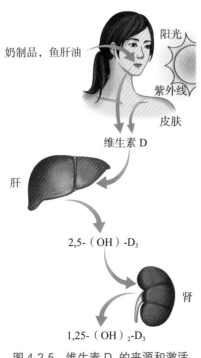

图 4-2-5　维生素 D$_3$ 的来源和激活

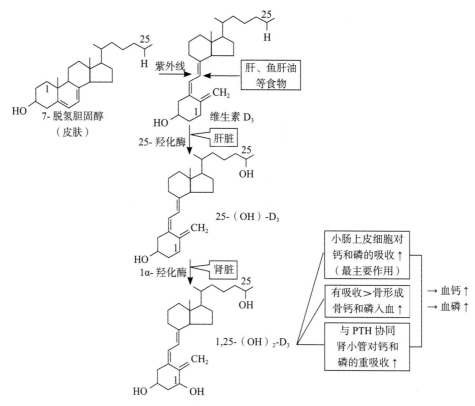

图 4-2-6 维生素 D_3 的结构、活化过程及主要作用

活化的维生素 D_3 主要包括 25-（OH）-D_3、1,25-（OH）$_2$-D_3 以及 24,25-（OH）$_2$-D_3，其中 1,25-（OH）$_2$-D_3 的生物活性最强。成年人血清中 1,25-（OH）$_2$-D_3 含量为 2 ~ 5ng/dl，99% 的 1,25-（OH）$_2$-D_3 以与血浆钙化醇转运蛋白结合的形式运输，其半衰期为 5 ~ 24 h。活化的维生素 D_3 通过进一步羟化或氧化而降解。肝脏是其进行代谢的主要部位。维生素 D_3 除了转化为 1,25-（OH）$_2$-D_3，并经胆汁排泄外，还可以与葡萄糖醛酸或硫酸结合，经肾脏随尿排出体外。

（二）l,25-（OH）$_2$-D_3 具有升高血钙和血磷的作用

1,25-（OH）$_2$-D_3 与靶细胞内的核受体结合后，通过调节基因表达而发挥对钙磷代谢的调节，其作用的靶器官主要是小肠、骨和肾。1,25-（OH）$_2$-D_3 除了通过核受体的基因组机制外，也能经快速的非基因组机制产生生物效应。

1. 小肠是维生素 D_3 的主要靶器官

1,25-（OH）$_2$-D_3 促进小肠黏膜上皮细胞对钙的吸收。1,25-（OH）$_2$-D_3 进入小肠黏膜细胞内，通过其特异性受体经基因组效应，促进钙吸收相关蛋白的生成，从而促进小肠黏膜上皮细胞对钙的吸收：①诱导钙调蛋白 - 肌球蛋白复合物的形成，促进钙在肠黏膜上皮细胞纹状缘的转运。②诱导钙结合蛋白的生成，结合胞质内钙进行转运。③诱导细胞基底侧膜的钙泵，即 Ca^{2+}-ATP 酶的活性，将 Ca^{2+} 逆电 - 化学梯度移出细胞。

1,25-（OH）$_2$-D_3 在增强钙吸收的同时，也促进磷的吸收。因此，它既能升高血钙，也能升高血磷。

2. 对骨的作用

$1,25-(OH)_2-D_3$ 对骨钙动员和骨盐沉积均有作用。一方面，$1,25-(OH)_2-D_3$ 通过刺激破骨细胞前体的成熟和更新，增加破骨细胞的数量和活性，增强骨的溶解，从而释放钙与磷入血，提高血钙和血磷水平；另一方面，$1,25-(OH)_2-D_3$ 也刺激成骨细胞的活动，增加骨钙素和其他蛋白质的合成，从而促进骨钙沉积和骨的形成。但 $1,25-(OH)_2-D_3$ 的净效应是动员骨钙和磷入血，使血钙和血磷浓度都升高。

$1,25-(OH)_2-D_3$ 可提高 PTH 的生物效应，在缺乏 $1,25-(OH)_2-D_3$ 时，PTH 对骨的作用明显减弱，可导致儿童患佝偻病（rickets）、成年人患骨软化症（osteomalacia）和骨质疏松症（osteoporosis）。

3. 对肾脏的作用

$1,25-(OH)_2-D_3$ 能与 PTH 协同促进肾小管对钙和磷的重吸收，使钙、磷从尿中排泄减少，血钙、磷升高。

此外，$1,25-(OH)_2-D_3$ 还能抑制 PTH 基因转录及甲状旁腺细胞增殖，增强骨骼肌细胞钙和磷的转运，缺乏维生素 D 可致肌无力。

（三）$1,25-(OH)_2-D_3$ 生成的调节

PTH 促进肾内 1α 羟化酶的表达，抑制 24- 羟化酶的转录，因而能促进维生素 D_3 活化为 $1,25-(OH)_2-D_3$，减少 $24,25-(OH)_2-D_3$ 的生成。血磷水平降低时可刺激肾内 1α 羟化酶的活性。血钙水平降低可通过增加 PTH 的分泌间接地增高 1α 羟化酶的活性，促进 $1,25-(OH)_2-D_3$ 的生成。此外，其他一些激素，如雌激素、生长激素、催乳素和降钙素等，都能促进 $1,25-(OH)_2-D_3$ 的生成。

当 $1,25-(OH)_2-D_3$ 生成增加时，在其生成的细胞内即可降低 1α 羟化酶的活性，即以负反馈方式减少 $1,25-(OH)_2-D_3$ 的生成量。$1,25-(OH)_2-D_3$ 还可通过诱导 24- 羟化酶的表达防止 $1,25-(OH)_2-D_3$ 的过度合成。

三、降钙素是降低血钙与血磷水平的激素

降钙素是甲状腺滤泡旁细胞（或称 C 细胞）分泌的 32 个氨基酸残基的多肽激素，分子量为 3.4 kD。正常人血中 CT 水平为 10 ~ 50 ng/L，半衰期不足 1 h，主要在肾降解并排出。此外，在甲状腺 C 细胞以外的组织（如支气管、前列腺和神经组织）也发现有 CT 的存在。

（一）降钙素具有降低血钙和血磷的作用

CT 主要作用的靶器官是骨和肾脏，通过抑制破骨细胞的活动和促进成骨细胞的活动，以及增强肾脏对钙、磷的排泄而产生降低血钙和血磷的作用。CT 与其受体结合后，经腺苷酸环化酶 - 环磷酸腺苷（反应出现较早）及磷脂酶 C- 三磷酸肌醇 / 二酰基甘油通路（反应出现较迟）发挥调节效应。

1. 对骨的作用

破骨细胞与成骨细胞均含有 CT 受体。CT 能直接迅速抑制破骨细胞的活动，减弱

骨吸收和溶骨过程,减少骨钙、磷的释放。CT同时促进成骨细胞的活动,增强成骨过程,骨组织钙、磷沉积增加,减少骨钙、磷的释放。两种作用最终使骨组织释放钙、磷减少,因而血钙与血磷水平降低。

CT抑制溶骨这一反应发生很快,大剂量的降钙素在15 min内便可使破骨细胞活动减弱70%。在给降钙素后1 h左右,出现成骨细胞活动增强,骨组织释放钙、磷减少,且可持续数天之久。CT还可以提高碱性磷酸酶的活性,促进骨的形成和钙化过程,在成人中,CT对血钙浓度的调节作用较弱。这是因为CT引起血钙浓度的下降在数小时内即可刺激PTH分泌,后者的作用可抵消CT的降血钙效应。另外,成人的破骨细胞向细胞外液释放钙的量也十分有限,每天只能提供0.8 g。但是在儿童,由于骨的更新速度很快,通过破骨细胞的活动每天可向细胞外液提供5 g以上的钙,相当于细胞外液总钙量的5 ~ 10倍,因此CT对儿童血钙的调节作用可能更重要。

2. 对肾脏的作用

CT能减少肾小管对钙、磷、镁、钠及氯等离子的重吸收,特别是使尿中钙和磷的排出量增多,从而降低血钙与血磷。

CT在临床上能有效用于治疗骨吸收过度的疾病,如Paget骨病,以及绝经期妇女或衰老过程中骨量过快丢失所致的骨质疏松症等,用以提高骨的力学特性。

(二)降钙素的分泌主要受血钙水平的调节

1. 血钙水平

CT的分泌主要受血钙水平的调节。血钙浓度增加时,CT分泌增多。当血钙浓度升高10%时,血中CT的浓度可增加1倍。CT与PTH对血钙的调节作用相反,两者共同维持血钙稳态。

比较CT与PTH对血钙的调节作用,有两个主要的差别:①CT分泌启动较快,在1 h内即可达到高峰,而PTH的分泌则需几个小时。②CT只对血钙水平产生快速而短暂的调节作用,其作用很快就被PTH的作用所对抗,后者对血钙浓度发挥长期的调节作用。由于CT作用快速而短暂,故对高钙饮食引起血钙浓度升高后血钙水平的恢复起重要作用。

2. 其他因素

进食后,胃肠激素的分泌可刺激CT的分泌,促胃液素、促胰液素、缩胆囊素等都有促进CT分泌的作用,其中以促胃液素的作用最强。

综上所述,钙调节激素PTH、1,25-(OH)$_2$-D$_3$和CT分别通过骨、肾和小肠等靶器官的作用,相互协调、相互制约,共同维持血钙、血磷水平的稳态(图4-2-7)。此外,机体其他一些激素也从不同角度参与骨代谢的调节。例如,糖皮质激素可以促进骨吸收,但长期应用糖皮质激素可以诱导继发性骨质疏松;雌激素有抑制骨吸收、减少骨量丢失的作用,但更年期妇女由于雌激素水平降低,容易发生骨质疏松。

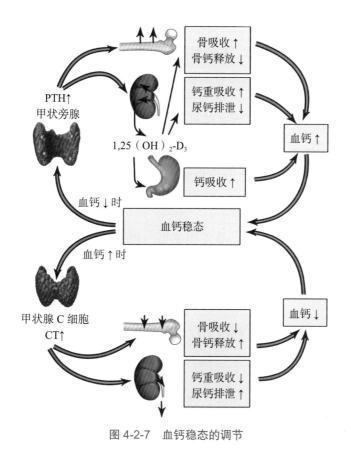

图 4-2-7　血钙稳态的调节

（郭晓笋　刘尚明）

第三节　钙磷代谢紊乱

一、低钙血症

当血清蛋白浓度正常时，血钙低于 2.25 mmol/L，或血清 Ca^{2+} 低于 1 mmol/L，称为低钙血症（hypocalcemia）。

低钙血症常见原因包括维生素 D 代谢障碍、甲状旁腺功能减退、慢性肾衰竭、低镁血症、急性胰腺炎及其他，如低白蛋白血症（肾病综合征）、妊娠、大量输血等。

（一）低钙血症对机体的影响

1.对神经肌肉的影响

低血钙时神经、肌肉兴奋性增加，可出现肌肉痉挛、手足搐搦、喉鸣与惊厥。

2. 对骨骼的影响

维生素 D 缺乏引起的佝偻病，表现为囟门闭合迟缓、方头、鸡胸、念珠胸、手镯腕、O 形腿或 X 形腿等；成人可表现为骨质软化、骨质疏松和纤维性骨炎等。

3. 对心肌的影响

Ca^{2+} 对心肌细胞 Na^+ 内流具有竞争性抑制作用，称为膜屏障作用。低血钙对钠内流的膜屏障作用减小，心肌兴奋性和传导性升高。但因膜内外 Ca^{2+} 的浓度差减小，Ca^{2+} 内流减慢，致动作电位平台期延长，不应期亦延长。心电图表现为 Q-T 间期和 ST 段延长，T 波低平或倒置。

4. 其他

婴幼儿缺钙时，免疫力低下，易发生感染。慢性缺钙可致皮肤干燥、脱屑、指甲易脆和毛发稀疏等。

（二）治疗原则

对于缺钙的患者原则上针对病因治疗，在补充钙剂的基础上，给予维生素 D。

二、高钙血症

当血清蛋白浓度正常时，血钙 > 2.75 mmol/L，或血清 Ca^{2+} > 1.25 mmol/L，称为高钙血症（hypercalcemia）。

高钙血症常见原因包括甲状旁腺功能亢进、恶性肿瘤、维生素 D 中毒、甲状腺功能亢进、肾上腺皮质功能不全、维生素 A 摄入过量、类肉瘤病、应用噻嗪类药物（促进肾对钙的重吸收）等。

（一）高钙血症对机体的影响

1. 对神经肌肉的影响

高钙血症可使神经、肌肉兴奋性降低，表现为乏力、表情淡漠、腱反射减弱，严重患者可出现精神障碍、木僵和昏迷。

2. 对心肌的影响

高血钙膜屏障作用增强，心肌兴奋性和传导性降低。Ca^{2+} 内流加速，以致动作电位平台期缩短，复极加速。心电图表现为 Q-T 间期缩短，房室传导阻滞。

3. 肾损害

肾对血钙升高较敏感，Ca^{2+} 主要损伤肾小管，表现为肾小管水肿、坏死、基底膜钙化。早期表现为浓缩功能障碍；晚期可见肾小管纤维化、肾钙化、肾结石，可发展为肾衰竭。

4. 其他

多处异位钙化灶的形成，例如血管壁、关节、肾、软骨、胰腺、胆道、鼓膜等，引起相应组织器官功能的损害。

当血清钙 > 4.5 mmol/L 时，可发生高钙血症危象，如严重脱水、高热、心律失常、意识不清等，患者易死于心搏骤停、坏死性胰腺炎和肾衰竭等。

（二）治疗原则

一般疗法，停用钙剂，大量输液以纠正水、电解质紊乱等；病因治疗，针对不同病因积极控制原发病；降钙治疗，使用利尿剂、降钙素、糖皮质激素及透析疗法等。

三、低磷血症

血清无机磷浓度 < 0.8 mmol/L 称为低磷血症（hypophosphatemia）。

低磷血症常见原因包括：①小肠磷吸收减低，见于饥饿、吐泻、$1,25-(OH)_2-D_3$不足、吸收不良综合征、应用结合磷酸的制酸剂（氢氧化铝凝胶、碳酸铝、氢氧化镁）等。②尿磷排泄增加，见于急性乙醇中毒、甲状旁腺功能亢进症（原发性、继发性）、肾小管性酸中毒、范科尼综合征（Fanconi syndrome）、维生素 D 抵抗性佝偻病、代谢性酸中毒、糖尿病、糖皮质激素和利尿剂的使用等。③磷向细胞内转移，见于应用促进合成代谢的胰岛素、雄性激素和糖类（静脉注射葡萄糖、果糖、甘油）、恢复进食综合征（refeeding syndrome）、呼吸性碱中毒（激活磷酸果糖激酶促使葡萄糖和果糖磷酸化）等。

低磷血症对机体的影响：通常无特异症状。低磷血症主要引起 ATP 合成不足和红细胞内 2,3-DPG 减少。轻者无症状，重者可有肌无力、感觉异常、鸭态步、骨痛、佝偻病、病理性骨折、易激惹、精神错乱、抽搐、昏迷等。

原则上治疗原发病，及时诊断，适当补磷。

四、高磷血症

血清无机磷成人 > 1.6 mmol/L，儿童 > 1.90 mmol/L，称高磷血症（hyperphosphatemia）。

高磷血症常见原因包括急、慢性肾功能不全、甲状旁腺功能低下（原发性、继发性和假性）、维生素 D 中毒、磷向细胞外移出［急性酸中毒、骨骼肌破坏、高热、恶性肿瘤（化疗）、淋巴性白血病］及其他，如甲状腺功能亢进，促进溶骨；肢端肥大症活动期生长激素增多，促进肠钙吸收和减少尿磷排泄；使用含磷缓泻剂及磷酸盐静注等。

高磷血症对机体的影响：高磷血症可抑制肾脏 1α- 羟化酶和骨的重吸收。其临床表现与高磷血症诱导的低钙血症和异位钙化有关。

原则上治疗原发病，降低肠吸收磷，必要时使用透析疗法。

（郭晓笋）

第四节 钙磷代谢紊乱相关疾病及干预策略

一、甲状旁腺功能亢进症

甲状旁腺功能亢进症（hyperparathyroidism），简称甲旁亢，可分为原发性、继发性和三发性三种类型，其中原发性甲旁亢是由于甲状旁腺本身的病变，如增生、腺瘤或腺癌等，造成甲状旁腺自主性地分泌过多甲状旁腺素的现象；继发性甲旁亢是由于各种原因引起的低血钙长期刺激，使甲状旁腺代偿性增生肥大所致的甲状旁腺功能亢进的现象；三发性甲旁亢是继发性甲状旁腺功能亢进症患者的一个或多个甲状旁腺发生自主性腺瘤或增生，又发生了自主性甲状旁腺功能亢进。三种甲旁亢都会造成甲状旁腺分泌过多的 PTH 或相关肽，导致高血钙、低血磷。临床以骨受损和反复发作的肾结石为主要表现，常伴有食欲减退、消化不良、便秘、恶心、呕吐的消化系统症状，以及记忆力减退、情绪不稳定等中枢神经系统症状。骨受损患者早期可出现骨痛，主要位于腰背部、骶部、肋骨与四肢，后期可出现骨骼畸形、病理性骨折、行走困难，甚至卧床不起。该病原则上采用外科手术治疗，手术禁忌证的患者应用西咪替丁可阻滞 PTH 的合成和分泌，血钙可降至正常，但停药后可出现反跳性升高。

二、甲状旁腺功能减退症

甲状旁腺功能减退症（hypoparathyroidism）是 PTH 产生减少和（或）效应不足而引起的一组临床症候群，常见于甲状腺或颈部手术误将甲状旁腺切除或损伤所致，也可因甲状旁腺手术或颈部放射治疗引起。临床表现为手足搐搦、癫痫样发作、低钙血症和高磷血症。在甲状腺及甲状旁腺手术时，应避免甲状旁腺损伤或切除过多，以预防继发性甲状旁腺功能减退症。本病目前主要采用维生素 D 与补充钙剂，使血清钙基本接近正常，血清磷下降，防止手足搐搦发作与异位钙化。

三、维生素 D 缺乏性佝偻病

维生素 D 缺乏性佝偻病（rickets）是常见的儿童营养缺乏症，是由于维生素 D 不足导致钙、磷代谢紊乱和以骨骼的钙化障碍为主要特征的疾病。临床主要为骨骼的改变、肌肉松弛以及非特异性的精神神经症状，严重者可致骨骼畸形，影响消化系统、呼吸系统、循环系统及免疫系统，同时对小儿的智力发育也有影响。预防和治疗多采用日光浴、补充维生素 D 并补钙治疗。

（郭晓笋）

第五章　胰岛的内分泌与血糖调控

- **血糖水平的平衡**
  - ◎ 机体血糖水平的维持
  - ◎ 糖尿的形成机制
- **胰岛的内分泌功能**
  - ◎ 胰岛内分泌细胞的形态学特点
  - ◎ 胰岛素
  - ◎ 胰高血糖素
  - ◎ 胰岛分泌的其他激素
- ◎ 胰腺神经内分泌肿瘤
- **糖尿病**
  - ◎ 分类、病因及发病机制
  - ◎ 病理变化
  - ◎ 糖尿病和糖尿病前期的诊断标准
  - ◎ 高血糖的药物治疗
  - ◎ 糖尿病并发症

第一节　血糖水平的平衡

病例 5-1　糖尿病酮症酸中毒

　　28 岁的小丽出去游玩正在拍照的时候，突然感到眩晕，恶心呕吐，肚子疼，然后晕倒在地。男朋友迅速拨打了 120，送到附近的医院。到了医院，医生迅速让小丽平躺在病床上，接上监护仪，吸氧，缓慢输液。监护仪上的数据显示 HR 112 次 / 分，R 28 次 / 分，BP 90/58 mmHg。急诊医生进行体格检查，发现可以叫醒小丽，但不能回答问题。瞳孔等大等圆，对光及压眶反射均存在。未发现眼球运动、伸舌、肢体活动异常，感觉正常。呼吸深大，呼出气中有一股像烂苹果一般的异味。心肺无异常。上腹部有轻压痛，无反跳痛。实验室检查：白细胞 12.8×10^9/L，血红蛋白 112 g/L，血小板 231×10^9/L。pH 7.13，PaO_2 94 mmHg，$PaCO_2$ 23 mmHg，BE –19 mmol/L，乳酸 2.4 mmol/L。血糖 33 mmol/L，Na^+ 149 mmol/L，K^+ 5.1 mmol/L，酮体 ++，尿素氮 21.5 mmol/L，血淀粉酶 115 U/L。医生联系了小丽的家属，了解到小丽自小患有糖尿病，马上启动了抢救措施。

　　请思考以下问题：

　　（1）小丽身体出现以上异常是否和她自小患有糖尿病有关？为什么？

　　（2）小丽血糖 33 mmol/L，她的血糖值是否正常？机体的血糖调节和哪些因素有关？

一、机体血糖水平的维持

脑的主要能量来源是葡萄糖，其利用葡萄糖的速度比体内任何其他组织都要快。

一方面，脑并没有大量的葡萄糖储备，它依赖于从血液中不断获得葡萄糖的供应，因此，脑对血液中葡萄糖水平的下降极为敏感；另一方面，持续高水平血糖升高会引起血液高渗，最终，由于体内不恰当的糖基化导致组织受损。因此，机体将血糖水平维持在相对严格的范围内。这需要一个复杂的控制系统，因为空腹时血糖水平较低，而餐后血糖水平又迅速升高。多种激素可升高血糖，但只有胰腺分泌的胰岛素降低血糖。机体胰岛素的产生减少或敏感度下降会导致糖尿病。

二、糖尿的形成机制

血糖水平通常维持在空腹状态下 3 ~ 5 mmol/L。餐后可以上升到 7 ~ 8 mmol/L，但通常不会超过 10 mmol/L，高于这个血糖水平时，超过"肾脏阈值"，则会出现尿糖。正常情况下，所有的葡萄糖在近端肾小管被重新吸收，不会出现在尿液中。但如果血糖超过"肾脏阈值"，也就是超过近端肾小管重吸收糖阈值，葡萄糖不能全部被重新吸收，剩余的葡萄糖会出现在尿液，这被称为糖尿。术语"肾脏阈值"指的是导致尿糖的血糖最小值水平。值得注意的是，不同个体之间"肾脏阈值"差异很大。例如，在妊娠期间，肾脏阈值通常会下降，出现糖尿。相反，随着年龄增长，老年人肾糖阈升高，而不易出现糖尿。当葡萄糖出现在尿液中时，会引起渗透性利尿，导致口渴和尿量增加生产。

（郭晓笋　刘尚明）

第二节　胰岛的内分泌功能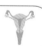

一、胰岛内分泌细胞的形态学特点

胰腺（pancreas）表面覆以薄层结缔组织被膜，结缔组织伸入腺内将实质分隔为许多小叶。新生儿胰腺内的结缔组织较多，占胰腺总体积的 30%。胰腺主要由腺泡和导管组成，血管、淋巴管、神经和较大的导管行走于小叶间结缔组织内。腺实质由外分泌部和内分泌部两部分组成。外分泌部构成腺的大部分，是重要的消化腺，分泌的胰液经导管排入十二指肠，在食物消化中起重要作用。内分泌部称胰岛，分泌的激素进入血液或淋巴，主要参与调节糖代谢。

胰岛（pancreas islet）又称朗格汉斯岛（islet of Langerhans），是由内分泌细胞组成的细胞团，分布于胰腺小叶内，HE 染色浅淡（图 5-2-1）。人的胰腺有 17 万 ~ 200 万个胰岛，约占胰腺总体积的 1%，胰尾部的胰岛较多。胰岛大小不一，直径 75 ~ 500 μm，小的仅由 10 多个细胞组成，大的由数百个细胞组成，也可见单个胰岛细胞散在于腺泡或导管的上皮细胞之间。胰岛与腺泡之间有少量网状纤维分隔。胰岛细胞呈团索状分布，细胞间有丰富的有孔型毛细血管。胰岛细胞朝向血管的一侧有基膜，它与毛细血管的基膜贴近，其间仅有极少的网状纤维和间充质细胞，有利于激素的通过。

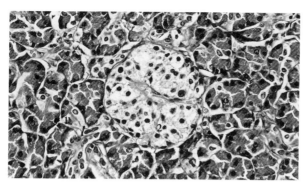

图 5-2-1　胰腺光镜图 HE 染色 低倍

1. 外分泌部；2. 内分泌部（胰岛）

人胰岛的细胞主要有 α、β、δ、PP、D$_1$ 等 5 种类型（图 5-2-2）。在 HE 染色的切片中，胞质着色浅，难以区分。特殊染色可区分 α、β、δ 三种主要细胞（图 5-2-3）。电镜下，可根据各类细胞分泌颗粒的形态特征区分各类细胞。

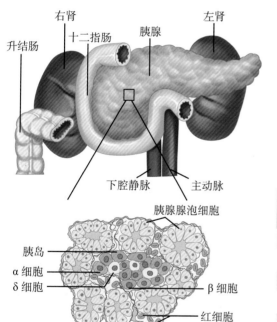

胰岛细胞的种类		
胰岛细胞	约占胰岛细胞 的总数（%）	分泌激素
α 细胞	20	胰高血糖素
β 细胞	70	胰岛素
δ 细胞	5	生长抑素
D$_1$ 细胞	2 ～ 5	血管活性肠肽
PP 细胞	数量很少	胰多肽

图 5-2-2　胰岛细胞的种类和分泌功能

1. β 细胞

β 细胞又称 B 细胞，为胰岛的主要细胞，在人约占胰岛细胞总数的 70%，主要位于胰岛的中央部（图 5-2-2）。电镜下可见 β 细胞的分泌颗粒大小不等，内含杆状或不规则形致密核芯，颗粒被膜与核芯之间有宽而明显的低电子密度亮晕；线粒体较小，散在分布，圆形或细长状；粗面内质网多呈短管或小泡状，均匀分布在胞质内。β 细胞分泌胰岛素（insulin），故又称胰岛素细胞。

Note

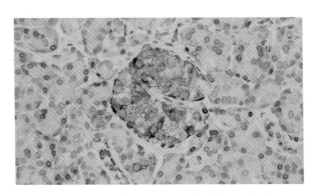

图 5-2-3　胰岛素免疫组织化学染色示 β 细胞

2. α 细胞

α 细胞又称 A 细胞，在人约占胰岛细胞总数的 20%，在胰体和胰尾部的胰岛内较多。成人的 α 细胞体积较大，常呈多边形，分布在胰岛周边部（图 5-2-2）。电镜下，α 细胞的分泌颗粒数量多，较大，呈圆形或卵圆形，致密核芯常偏于一侧，颗粒被膜与核芯之间亮晕窄，常呈半月形；线粒体较少，细长形，粗面内质网常扩大成池，游离的核糖体丰富，高尔基复合体不发达。α 细胞分泌胰高血糖素（glucagon），故又称高血糖素细胞。

3. δ 细胞

δ 细胞又称 D 细胞，数量少，约占胰岛细胞总数的 5%，散在于 α、β 细胞之间（图 5-2-2）。电镜下，δ 细胞与 α、β 细胞紧密相贴，细胞间有缝隙连接；胞质内分泌颗粒较大，圆形或卵圆形，内容物呈低密度均质状，无明显的致密核芯。δ 细胞分泌生长抑素。

4. PP 细胞

数量很少，除存在于胰岛内，在外分泌部的中、小导管上皮内及腺泡细胞之间也有发现。PP 细胞的分泌颗粒较小，内含胰多肽（pancreatic polypeptide）。

5. D_1 细胞

在人的胰岛内较少，占胰岛细胞总数的 2% ~ 5%，主要分布在胰岛的周边部，少数分布在胰外分泌部和血管周围。D_1 细胞形态不规则，光镜下不易辨认，电镜下可见胞质内有细小分泌颗粒。D_1 细胞分泌血管活性肠肽（vasoactive intestinal polypeptide，VIP）。VIP 能促进胰腺腺泡细胞分泌，抑制胃酶的分泌，刺激胰岛素和胰高血糖素的分泌。

除此之外，胰岛还通过分泌胰抑素、甘丙肽和神经肽 Y 及垂体腺苷酸环化酶调节胰岛素分泌。

来自内脏神经和迷走神经的交感和副交感神经纤维在腺泡周围和胰岛周围形成腺泡细胞周围丛和胰岛周围丛，并分别深入腺泡细胞之间和胰岛细胞之间。交感神经兴奋，使胰液分泌减少，并促进 α 细胞分泌，使血糖升高；副交感神经兴奋，促进胰酶分泌，并使 β 细胞分泌，导致血糖降低。

胰腺的内、外分泌部关系十分紧密。电镜观察下，腺泡细胞与胰岛细胞之间没有明显的结缔组织被膜分隔，表明两者的组织液或代谢产物可相互沟通。胰岛素能促进

Note

胰腺腺泡细胞合成蛋白质，并刺激腺泡细胞的生长和分化，如邻近胰岛的腺泡细胞的分泌较其他部位的腺泡细胞活跃；β 细胞释放胰岛素越多，腺泡细胞的分裂像就越多。胰岛素也可影响胰蛋白酶和胰脂肪酶的合成，在胰岛素的作用下，腺泡细胞的内质网弯曲和扩大，高尔基复合体变化不明显，但是酶原颗粒增大和酸性磷酸酶的活性增加，表明胰岛素有促进腺泡细胞分泌的作用。胰多肽对胰腺的外分泌部有抑制作用，尤其是影响碳酸氢盐和胰蛋白酶的分泌，使胰液量减少，但不会导致胰腺腺泡萎缩。

二、胰岛素

1889 年，奥地利两位学者 Mering 和 Minkowski 发现切除胰腺可以引起糖尿病，但当时未能将糖尿病与胰岛的功能联系起来。1921 年，加拿大外科医生 Banting 和多伦多大学生理学教授 Macleod 利用化学技术最先从胰腺组织制备了能够降低血糖的"胰岛素"，并获得 1923 年诺贝尔生理学或医学奖。1926 年，美国生化学家 Abel 制得胰岛素的结晶，为进一步的生物学和化学研究奠定了基础。1955 年，英国科学家 Sanger 等阐明牛胰岛素的氨基酸排列顺序，获得 1958 年诺贝尔化学奖。1965 年，中国科学院生物化学研究所率先人工合成了具有高度生物学活性的牛胰岛素结晶。随后，1966 年 Dixon、Katsoyannis 等实验室也为人胰岛素的合成作出了贡献。胰岛素是最先被提纯、结晶与合成以及最先应用 DNA 重组技术制备并投入商业运行的蛋白质激素。

（一）胰岛素的作用机制

1. 胰岛素的合成及血浆浓度

人胰岛素是由胰岛 β 细胞分泌的含有 51 个氨基酸残基的蛋白质类激素，分子量 5.8 kD。由 A 和 B 两条多肽链经两个二硫键相连。在胰岛 β 细胞的内质网首先合成前胰岛素原（preproinsulin），然后在 β 细胞内，前胰岛素原在粗面内质网中水解为胰岛素原（proinsulin）。胰岛素原是由 86 个氨基酸构成的肽链，由 C 肽（connecting peptide，C peptide）将 A、B 多肽链连接。胰岛素原被运至高尔基复合体进一步加工，最后经剪切形成胰岛素和 C 肽（图 5-2-4）。C 肽没有胰岛素的生物活性，但它的合成与释放和胰岛素同步，因此可通过测定血中 C 肽的含量间接反映胰岛 β 细胞的分泌功能。

正常成人空腹基础血浆胰岛素浓度为 5 ~ 20 mU/L（35 ~ 145 pmol/L），进餐后 8 ~ 10 min 开始升高，约 60 min 上升至高峰，峰值为基础值的 5 ~ 10 倍；此后，随着血糖水平降低，胰岛素的分泌也迅速下降，3 ~ 4 h 恢复到基础水平。血中胰岛素半衰期只有 5 ~ 8 min，主要经肝、肾及外周组织内的胰岛素酶灭活或通过受体内化终止效应。

2. 胰岛素受体

胰岛素受体（insulin receptor）属于酪氨酸激酶受体家族成员，几乎分布于哺乳动物所有细胞膜中，但不同组织细胞胰岛素受体的数量存在显著的差异。胰岛素受体是由两个 α 亚单位和两个 β 亚单位以二硫键相连形成的四聚体跨膜蛋白。α 亚单位位于细胞膜外，是与胰岛素结合的部位；β 亚单位分为三个结构域：N 末端的 194 个氨基酸残基为膜外结构域；中间的 23 个氨基酸残基组成跨膜结构域；C 末端的膜内结构

Note

域具有酪氨酸激酶活性的片段。

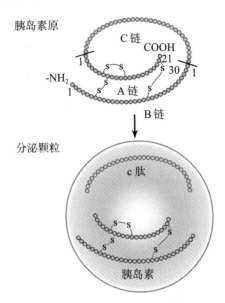

图 5-2-4　胰岛素分子结构示意图

3. 胰岛素的作用机制

胰岛素的作用是通过胰岛素受体介导的细胞内一系列信号蛋白活化和相互作用的信号转导过程：胰岛素与靶细胞膜上胰岛素受体 α 亚单位结合，胰岛素受体 β 亚单位的酪氨酸残基磷酸化，激活受体内酪氨酸蛋白激酶。激活的酪氨酸蛋白激酶使细胞内耦联的胰岛素受体底物（insulin receptor substrate，IRS）蛋白的酪氨酸残基磷酸化，经过 IRS 下游信号途径逐级信号转导，引发蛋白激酶、磷酸酶的级联反应，最终引起生物学效应，包括葡萄糖转运、糖原、脂肪及蛋白质的合成，以及一些基因的转录和表达（图 5-2-5）。

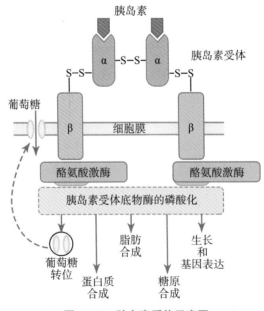

图 5-2-5　胰岛素受体示意图

胰岛素受体是具有高亲和力的特异性受体，可结合皮摩尔（pmol/L）级的胰岛素，也能与胰岛素样生长因子 -1（insulin-like growth factor，IGF-1）结合。胰岛素受体的数量与亲和力受多种因素的影响，胰岛素分泌增加时，受体的数量减少（下调），降低时受体的亲和力增强。另外，饥饿、肾上腺功能减退时，细胞的受体数量增加，而在肥胖、肢端肥大症和糖皮质激素分泌过多时，细胞的受体数量减少。

（二）胰岛素是调节机体代谢和细胞生长的主要激素

胰岛素是促进物质合成代谢，维持血糖浓度稳定的关键激素。胰岛素作用的靶组织主要是肝、肌肉和脂肪组织。胰岛素与靶细胞的受体结合后，按照引起效应的时间顺序，表现为即刻作用、快速作用和延缓作用。即刻作用发生在数秒内，通过转运蛋白的磷酸化，促进靶细胞葡萄糖、氨基酸以及 K^+ 的内向转运；快速作用发生在数分钟内，通过调节相关酶的活性，促进糖原合成、糖酵解、蛋白质合成；延迟作用发生在数小时或数天后，通过调控多种基因的表达，促进脂肪、蛋白质合成及细胞生长。

1. 对糖代谢的作用

胰岛素是体内唯一降低血糖的激素。胰岛素的降糖作用主要是通过减少血糖的来源（抑制肝糖原分解和糖异生作用）以及增加血糖的去路（促进糖原合成、外周组织氧化利用和转化为非糖物质等）实现的。

（1）促进糖原的合成、抑制糖原分解：血糖升高时，胰岛素可通过促进糖原合成、抑制糖原分解来维持血糖的稳定。肌糖原和肝糖原是机体最重要的糖原形式，由葡萄糖转化而来。安静时，肌肉主要利用脂肪酸氧化提供能量，胰岛素分泌增加时，葡萄糖迅速进入肌肉组织，以肌糖原形式储存备用。胰岛素也能通过增加肝脏糖原合成酶的活性，促进肝糖原合成以及抑制磷酸化酶活性阻止肝糖原分解。当进入肝细胞内的葡萄糖超过其转化为肝糖原的能力时，在胰岛素的作用下，多余的葡萄糖可转化为脂肪酸，并以甘油三酯的形式被包装在极低密度脂蛋白（very low density lipoprotein，VLDL）中，经血液循环转运到脂肪组织中储备。

（2）抑制糖异生：糖异生的主要前体物质是乳酸、丙酮酸、甘油及生糖氨基酸等非糖物质，肝脏是糖异生的主要器官。血糖升高时，胰岛素能抑制糖异生途径中关键酶的活性，如葡萄糖 -6- 磷酸酶、果糖 1, 6- 二磷酸酶等，从而减少通过糖异生途径转化的葡萄糖。

（3）促进外周组织对葡萄糖的转运和氧化利用：外周组织细胞对葡萄糖的转运是通过细胞膜上葡萄糖转运体（glucose transporter，GLUT）介导的易化扩散方式完成。不同的 GLUT 在组织分布、对葡萄糖的转运效率及作用机制有一定差异。其中对胰岛素敏感的是 GLUT4，广泛存在于对胰岛素敏感的靶细胞（如骨骼肌、心肌、脂肪等细胞）。胰岛素可通过激活 PI3K 途径使靶细胞内的 GLUT4 数目增加，并发生膜转位，促进靶细胞转运葡萄糖。当胰岛素刺激停止时，GLUT4 又通过内化机制返回胞质中。肝细胞转运葡萄糖则主要是因为胰岛素能诱导葡萄糖磷酸激酶的活化（而不是通过增加 GLUT 数量），使 6- 磷酸葡萄糖增加，因细胞内葡萄糖浓度降低，葡萄糖易于扩散入细胞。

此外，胰岛素也能促进外周组织对葡萄糖的氧化利用，例如通过提高葡萄糖激酶、磷酸果糖激酶和丙酮酸激酶等关键酶的活性，加速葡萄糖在细胞中的氧化以及生成ATP，提供组织需要的能量。

（4）其他：胰岛素还可通过促进磷酸戊糖旁路和促进三羧酸循环参与糖的代谢。

2. 对脂肪代谢的作用

胰岛素可促进脂肪的合成与储存，抑制脂肪的分解与利用。

（1）促进脂肪的合成与储存：①促进葡萄糖进入脂肪细胞，合成脂肪酸和 α- 磷酸甘油等原料物质，再结合生成甘油三酯。②当肝糖原储存饱和时，进入肝细胞内过多的葡萄糖就会转化为脂肪酸，再生成甘油三酯。生成的甘油三酯被装载于 VLDL 中，经血液运输至脂肪组织储存。

（2）抑制脂肪分解与利用：胰岛素抑制脂肪分解与利用的作用包括抑制激素敏感性脂肪酶的活性，减少脂肪细胞中甘油三酯的分解，从而抑制脂肪酸进入血液；增加大多数组织对葡萄糖的利用，从而减少对脂肪的利用。

胰岛素缺乏可导致脂肪代谢紊乱，脂肪分解加强，脂肪酸的储存减少，大量脂肪酸在肝内氧化生成过多酮体，可引起酮症酸中毒，甚至昏迷。

3. 对蛋白质代谢的作用

胰岛素能促进蛋白质的合成，抑制蛋白质的分解。胰岛素促进蛋白质合成的作用包括：①加速氨基酸通过膜转运进入细胞内，为蛋白质的合成提供原料。②加速细胞核内 DNA 的复制和转录，增加 mRNA 及蛋白质数量。③加强核糖体功能，促进mRNA 的翻译过程，增加蛋白质合成。另外，胰岛素还能抑制蛋白质的分解，阻止氨基酸转化成糖，抑制肝糖异生。胰岛素缺乏可导致蛋白质分解增强，负氮平衡，身体消瘦。

4. 对生长的作用

胰岛素促进生长有直接作用和间接作用，前者通过胰岛素受体实现，后者则通过其他促生长因子，如生长激素或胰岛素样生长因子的作用实现。胰岛素单独作用时，对生长的促进作用并不很强，只有在与生长激素共同作用时，才能发挥明显的促生长效应。

（三）胰岛素的分泌调节

胰岛素分泌活动受到营养物质、神经体液等诸多因素的调节。

1. 营养成分的调节作用

（1）血中葡萄糖水平：胰岛 β 细胞对血糖变化十分敏感，血糖水平是调节胰岛素分泌最重要的因素。正常人空腹时，血糖浓度较低（4.4 ~ 5.0 mmol/L），胰岛素的分泌维持在基础水平；进食后，血糖浓度升高超过 5.5 mmol/L 时，胰岛素分泌明显增加。当血糖浓度达到 17.0 mmol/L 时，胰岛素分泌达到极限；而血糖浓度下降到正常空腹水平时，胰岛素分泌亦恢复到基础水平；若血糖降至 2.8 ~ 3.0 mmol/L 时，胰岛素分泌受到抑制，低于 1.7 ~ 2.5 mmol/L 时，胰岛素分泌完全停止。

在持续高血糖刺激（葡萄糖钳夹试验）的情况下，胰岛素的分泌过程可分为快速

Note

分泌和慢速分泌（图 5-2-6）两个阶段：①快速分泌阶段：在血糖急剧升高后的 5 min 内，胰岛 β 细胞快速将储存的胰岛素释放入血，胰岛素的分泌量迅速增高，可达基础分泌水平的 10 倍。由于 β 细胞内储存的激素量不大，快速分泌持续 5 ~ 10 min 后又快速回降到约 1/2 峰值水平。②慢速分泌阶段：快速分泌结束后，胰岛素又逐渐增加并在此后的 2 ~ 3 h 达到一个平稳的高水平，并持续较长时间，在此阶段胰岛素的分泌量大，对降低餐后高血糖起了关键作用。血糖浓度升高引起胰岛素分泌，胰岛素又使血糖浓度降低，血糖水平与胰岛素分泌之间相互制约，以维持血糖和胰岛素水平的稳态。

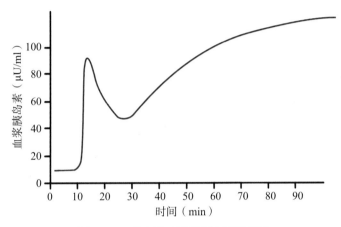

图 5-2-6　高血糖对胰岛素分泌的影响

葡萄糖刺激胰岛 β 细胞分泌胰岛素的机制与 ATP/ADP 比例有关。葡萄糖经胰岛 β 细胞膜上 GLUT2 转运进入细胞内，被细胞内葡萄糖激酶磷酸化为 6- 磷酸葡萄糖。6- 磷酸葡萄糖进一步氧化使 ATP 生成增加，ATP/ADP 比例增高，引起 β 细胞膜上 ATP 敏感的钾通道关闭，抑制 K^+ 外流，细胞内 K^+ 浓度升高。细胞膜发生去极化，激活细胞膜上电压门控 L 型钙通道开放，Ca^{2+} 内流增加，刺激胰岛素分泌颗粒同细胞膜融合，并将胰岛素分泌至细胞外（图 5-2-7）。

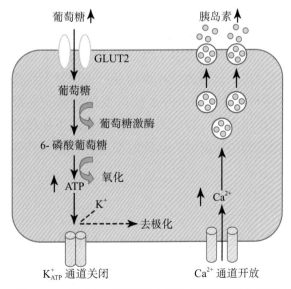

图 5-2-7　高血糖刺激胰岛 β 细胞分泌胰岛素的机制

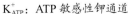

K^+_{ATP}：ATP 敏感性钾通道

（2）血中氨基酸和脂肪酸水平：许多氨基酸也能刺激胰岛素分泌，其中以精氨酸和赖氨酸的作用最强。血中氨基酸和葡萄糖对胰岛素分泌的刺激作用具有协同效应。此外，血中游离的脂肪酸和酮体明显增多时也可促进胰岛素的分泌。长时间高血糖、高氨基酸和高血脂可持续刺激胰岛素分泌，导致胰岛 β 细胞功能衰竭，胰岛素分泌不足而引起糖尿病。

2. 激素的调节作用

多种激素参与对胰岛素分泌的调节。

（1）胰岛激素：胰岛分泌的多种激素可以通过细胞间的旁分泌方式对胰岛细胞的功能进行调节。例如，胰岛 α 细胞分泌的胰高血糖素可通过直接作用于 β 细胞促进胰岛素的分泌，也可以通过升高血糖的间接作用促进胰岛素的分泌；胰岛 δ 细胞分泌的生长抑素可以通过旁分泌抑制 β 细胞分泌胰岛素。胰岛分泌的多肽物质，如胰抑素、甘丙肽和神经肽 Y 等也能抑制胰岛素的分泌，而垂体腺苷酸环化酶激活肽能促进胰岛素分泌。此外，胰岛素还可通过自分泌方式对 β 细胞进行负反馈调节。

（2）胃肠激素：促胃液素、促胰液素、缩胆囊素、血管活性肠肽和抑胃肽（gastric inhibitory polypeptide，GIP）等胃肠激素可促进胰岛素分泌，其中 GIP 的刺激作用属于生理性调节，其余胃肠激素的作用是通过升高血糖的间接作用实现的。GIP 与胰岛素分泌之间的功能联系构成肠 - 胰岛素轴（entero-insular axis），生理意义在于通过前馈调节机制调节胰岛素的分泌。当食物还在肠道内消化时，胰岛素分泌即已增加，使机体预先做好准备，为营养物质吸收后的细胞利用做好准备。

（3）其他激素：生长激素、糖皮质激素、甲状腺激素等可通过升高血糖浓度间接刺激胰岛素的分泌，长期、大量使用这些激素可使 β 细胞衰竭而导致糖尿病。此外，如生长激素释放激素（growth hormone releasing hormone，GHRH）、促甲状腺激素释放激素、促肾上腺皮质激素释放激素、胰高血糖样肽（glucagon-like peptide，GLP）、VIP 等能促进胰岛素分泌，而胰抑素、瘦素则能抑制胰岛素的分泌。

3. 神经调节

胰岛 β 细胞受迷走神经和交感神经的双重支配。右侧迷走神经兴奋时释放乙酰胆碱，可直接作用于 β 细胞膜上的 M 受体，促进胰岛素分泌，也可通过刺激胃肠激素的分泌而间接促进胰岛素分泌。交感神经兴奋时释放去甲肾上腺素，可通过作用于 β 细胞膜上的 α_2 受体抑制胰岛素分泌，也可通过 β_2 受体刺激胰岛素分泌（在 α 受体阻断的情况下），但以前者作用为主。神经调节对正常情况下的胰岛素分泌作用不大，主要维持胰岛 β 细胞对葡萄糖的敏感性。运动时交感神经抑制胰岛素分泌可防止低血糖的发生。

三、胰高血糖素

胰高血糖素是由胰岛 α 细胞分泌的多肽激素，含有 29 个氨基酸残基，分子量为 3.5 kD，其中氨基端第 1 ～ 6 位的氨基酸残基是其生物活性所必需的片段。胰高血糖素在血清中的浓度为 50 ～ 100 ng/L，半衰期为 5 ～ 10 min，主要在肝内降解失活。胰高血糖素受体属于 G 蛋白耦联受体家族成员，广泛分布于肝细胞、脂肪细胞、胰岛 β 细胞、心肌、脑等组织中。

（一）胰高血糖素的生理作用

与胰岛素的作用相反，胰高血糖素是一种促进分解代谢的激素，对糖原和脂肪的分解有促进作用。胰高血糖素的主要靶器官是肝脏。胰高血糖素与肝细胞膜上的胰高血糖素受体结合后，通过激活 Gs 蛋白 cAMP-PKA 或通过 Gq 蛋白 -PLC 途径激活肝细胞内的糖原磷酸化酶、脂肪酶和与糖异生有关的酶，引起后续系列反应。胰高血糖素的作用主要有：①促进肝糖原分解、减少肝糖原合成及增强糖异生作用，提高血糖水平。②激活脂肪酶，促进脂肪分解，使血中游离脂肪酸增加，同时又能加强脂肪酸氧化，使酮体生成增加。③抑制肝内蛋白质合成，促进其分解，同时增加氨基酸进入肝细胞的量，加速氨基酸转化为葡萄糖，即增加糖异生。④通过旁分泌促进胰岛 β 细胞分泌胰岛素、δ 细胞分泌生长抑素。

（二）胰高血糖素分泌的调控

胰高血糖素的分泌也受机体代谢水平、神经体液等多种因素的影响，而血糖水平是调节胰高血糖素分泌的最主要的因素。

1. 血营养代谢物水平

血糖浓度是影响胰高血糖素分泌的最重要的因素。低血糖时，胰高血糖素的分泌增加；反之，则分泌减少。

与葡萄糖的作用有所不同，氨基酸对胰高血糖素和胰岛素的分泌具有同样的刺激作用。血中氨基酸增加时，在促进胰岛素分泌降低血糖的同时还刺激胰高血糖素分泌而使血糖升高，从而防止低血糖发生。

血浆脂肪酸水平在生理范围内的波动也可影响胰高血糖素水平的变化。血浆脂肪酸水平降低能刺激 α 细胞分泌胰高血糖素；反之，则抑制其分泌。

2. 激素的调节

胰岛分泌的激素可通过旁分泌方式调节胰高血糖素的分泌。胰岛素和生长抑素可以直接抑制相邻的 α 细胞分泌胰高血糖素；胰岛素还可以通过降低血糖间接刺激胰高血糖素的分泌。胃肠激素中，缩胆囊素和促胃液素可促进胰高血糖分泌，而促胰液素的作用则相反。

生长激素、糖皮质激素因能升高血糖，可间接影响胰高血糖素的分泌。肾上腺素、去甲肾上腺素及多巴胺等儿茶酚胺类激素对胰岛 α 细胞有很强的刺激作用，可促进胰高血糖素的分泌。

3. 神经调节

交感神经兴奋时，通过胰岛 α 细胞膜上的 B 受体促进胰高血糖素的分泌；而迷走神经兴奋时，则通过 M 受体抑制胰高血糖素的分泌。体育锻炼、应激状态如休克、感染、精神紧张等，均可使胰高血糖素分泌增多。

胰岛素和胰高血糖素是调节三大物质代谢的最主要的两种激素。目前认为，机体中糖、脂肪、氨基酸代谢的变化主要取决于这两种激素的比值（胰岛素 / 胰高血糖素）。

在机体不同功能状态下，血中胰岛素与胰高血糖素的摩尔比率（insulin-glucagon molar ratio，I/G）会发生相应的变化。在机体需要动员能源储备时，胰高血糖素的分泌率升高，I/G 值降低，糖原分解和糖异生加强，有利于维持血糖水平，有助于脂解作用，增强脂肪酸氧化供能，以适应心、脑功能对葡萄糖和能量的需求。反之，在需要储备能源时，胰岛素的分泌率升高，I/G 值升高，胰岛素的作用占优势，可以促进能源的储备。在正常情况下，胰岛素的作用占优势，而在胰岛素绝对或相对不足时，胰高血糖素的作用加强。胰高血糖素能直接作用于胰岛 β 细胞，促进胰岛素的分泌，而胰岛素又反过来对 α 细胞分泌胰高血糖素起负反馈性的抑制作用，两者共同调节血糖水平。

四、胰岛分泌的其他激素

（一）生长抑素

生长抑素主要是由下丘脑、神经系统、胃肠道以及胰腺中 δ 细胞分泌。胰腺中 δ 细胞分泌的 SS 以十四肽（SS14）为主，分子量为 1.6 kD。生长抑素是体内具有广泛抑制性作用的一种激素，不仅可以旁分泌方式抑制胰岛其他细胞的分泌活动，参与胰岛激素分泌的调节，而且是多种胃肠激素分泌的抑制物。

1. 对消化系统的作用

SS 能广泛抑制消化系统的活动，如抑制胃液和胰液的合成和分泌、胃排空和胆囊收缩以及小肠对糖和脂肪的吸收等。

2. 对胰岛的作用

SS 能抑制所有已知胰岛激素的分泌，包括胰岛素、胰高血糖素及胰多肽，并且能抑制所有刺激胰岛素及胰高血糖素分泌的反应。

3. 对垂体的作用

SS 对垂体的作用主要表现为对生长激素的基础分泌、促甲状腺激素的分泌及 TRH 对 TSH 分泌的刺激有显著的抑制作用，但对催乳素、促肾上腺皮质激素、促黄体生成素及卵泡刺激素的分泌无明显影响。下丘脑分泌的生长抑素仅作用于垂体，对胰岛则无作用。

已知几乎所有能刺激 β 细胞分泌胰岛素的因素也都能刺激胰岛以及胃肠黏膜的 δ 细胞分泌生长抑素，如血糖、血脂肪酸和血氨基酸水平的升高等，促胰液素、缩胆囊素等胃肠激素也能刺激生长抑素的释放。

目前，生长抑素类似物已在临床应用，如用于治疗肢端肥大症，抑制胰岛素过度分泌，减少腹泻时胃肠消化液的分泌，在胃肠道出血时减少胃肠道的血流量等。

（二）胰多肽

胰多肽是由胰岛 PP 细胞分泌的多肽激素，含有 36 个氨基酸残基，分子量为 4.2 kD。PP 在餐后释放，主要生理作用包括：①抑制胆囊收缩素分泌，使胆囊平滑肌松弛，降低胆囊内的压力，减少胆汁的排出。②抑制胰腺分泌胰蛋白酶和碳酸氢盐，也抑制

Note

胰腺的基础分泌和兴奋后的分泌。③抑制胃泌素引起的胃酸的分泌和胃的运动等，因此可影响食物的消化和吸收。PP 的分泌主要是在自主神经调控下进行的，受迷走神经调节，可被迷走神经干切除术和抗胆碱能药物所抑制。高蛋白饮食、饥饿、肌肉运动、迷走神经兴奋、脂肪饮食以及低血糖等都能使 PP 的分泌增加；生长抑素和高血糖则可抑制 PP 的分泌。

（三）胰岛淀粉多肽

胰岛淀粉多肽（islet amyloid polypeptide，IAPP），或称胰岛淀粉素（amylin），是含 37 个氨基酸残基的多肽，分子量为 3.8 kD，与降钙素基因相关肽的结构有近 50% 的同源性。IAPP 与胰岛素共同存在于 β 细胞的分泌颗粒中，也是由胰岛 β 细胞分泌，但只有胰岛素量的 1/100。IAPP 可使胰岛 β 细胞发生超极化，抑制胰岛素的分泌，并具有抗胰岛素生物活性的作用，可导致胰岛素抵抗。

IAPP 与胰岛素和胰高血糖素一起在调节葡萄糖平衡中起相互协调的作用。IAPP 能抑制肌肉中糖原的合成，促进糖原分解和糖酵解，增加乳糖的输出量，为肝糖和糖异生提供原料。大部分能刺激 β 细胞分泌胰岛素的因素都能引起 IAPP 的分泌，但两者在对刺激的应答上的差异提示，IAPP 对胰岛素的释放有一定的调节作用，或者对胰岛内含有胰岛素和 IAPP 不同成分的颗粒有选择性释放的作用。

五、胰腺神经内分泌肿瘤

胰腺神经内分泌肿瘤（pancreatic neuroendocrineneoplasm，pNEN），又称为胰岛细胞瘤（islet cell tumor），好发部位依次为胰尾、胰体、胰头部。常见于 20 ～ 50 岁。肿瘤多为单个，直径多数 1 ～ 5 cm，圆形或椭圆形，境界清楚，包膜完整或不完整，切面粉白或暗红色，质软、均质；光镜下瘤细胞与正常胰岛细胞相似，呈小圆形、短梭形或多角形，形态较一致，核圆或椭圆形、短梭形，染色质细颗粒状，可见小核仁，核有不同程度的异型性，但核分裂罕见。瘤组织排列形式多样，有的呈脑回状、梁状、索带状，有丰富的薄壁血窦分隔；有的呈腺泡样和腺管状或呈菊形团样；有的呈实性团块或弥漫成片、不规则排列。胰岛细胞瘤多数具有分泌功能，已知的功能性胰岛细胞瘤有 6 种，即胰岛素瘤、胃泌素瘤、胰高血糖素瘤、生长抑素瘤、VIP 瘤和 PP 瘤。胰腺神经内分泌肿瘤在 HE 染色切片上难以区别细胞种类，常需免疫组织化学、特殊染色及电镜等加以鉴别。目前，胰腺的胰岛细胞瘤与胃肠神经内分泌肿瘤的诊断与分级是采用 2010 年第 4 版《WHO 消化系统肿瘤分类》与《中国胃肠胰神经内分泌肿瘤病理诊断共识（2013 版）》。将所有源自神经内分泌细胞的肿瘤称为神经内分泌肿瘤（neuroendocrine neoplasm，NEN），根据不同分化程度，NEN 分为高分化神经内分泌肿瘤和低分化神经内分泌肿瘤。根据瘤细胞的增殖活性［核分裂象和（或）细胞周期相关核蛋白 Ki-67 阳性指数］，NEN 分为 3 级。1 级：核分裂数＜ 2/10 高倍视野（high power field，HPF）和（或）Ki-67 指数≤ 2%；2 级：核分裂数 2 ～ 20/10HPF，和（或）Ki-67 指数 3% ～ 20%；3 级：核分裂数＞ 20/10HPF，和（或）Ki-67 指数＞ 20%。该分级需要计数至少 50 个高倍视野（1 个高倍视野＝

2 mm²）；要使用 Ki-67 抗体 MIB-1，并对核标记染色最强的区域（热点）计数最少 500 ~ 2000 个细胞中的阳性率。如果核分裂数分级与 Ki-67 指数分级对比有差异，按级别高的分级。所有胰腺神经内分泌肿瘤都具有恶性潜能。下面仅介绍常见的胰岛素瘤。

胰岛素瘤（insulinoma）是由胰岛 β 细胞发生的内分泌细胞肿瘤。本瘤占胰腺内分泌肿瘤的 70% ~ 75%，居第一位。任何年龄均可发生，无性别差异。90% 为单发，肿瘤最大直径 1 ~ 2 cm，包膜完整或不完整，分界清楚。切面似淋巴结，灰白、均质、质软，镜下瘤细胞与正常 β 细胞相似，可呈索巢状、腺样或菊花状排列，核可有不同程度的异型性，间质为血窦，可有淀粉样变性、纤维化和钙化。电镜下可见神经内分泌颗粒。胰岛素瘤多局限于胰腺，部分病例可转移或广泛浸润周围组织或器官。

其临床特点为：①高胰岛素血症（hyperinsulinemia）和低血糖（hypoglycemia）。②患者发作时出现恍惚、意识障碍甚至昏迷，进食或注射葡萄糖可缓解。③空腹血糖一般低于 3 mmol/L（但少数患者的空腹血糖降低不明显，须连续测定 5 天以上）。

其治疗包括：①低血糖发作的治疗：尽快纠正低血糖症，并预防再次发生。如患者病情较轻或神志清楚，可立即进食糖果、糖水或含糖饮料。如症状较重或神志不清者，应立即静脉注射 50% 葡萄糖液 60 mL（特别提示：高渗糖水可致局部静脉炎；漏出静脉外可致局部组织坏死）。晚期或严重病例的低血糖症发作不易纠正时，需用 10% 葡萄糖液静脉滴注维持数日，直至患者能自主进食淀粉类食物。如血糖恢复正常而意识仍未恢复，必须按急性脑病进行重症监护和综合急救。②手术治疗：根治方法是手术切除肿瘤。③非手术治疗：适用于术前准备、不能手术或手术未成功者。措施包括：少量多餐，减少低血糖发作；术前应用二氮嗪以抑制胰岛素分泌，同时服用氢氯噻嗪，以消除钠潴留；链脲佐菌素（streptozotocin）或者氯脲菌素（chlorozotocin）能破坏胰岛 β 细胞，用于不能手术切除的胰岛素癌或术后辅助治疗；生长抑制素类似物奥曲肽（octreotide）或兰乐肽（lanreotide）亦可用于不能手术的胰岛癌治疗。

（郭晓笋 王 晓 刘尚明）

第三节 糖尿病

糖尿病（diabetes mellitus，DM）是一种因胰岛素绝对或相对不足或靶细胞对胰岛素敏感性降低，或胰岛素本身存在结构上的缺陷而引起的碳水化合物、脂肪和蛋白质代谢紊乱的一种慢性疾病。其主要特点是高血糖、糖尿。表现为多饮、多食、多尿和体重减轻（即"三多一少"），可使一些组织或器官发生形态结构改变和功能障碍，并发酮症酸中毒、肢体坏疽、多发性神经炎、失明和肾衰竭等。该病发病率日益增高，已成为世界性的常见病。

一、分类、病因及发病机制

1980年，WHO糖尿病专家委员会根据餐后2 h血糖水平与糖尿病视网膜病变的关系，第一次提出诊断标准建议。随着对糖尿病病因、发病机制和临床防治研究的不断进展，美国糖尿病学会（American Diabetes Association，ADA）于1997年提出糖尿病分类和诊断标准的新建议，与国际糖尿病联盟（International Diabetes Federation，IDF）达成共识，并于1999年由WHO以官方文件形式发布。

（一）胰岛素依赖型糖尿病

又称1型或幼年型，约占糖尿病的10%。主要特点是青少年发病，起病急，病情重，发展快，胰岛β细胞严重受损，细胞数目明显减少，胰岛素分泌绝对不足，血中胰岛素降低，引起糖尿病，易出现酮症，治疗依赖胰岛素。绝大多数为自身免疫性病因，可能与遗传因素、环境因素及自身免疫因素有关（表5-3-1）。

表5-3-1　1型与2型糖尿病的鉴别

鉴别要点	1型糖尿病	2型糖尿病
起病年龄	多 < 25 岁	多 > 40 岁
起病方式	缓慢而隐袭 多急剧，少数缓起	缓慢而隐袭
起病时体重	多正常或消瘦	多超重或肥胖
"三多一少"症状	常典型	不典型，或无症状
急性代谢紊乱	酮症倾向大，易发生酮症酸中毒	酮症倾向小，老年患者易发生高渗性高血糖状态
胰岛素及C-肽释放试验	低下或缺乏	峰值延迟或不足
胰岛素治疗及反应	依赖外源性胰岛素生存，对胰岛素敏感	生存不依赖胰岛素，应用时对胰岛素抵抗
慢性并发症		
肾病	30% ~ 40%，儿童青少年患者主要死因	20%左右
心血管病	儿童青少年患者较少	较多，主要死因
脑血管病	儿童青少年患者较少	较多，主要死因

（二）非胰岛素依赖型糖尿病

又称2型或成年型，约占糖尿病的90%，主要特点是成年发病，起病缓慢，病情较轻，发展较慢，胰岛数目正常或轻度减少，血中胰岛素可正常、增多或降低，肥胖者多见；不易出现酮症，一般可以不依赖胰岛素治疗。胰岛β细胞功能缺陷和胰岛素抵抗是2型糖尿病的基本特征，后者与肥胖的关系密切。2型糖尿病为多基因和多环境因素共同参与并相互作用的结果（表5-3-1）。

（三）特殊类型糖尿病

包括胰岛 β 细胞功能基因突变所致的糖尿病、胰岛素受体基因突变所致的糖尿病和其他特异型糖尿病。

（四）妊娠期糖尿病

妊娠糖尿病（gestational diabetes mellitus，GDM）指在妊娠期发现的糖尿病，但不排除于妊娠前原有糖耐量异常而未被确认者，已知是糖尿病的患者妊娠时不属此型。多数患者于分娩后可恢复正常，近 30% 以下患者于 5 ~ 10 年随访中转变为糖尿病。

二、病理变化

（一）胰岛病变

不同类型、不同时期病变不同。1 型糖尿病早期为非特异性胰岛炎，继而胰岛 β 细胞颗粒脱失、空泡变性、坏死、消失，胰岛变小、数目减少，纤维组织增生、玻璃样变；2 型糖尿病早期病变不明显，后期 β 细胞减少，常见胰岛淀粉样变性。

（二）血管病变

各型动脉均可有不同程度的血管壁增厚、玻璃样变、变硬；血管壁通透性增强；有的可有血栓形成或管腔狭窄，引起组织或器官缺血、功能障碍和病变。大、中动脉可有动脉粥样硬化或中层钙化，引起冠心病、心肌梗死、脑萎缩、四肢坏疽等。

（三）肾脏病变

糖尿病肾病（diabetic nephropathy）是糖尿病严重的并发症。光镜下可见：①肾脏体积增大：早期肾血流量增加，肾小球滤过率增高，导致早期肾脏体积增大，通过治疗可恢复正常。②结节性肾小球硬化：肾小球系膜内出现圆形或卵圆形均质嗜伊红的玻璃样物质沉积结节，结节增大可使毛细血管腔阻塞，银染色呈同心圆层状结构，毛细血管基底膜增厚。③弥漫性肾小球硬化：系膜基质弥漫性增多，基底膜弥漫性增厚。毛细血管腔变窄或闭塞，肾小球玻璃样变性。④肾小管 - 间质性损害：肾小管上皮细胞出现颗粒样和空泡样变性及萎缩，肾间质纤维化、水肿和淋巴细胞浸润。⑤血管损害：多引起肾细动脉硬化。⑥肾乳头坏死：常见于患者患急性肾盂肾炎时，肾乳头坏死是缺血并感染所致。

（四）视网膜病变

早期表现为微小动脉瘤和视网膜小静脉扩张、渗出、水肿、微血栓形成、出血等病变；还可因血管病变引起缺氧，刺激结缔组织增生、新生血管形成等增生性视网膜性病变。

（五）神经系统病变

周围神经可因血管病变引起缺血性损伤或症状，如肢体疼痛、麻木、感觉丧失、肌肉麻痹等，脑细胞可发生广泛变性。

（六）其他组织或器官病变

可出现皮肤黄色瘤、肝脂肪变性和糖原沉积、骨质疏松、真菌感染等。

三、糖尿病和糖尿病前期的诊断标准

首先需确定患者是否患有糖尿病，然后进行糖尿病分类，并对有无并发症、合并症及伴发疾病做出判定。一般根据 WHO 标准诊断糖尿病（表 5-3-2）。

表 5-3-2　糖尿病诊断标准（WHO，1999）

诊断标准	静脉血浆葡萄糖水平（mmol/L）
（1）糖尿病症状加随机血糖	≥ 11.1
（2）空腹血糖（FPG）	≥ 7.0
（3）OGTT 2 h 血糖（2hPG）	≥ 11.1

注：符合以上三条之一可以诊断为糖尿病；无糖尿病症状者，需另日重复测定血糖明确诊断

空腹血糖、任意点血糖及口服葡萄糖耐量试验（oral glucose tolerance test，OGTT）均可用于糖尿病诊断，无糖尿病症状或血糖在临界水平时次日（伴有急性应激者除外）复查核实。空腹血糖受损（impaired fasting glucose，IFG）和糖耐量减低（impaired glucose tolerance，IGT）是未达到糖尿病诊断标准的高血糖状态（糖尿病前期，pre-diabetes）。IFG 和 IGT 都是发生糖尿病和心血管病变的危险因素。ADA 对糖尿病前期的诊断标准如下：5.6 mmol/L ≤空腹血糖（fasting plasma glucose，FPG）≤ 6.9 mmol/L；或 7.8 mmol/L ≤ OGTT 2 h 血糖≤ 11.1 mmol/L；或糖化血红蛋白 A1c（glycosylated hemoglobinA1c，HbA1c）5.7% ~ 6.4%。对糖尿病前期患者要及时干预，延缓或阻止其发展为 2 型糖尿病。其中 HbA1 为血红蛋白两条 β 链 N 端的缬氨酸与葡萄糖化合的不可逆性反应物，其浓度与平均血糖呈正相关。HbA1 以 HbA1c 组分为主，红细胞在血循环中的平均寿命约为 120 天，HbA1c 在总血红蛋白中所占的比例能反映取血前 8 ~ 12 周的平均血糖水平，作为血糖控制的监测指标，并已经成为判断糖尿病控制的金标准。

四、高血糖的药物治疗

糖尿病的治疗措施包括糖尿病教育、医学营养治疗、运动治疗、药物治疗、手术治疗、胰腺和胰岛细胞移植。在饮食和运动不能使血糖控制达标时应及时应用降糖药物治疗。

继 1918 年观察到胍具有降血糖作用之后，1930 年人们首次发现磺胺可以引起低血糖。1954 年，科学家成功研制出了第一个磺酰脲类口服降压药。随后，促胰岛素分泌剂（餐时血糖调节剂）、胰岛素增敏剂（如噻唑烷二酮类）及醛糖还原酶抑制剂等

相继问世，为 2 型糖尿病的治疗提供崭新选择。

临床常用于治疗高血糖的药物包括胰岛素、双胍类（biguanides）、促胰岛素分泌药、胰岛素增敏剂（insulin action enhancers）、α- 葡萄糖苷酶抑制剂（α-glucosidase inhibitors）及其他（表 5-3-3）。

表 5-3-3　降血糖药物的分类

药物分类		代表药
胰岛素	胰岛素	短效人胰岛素、结晶锌胰岛素、中性精蛋白锌胰岛素、鱼精蛋白锌胰岛素
	胰岛素类似物	门冬胰岛素、赖脯胰岛素、甘精胰岛素
双胍类	双胍类	二甲双胍
促胰岛素分泌药	磺酰脲类	甲苯磺丁脲、氯磺丙脲、格列本脲、格列吡嗪、格列美脲、格列齐特等
	非磺酰脲类	瑞格列奈、那格列奈
	胰高血糖素样肽 -1 激动剂	依克那肽
	二肽基肽酶Ⅳ抑制剂	磷酸西他列汀
胰岛素增敏剂	噻唑烷二酮类化合物	罗格列酮、吡格列酮、环格列酮、曲格列酮
	脂肪酸代谢干扰剂	依托莫司
其他	α- 葡萄糖苷酶抑制剂	阿卡波糖、米格列醇、伏格列波糖
	胰淀粉样多肽类似物	醋酸普兰林肽
	醛糖还原酶抑制剂	依帕司他
	钠 - 葡萄糖共转运蛋白 2 抑制剂	达格列净、坎格列净和恩格列净

（一）胰岛素

药用胰岛素多从猪、牛胰腺提取，结构有种属差异，虽不直接妨碍在人体发挥作用，但可引起过敏反应。目前通过 DNA 重组技术人工合成人胰岛素类似物（门冬胰岛素、赖脯胰岛素、甘精胰岛素）。

1. 体内过程

胰岛素作为一种蛋白质，普通制剂易为消化酶所破坏，口服无效，必须注射给药。皮下注射吸收快，尤以前臂外侧和腹壁明显。半衰期约 10 min，但作用可维持数小时。主要在肝、肾灭活。

2. 药理作用

胰岛素作用于膜受体，通过第二信使而产生生物效应。胰岛素主要促进肝脏、脂肪、肌肉等靶组织糖原和脂肪的储存。其作用为：①促进脂肪合成，抑制脂肪分解，减少游离脂肪酸和酮体的生成，增加脂肪酸和葡萄糖的转运，使其利用率增加。②促进糖原的合成和贮存，加速葡萄糖的氧化和酵解，并抑制糖原分解和异生而降低血糖。③增加氨基酸的转运和核酸、蛋白质的合成，抑制蛋白质的分解。④加快心率，加强心肌收缩力，减少肾血流，在伴发相应疾病时应予充分注意。⑤促进钾离子进入细胞，降低血钾浓度。

3. 临床应用

注射用普通胰岛素制剂仍是治疗 1 型糖尿病的最重要药物，对胰岛素缺乏的各型糖尿病均有效。主要用于下列情况：①1 型糖尿病。②新诊断的 2 型糖尿病患者，如有明显的高血糖症状和（或）血糖及糖化血红蛋白水平明显升高，一开始即采用胰岛素治疗，加或不加其他药物。③2 型糖尿病经饮食控制或用口服降血糖药未能控制者。④发生各种急性或严重并发症的糖尿病，如酮症酸中毒及非酮症性高渗性昏迷。⑤合并重度感染、消耗性疾病、高热、妊娠、创伤以及手术的各型糖尿病。⑥细胞内缺钾者，胰岛素与葡萄糖同用可促使钾内流。

4. 制剂分类

依据起效快慢、活性达峰时间（time of peak activity）及作用持续长短，可将胰岛素制剂分为速效胰岛素、中效胰岛素和长效胰岛素（表 5-3-4）。其中，只有速效胰岛素可静脉注射。

表 5-3-4　常用胰岛素分类和特征

分类	速效胰岛素	中效胰岛素	长效胰岛素	混合胰岛素
代表药	正规胰岛素、单组分猪胰岛素、单组分人胰岛素	中性精蛋白锌胰岛素、低精蛋白锌胰岛素、珠蛋白锌胰岛素	鱼精蛋白锌胰岛素	70-30 混合人胰岛素、50-50 混合人胰岛素
起效时间	0.5 ~ 1 h 开始起效，2 ~ 4 h 作用达高峰	1 ~ 1.5 h 起效	4 ~ 8 h 起效	0.5 h 后起效
作用维持时间	5 ~ 7 h	持续 24 h	持续 24 ~ 36 h	持续作用时间 16 ~ 24 h
临床应用	①溶解度高；②可静脉注射，适用于重症糖尿病初治及有酮症酸中毒等严重并发症者		接近中性，注射后逐渐释出胰岛素。不能静脉给药	
给药方式	每天 3 次，餐前 15 ~ 30 min 皮下注射。剂量随病情进行调整	早餐前皮下注射 30 ~ 60 min	早餐前皮下注射 30 ~ 60 min	早餐前皮下注射 30 ~ 60 min

5. 不良反应

①低血糖症：是最重要，也是最常见的不良反应，由胰岛素过量所致。早期表现为饥饿感、出汗、心跳加快、焦虑、震颤等症状，严重者可引起昏迷、休克及脑损伤，甚至死亡。②过敏反应：较多见，一般反应轻微，偶可引起过敏性休克。由于动物来源的胰岛素与人的胰岛素结构差异或是制剂纯度较低、杂质所致。可用高纯度制剂或人胰岛素。过敏症状可用 H_1 受体拮抗药，重症时可用糖皮质激素。③胰岛素抵抗：包括急性型和慢性型。其中急性型多因并发感染、创伤、手术等应激状态所致。血中出现拮抗胰岛素作用的物质增多、pH 降低时，可减少胰岛素与受体结合，或血中大量游离脂肪酸和酮体妨碍葡萄糖的摄取、利用，使胰岛素作用锐减，需短时间内增加胰岛素剂量达数百乃至数千单位。正确处理诱因，调整酸碱、水电解质平衡，加大胰岛素剂量，常可取得良好疗效。而慢性型指临床每日需用胰岛素 200 U 以上，且无并

发症者。慢性抵抗形成原因复杂，包括受体前异常（主要因胰岛素抗体与胰岛素结合后妨碍胰岛素向靶部位转运所致）、受体水平变化（胰岛素受体数目减少或受体与胰岛素的亲和力减低）以及受体后失常（胰岛素抵抗性）。④脂肪萎缩：见于注射部位，女性多于男性。应用高纯度胰岛素后已较少见。

（二）双胍类

1. 体内过程

双胍类药物主要包括二甲双胍（metformin）和苯乙双胍（phenformin）。二甲双胍是山羊豆中提取的有效成分。1922 年由爱尔兰的科学家 E.Wenier 和 J.Bell 首次成功合成，1957 年用于临床。二甲双胍半衰期约 1.5 h，在体内不与蛋白结合，大部分原形从尿中排出。苯乙双胍半衰期约 3 h，约 1/3 以原形从尿排出，作用维持 4 ~ 6 h。

2. 药理作用

双胍类药物主要药理作用是通过减少肝葡萄糖的输出和改善外周胰岛素抵抗而降低血糖。双胍类药物通过肝细胞膜 G 蛋白恢复胰岛素对腺苷环化酶的抑制，减少肝糖异生及肝糖输出，抑制肝脏脂肪酸的生成，促进无氧糖酵解，改善外周组织对胰岛素的敏感性，增加骨骼肌等组织摄取和利用葡萄糖，抑制或延缓胃肠道葡萄糖吸收，改善糖代谢。近年发现可升高血中 GLP-1 的浓度；有一定增加胰岛素敏感性的作用。此外，还具有增加纤溶、抑制血浆纤溶酶原激活物抑制物（plasminogen activator inhibitor，PAI）、改善血脂等作用。本类药物不降低正常血糖，单独应用时不会引起低血糖，且具有减重效果。

3. 临床应用

目前广泛应用的是二甲双胍。根据美国糖尿病学会（American Diabetes Association，ADA）《糖尿病诊疗指南》的建议，如果没有禁忌证且能够耐受，二甲双胍是 2 型糖尿病起始治疗的首选药物。主要用于轻症糖尿病患者，尤适用于肥胖及单用饮食控制无效者。苯乙双胍易诱发乳酸酸中毒，现已淘汰。

4. 不良反应

双胍类药物最严重的不良反应是诱发乳酸性酸中毒，但合理使用二甲双胍者未增加该风险。其他不良反应尚有食欲下降、恶心、腹部不适、腹泻及低血糖等。

苯乙双胍一方面抑制乳酸合成葡萄糖，另一方面抑制乳酸氧化形成二氧化碳，导致乳酸堆积，最终导致乳酸酸中毒等严重不良反应，很多国家目前已停止应用。与苯乙双胍不同，虽然二甲双胍可以使体内乳酸变成葡萄糖的数量明显减少，但也可以增加乳酸的氧化，并使乳酸转变成二氧化碳离开体内，因此不会造成严重的乳酸酸中毒。

（三）促胰岛素分泌药

1. 磺酰脲类

（1）体内过程：磺酰脲类降糖药是第一个被广泛使用且使用时间最长的口服降糖药。常用的磺酰脲类药物包括格列美脲（glimepiride）、格列齐特（gliclazide）。

在胃肠道吸收迅速而完全，与血浆蛋白结合率高，多数药物在肝内氧化成羟基化合物，并迅速从尿中排出。

（2）药理作用：磺酰脲类的主要作用为刺激 β 细胞分泌胰岛素，其作用于 β 细胞膜上的 ATP 敏感的钾离子通道（K_{ATP}），促进钙离子内流及细胞内钙离子浓度增高，刺激含有胰岛素的颗粒外移和胰岛素释放，使血糖下降（图 5-3-1）。其促胰岛素分泌作用不依赖于血糖浓度。磺酰脲类降血糖作用的前提是机体尚保存一定数量有功能的 β 细胞。磺酰脲类还增加胰岛素与靶组织及受体的结合能力；促进葡萄糖的利用以及糖原和脂肪的合成；增加胰岛细胞对葡萄糖的敏感性，限制肝糖的生成，降低胰岛素在肝脏的代谢。除此之外，格列本脲、氯磺丙脲有抗利尿作用，但不降低肾小球滤过率，这是促进抗利尿激素（antidiuretic hormone，ADH）分泌和增强其作用的结果，可用于尿崩症；第三代磺酰脲类能使血小板黏附力减弱，刺激纤溶酶原的合成。

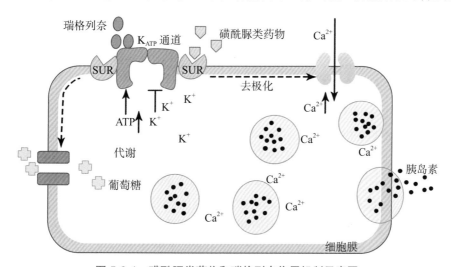

图 5-3-1　磺酰脲类药物和瑞格列奈作用机制示意图

SUR：磺酰脲受体（sulfonylurea receptor）

（3）临床应用：用于胰岛功能尚存的 2 型糖尿病且单用饮食控制无效者；氯磺丙脲也用于尿崩症的治疗，可使患者尿量明显减少。

（4）不良反应：磺酰脲类的主要不良反应是低血糖，一般与剂量过大、饮食配合不妥、使用长效制剂或同时应用增强磺酰脲类降糖作用的药物有关。另一不良反应是体重增加，磺酰脲类致非超重肥胖者体重增加但不增加超重肥胖者体重。此外，可出现恶心、呕吐、消化不良、皮肤瘙痒、皮疹和光敏性皮炎等，如症状轻微，多可耐受；如症状逐渐加重，或发生严重肝损害、粒细胞缺乏、再生障碍性贫血、溶血性贫血、血小板减少性紫癜等明显毒副作用时，应立即停药，并给予相应处理。

2. 非磺酰脲类促胰岛素分泌剂

瑞格列奈（repaglinide）为苯甲酸衍生物，于 1998 年作为"第一个餐时血糖调节剂"上市。

（1）体内过程：口服给药后迅速经胃肠道吸收入血，15 min 起效，1 h 内达峰值浓度，半衰期约 1 h，通过肝药酶 P_{450} 系统代谢，其中 92% 随胆汁进入消化道经粪便排出，其余 8% 经尿排泄。

（2）药理作用：它是一种促胰岛素分泌剂，其作用机制可能是通过与胰岛 β 细胞膜上的特异性受体结合，促进与受体耦联的 ATP 敏感性 K^+ 通道关闭，抑制 K^+ 从 β 细胞外流，使细胞膜去极化，钙通道开放，钙离子内流，促进储存的胰岛素分泌（图 5-3-2）。其作用快于磺酰脲类，故餐后降血糖作用较快。为第一个在进餐时服用的葡萄糖调节药物。最大的优点是可以模仿胰岛素的生理性分泌，有效地控制餐后高血糖。低血糖较磺脲类药物少见。

（3）临床应用：该药主要适用于 2 型糖尿病患者，老年糖尿病患者也可服用，且适用于糖尿病肾病者。因其结构中不含硫，故对磺脲类药物过敏者仍可使用。

（4）不良反应：低血糖和体重增加常见，但低血糖的风险和程度较磺酰脲类轻。

那格列奈（nateglinide）为苯丙氨酸衍生物，对胰岛 β 细胞的作用更迅速，持续时间更短，对葡萄糖浓度更为敏感而易于见效。由于减少了总胰岛素释放，减弱餐后的葡萄糖波动，故诱发低血糖的危险更小。本药可单独用于经饮食、运动或服用二甲双胍不能有效控制血糖的 2 型糖尿病患者。可与二甲双胍联合应用，但不能替代二甲双胍。那格列奈不适用于对磺酰脲类降糖药治疗不理想的 2 型糖尿病患者。

3. 胰高血糖素样肽 -1 受体激动剂

胰高血糖素样肽 -1（glucagon-like peptide-1, GLP-1）是肠道分泌的肠促胰素，由肠道 L 细胞（enteroendocrine L cells of the intestine）分泌。GLP-1 由胰高血糖素原基因表达，此基因在胰岛 α 细胞的主要表达产物是胰高血糖素，而在肠黏膜 L 细胞表达 GLP-1。

（1）生理作用：①以葡萄糖依赖的方式作用于胰岛 β 细胞，促进胰岛素基因的转录，使胰岛素的合成和分泌增加。②刺激 β 细胞的增殖和分化，抑制凋亡，增加胰岛 β 细胞数量。③强烈抑制胰岛 α 细胞的胰高血糖素分泌。④促进胰岛 δ 细胞生长抑素分泌，而生长抑素又作为旁分泌激素参与抑制胰高血糖素的分泌。⑤抑制食欲与摄食。⑥延缓胃内容物排空等。

（2）药物代谢：GLP-1 在体内可迅速被二肽基肽酶 -Ⅳ（dipeptidyl peptidase Ⅳ, DPP-Ⅳ）降解而失去生物活性，半衰期不到 2 min，这大大限制了其临床应用。因此，最近上市的长效 GLP-1 受体激动剂依克那肽（exenatide）及口服 DPP-Ⅳ 抑制剂磷酸西他列汀（sitagliptin phosphate），为 2 型糖尿病的治疗提供了更新的用药选择。

（3）临床应用：该类药物可单独或与其他降糖药物合用治疗 2 型糖尿病，尤其是肥胖、胰岛素抵抗明显者。

（4）不良反应：胃肠道反应是其最常见的不良反应。值得注意的是，GLP-1 相关产品远期的安全性尚缺乏参考资料，应用过程中应密切观察有无未知的不良反应。

（四）胰岛素增敏剂

胰岛素抵抗和胰岛 β 细胞功能缺陷是引起 2 型糖尿病的主要病理生理基础，因而胰岛素增敏剂作为一类新型糖尿病治疗药，对糖尿病的治疗具有重要意义。此类药物包括噻唑烷二酮类化合物、β₃ 受体激动药、胰高血糖素受体拮抗药、脂肪酸代谢干扰剂等。近来维 A 酸受体激动剂的开发，又为该类新药的研制提供了新的思路。

1. 噻唑烷酮类化合物

噻唑烷酮类化合物（thiazolidinediones，TZD）具有 2，4- 二酮噻唑烷结构，包括吡格列酮（pioglita-zone）、罗格列酮（rosiglitazone）、曲格列酮（troglitazone）、环格列酮（ciglitazone）、恩格列酮（englitazone）等，能改善胰岛 β 细胞功能，显著改善胰岛素抵抗及相关代谢紊乱，对 2 型糖尿病及其心血管并发症均有明显疗效。

1）药理作用

TZD 能增强靶组织对胰岛素的敏感性，减轻胰岛素抵抗。药物进入靶细胞后与核受体结合，激活过氧化物酶体增殖物激活体受体（peroxisomal proliferator activated receptor γ，PPAR-γ），后者为一种转录调节因子，调控多种影响糖、脂代谢的基因转录，使胰岛素作用放大。

（1）改善胰岛素抵抗和降低高血糖：可降低骨骼肌、脂肪组织和肝脏的胰岛素抵抗。与磺酰脲类或二甲双弧联合应用可显著降低胰岛素抵抗，改善胰岛 β 细胞功能的疗效更为明显。

（2）改善脂肪代谢紊乱：能显著降低 2 型糖尿病患者甘油三酯，增加总胆固醇和高密度脂蛋白胆固醇（high density lipoprotein - cholesterol，HDL-C）的水平。

（3）对 2 型糖尿病血管并发症的防治作用：可抑制血小板聚集、炎症反应和内皮细胞的增生，抗动脉粥样硬化。还可延缓蛋白尿的发生，使肾小球的病理改变明显减轻。

（4）改善胰岛 β 细胞功能：可增加胰腺胰岛的面积、密度和胰岛中胰岛素含量而对胰岛素的分泌无影响，通过减少细胞死亡来阻止胰岛 β 细胞的衰退。

2）临床应用

主要用于治疗胰岛素抵抗和 2 型糖尿病。

3）不良反应

噻唑烷酮类化合物低血糖发生率低。该类药物常见的不良反应是体重增加和水肿。其他不良反应包括嗜睡、肌肉和骨骼痛、头痛、消化道症状等。曲格列酮由于特异性肝毒性，现已不在临床上使用。罗格列酮由于潜在的导致心血管事件的作用被限制使用，2010 年和 2011 年先后在欧盟和美国下架。仍在使用的国家严格限制了其使用范围。使用 1 年以上吡格列酮可能增加罹患膀胱癌的风险。

2. 其他胰岛素增敏剂

目前认为脂肪酸是引起胰岛素抵抗的最主要非激素类物质之一。游离脂肪酸可抑制葡萄糖氧化、促进糖异生，并且可通过葡萄糖 - 脂肪酸循环抑制外周组织对葡萄糖的利用，促使血糖升高，加重胰岛素抵抗的程度。依托莫司（etomoxir）通过抑制肉碱脂酰转移酶 I 减少 2 型糖尿病患者的脂肪酸氧化，增加葡萄糖的利用，降低血糖。此外，尚有一定程度的降血脂和抗酮血症作用。依托莫司对 1 型和 2 型糖尿病均有较好的疗效。

（五）α- 葡萄糖苷酶抑制剂

1. 药理作用

食物中碳水化合物的主要成分为淀粉，在唾液、胰淀粉酶作用下生成寡糖。寡糖

在 α 葡萄糖苷酶作用下生成单糖后被小肠吸收。α 葡萄糖苷酶抑制剂（α-glucosidase inhibitors）包括阿卡波糖（acarbose）和伏格列波糖（voglibose），通过与 α 葡萄糖苷酶相互竞争，从而抑制寡糖分解为单糖，减少小肠中糊精、淀粉和双糖的吸收，控制餐后血糖的升高，使血糖平稳且缓慢地维持在一定水平。

2. 临床应用

适用于以碳水化合物为主要食物成分，或空腹血糖正常（或不太高）而餐后血糖明显升高者。可单独用药或与其他降糖药物合用。1 型糖尿病患者在胰岛素治疗基础上加用 α- 葡萄糖苷酶抑制剂有助于降低餐后高血糖。

3. 不良反应

主要的不良反应是腹胀、排气增加、腹痛、腹泻等。

（六）其他降血糖药

1. 胰淀粉样多肽类似物

醋酸普兰林肽（pramlintide acetate）是胰岛淀粉多肽（胰淀素，淀粉不溶素）的一种合成类似物，与内源性胰岛淀粉多肽有着相同的生物学功能，也是迄今为止继胰岛素之后第二个获准用于治疗 1 型糖尿病的药物。普兰林肽与胰岛淀粉多肽的氨基酸序列差异表现在前者第 25、28 和 29 位上由脯氨酸所替代，较好地克服了天然胰岛淀粉多肽不稳定、易水解、黏稠性大、易凝集的缺陷。研究证实，普兰林肽可以延缓葡萄糖的吸收，抑制胰高血糖素的分泌，减少肝糖生成和释放，降低糖尿病患者体内血糖波动频率和波动幅度，改善总体血糖控制的作用。普兰林肽的绝对生物利用度为30% ~ 40%，达峰时间约为 20 min，半衰期约为 50 min。普兰林肽主要经肾脏代谢和排泄，其代谢产物为脱赖氨酸普兰林肽。主要用于糖尿病胰岛素治疗的辅助治疗，但不能替代胰岛素。

普兰林肽不可用于胰岛素治疗依从性差、自我监测血糖依从性差的患者。当开始应用普兰林肽后，为降低发生低血糖的危险，应增加监测血糖的次数，降低餐时胰岛素给药剂量。为减少胰岛素对其药动学的影响，两者最好不要放置在同一注射器或在同一注射部位给药。其他不良反应有关节痛、咳嗽、头晕、疲劳、头痛及咽炎等。

2. 醛糖还原酶抑制剂

醛糖还原酶（aldose reductase）是聚醇代谢通路中的关键限速酶，其活性升高将导致多种糖尿病并发症的发生。大量实验研究表明，醛糖还原酶抑制剂可有效改善机体聚醇代谢通路异常，从而达到预防和延缓糖尿病并发症的目的。代表药有依帕司他等。

3. 钠 - 葡萄糖共转运蛋白 2 抑制剂

代表药有达格列净（dapagliflozin）、坎格列净（canagliflozin）和恩格列净（empagliflozin）。

（1）药理作用：通过抑制近段肾小管管腔侧细胞膜上的钠 - 葡萄糖耦联转运体 2（sodium-glucose linked transporter-2，SGLT-2）的作用而抑制葡萄糖重吸收，降低肾糖阈、促进尿葡萄糖排泄，从而达到降低血糖的作用。SGLT-2 抑制剂单用不增加低血糖

Note

风险，联合胰岛素或磺酰脲类药物时，可增加低血糖发生风险。

（2）临床应用：单独使用，或与其他口服降糖药物及胰岛素联合使用治疗2型糖尿病。

（3）不良反应：总体不良反应发生率低。可能出现生殖泌尿道感染，多数轻到中度，抗感染治疗有效。部分可能增加截肢风险和骨折风险。SGLT-2抑制剂可能会引起酮症酸中毒，在使用期间应密切监测；明确诊断为酮症酸中毒者应立即停用，并按酮症酸中毒治疗原则处理。

五、糖尿病并发症

（一）糖尿病酮症酸中毒

糖尿病酮症酸中毒（diabetic ketoacidosis，DKA）是高血糖危象之一，也是糖尿病急性并发症之一。以高血糖、酮症和酸中毒为主要表现，是胰岛素不足和拮抗胰岛素激素过多共同作用所致的严重代谢紊乱综合征（图5-3-2）。酮体包括β-羟丁酸、乙酰乙酸和丙酮。糖尿病加重时，胰岛素缺乏致三大代谢紊乱，不仅血糖明显升高，而且脂肪分解增加，脂肪酸在肝脏经β氧化产生大量乙酰辅酶A，由于糖代谢紊乱，草酰乙酸不足，乙酰辅酶A不能进入三羧酸循环氧化供能而缩合成酮体；同时由于蛋白合成减少，分解增加，血中成糖、成酮氨基酸均增加，使血糖、血酮进一步升高。

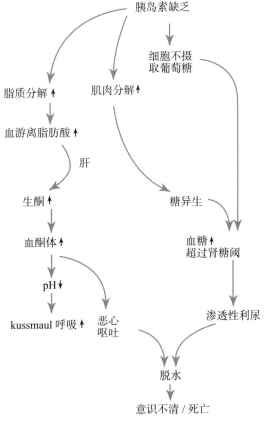

图 5-3-2　酮症酸中毒发生机制示意图

DKA 的发生与糖尿病类型有关，有的糖尿病患者以 DKA 为首发表现。1 型糖尿病有发生 DKA 的倾向，尤其是急性起病型；2 型糖尿病亦可被某些诱因诱发，常见的诱因有急性感染、胰岛素不适当减量或突然中断治疗、饮食不当（过量或不足、食品过甜、酗酒等）、胃肠疾病（呕吐、腹泻等）、脑卒中、心肌梗死、创伤、手术、妊娠、分娩、精神刺激等，有时可无明显诱因。目前本症因延误诊断和缺乏合理处理而造成死亡的情况仍较常见。

（二）高渗高血糖综合征

高渗高血糖综合征（hyperosmolar hyperglycemic syndrome，HHS）是糖尿病急性代谢紊乱的另一临床类型，以严重高血糖、高血浆渗透压、脱水为特点，无明显酮症，患者可有不同程度的意识障碍或昏迷（< 10%）。部分患者可伴有酮症。主要见于老年 2 型糖尿病患者，超过 2/3 患者原来无糖尿病病史。

诱因为引起血糖增高和脱水的因素：急性感染、外伤、手术、脑血管意外等应激状态，使用糖皮质激素、利尿剂、甘露醇等药物，水摄入不足或失水，透析治疗，静脉高营养疗法等。有时在病程早期因误诊而输入大量葡萄糖液或因口渴而摄入大量含糖饮料可诱发本病或使病情恶化。

起病缓慢，最初表现为多尿、多饮，食欲减退。逐渐出现严重脱水和神经精神症状，患者反应迟钝、烦躁或淡漠、嗜睡，逐渐陷入昏迷，晚期尿少甚至尿闭。就诊时呈严重脱水，可有神经系统损害的定位体征，易误诊为脑卒中。与 DKA 相比，失水更为严重、神经精神症状更为突出。本症病情危重、并发症多，病死率高于 DKA，强调早期诊断和治疗。

（郭晓笋　刘尚明）

Note

第六章　肾上腺

病例 6-1　医源性肾上腺皮质功能亢进 / 减退症

　　21 岁的女大学生小王，半年前被诊断为特发性血小板减少性紫癜（idiopathic thrombocytopenic purpura, ITP），持续口服糖皮质激素（泼尼松 30 mg，每日 1 次）治疗。最近她为自己日渐变形的身材而烦恼，从网上查到这种体型与服用激素有关，考虑到病情已缓解，两周前，小王果断停用了药物，并制订了严格的减肥方案：节食＋运动。当天晚自习后，小王到操场开始了她的长跑计划，结果刚跑了两圈就体力不支，晕倒在地。身边的同学见状，赶紧拨打了 120 把小王送到附近医院，并联系了小王的父母。查体：血压 80/40 mmHg；血电解质：血钠 127 mmol/L（正常值范围 136 ~ 146 mmol/L）；血钾 6.0 mmol/L（正常值范围 3.5 ~ 5.5 mmol/L）。经与小王的家人沟通，医生推测小王目前出现的情况是由于停用激素引起的，检测次晨 8:00 空腹血清皮质醇低于 50 ng/L（正常值范围 200 ~ 600 ng/L），血清 ACTH 低于 2 ng/L（正常值范围 10 ~ 50 ng/L）。经补液、补充糖皮质激素等措施，小王的病情很快好转。出院前，医生请血液科会诊，评估其 ITP 病情的治疗情况，并告知小王停用激素的方法和其他注意事项，建议其在停药期间随身携带"糖皮质激素治疗卡"。

　　请思考以下问题：

　　（1）糖皮质激素为什么能够治疗 ITP？该类药物还有哪些作用和应用？

Note

（2）如何描述小王长期服用糖皮质激素后的体型特点？其发生的机制是什么？

（3）除体型变化外，长期使用糖皮质激素还会出现哪些不良反应？

（4）如何解释小王本次就诊的各项检查结果？

（5）长期服用糖皮质激素的患者如需减量或停药，应注意哪些问题？为什么？

（6）长期使用激素的患者为什么要随身携带"糖皮质激素治疗卡"，请为小王设计一张"糖皮质激素治疗卡"。

肾上腺（suprarenal gland）位于双肾的上方，在结构上分为肾上腺皮质（adrenal cortex）和肾上腺髓质（adrenal medulla）两部分，两者在起源和功能上也各不相同，属相对独立的两个内分泌腺体。如果一侧肾上腺切除或破坏，另侧可代偿性增生维持正常功能，但双侧肾上腺缺失则难以存活。

第一节　肾上腺的发生与形态学特点

一、肾上腺的发生

肾上腺的皮质和髓质来源不同，皮质来源于脏壁中胚层，髓质来源于外胚层的神经嵴。胚胎期的肾上腺体积较大，主要为皮质，髓质不明显。出生后肾上腺体积迅速变小，到青春期又恢复至出生时大小。

胚胎第4周，生殖嵴和肠背系膜之间的体腔上皮增生，并向头端和内侧迁移，深入其深部的间充质形成细胞索，细胞索之间的间充质分化为窦状毛细血管。细胞索和窦状毛细血管共同形成肾上腺皮质原基。第5周，皮质原基的细胞逐渐分化为大的嗜酸性细胞，形成肾上腺皮质的胎儿带（fetal zone），又名原发性皮质（primary cortex）。胚胎第7周，原发性皮质表面的体腔上皮再次增生，产生体积较小的嗜碱性细胞，并沿胎儿带增生扩展，形成永久带（definitive zone），又称继发性皮质（secondary cortex）。胎儿带和永久带之间有较薄的一层过渡带（transitional zone）。

胎儿肾上腺皮质细胞处于不断增殖、分化的过程。胚胎第16~20周，胎儿带和永久带细胞已逐渐呈现出类固醇激素分泌细胞的特征，如胞质内滑面内质网发达，有线粒体和核糖体，脂滴逐渐增加等。组织化学显示，此时细胞内已含有与类固醇激素合成有关的酶。胚胎第30周时永久带、过渡带分别具备成年肾上腺皮质球状带和束状带的特征（图6-1-1）。

胎儿带在出生后很快退化，1岁时几乎全部消失。而永久带和过渡带不断增厚。网状带在出生后开始出现，3岁后逐渐明显。

肾上腺髓质比皮质发生略晚。胚胎第6周，来自腹腔神经丛的神经嵴细胞迁移至原发性皮质的内侧。与原发性皮质接触的细胞分化为嗜铬细胞，未接触的少量细胞分

Note

化为交感神经节细胞。最初髓质细胞混杂在皮质之间，以后逐渐向中心迁移，至胚胎第20周左右，多数髓质细胞迁移至肾上腺中轴。出生后12～18月龄时，髓质发育完善。

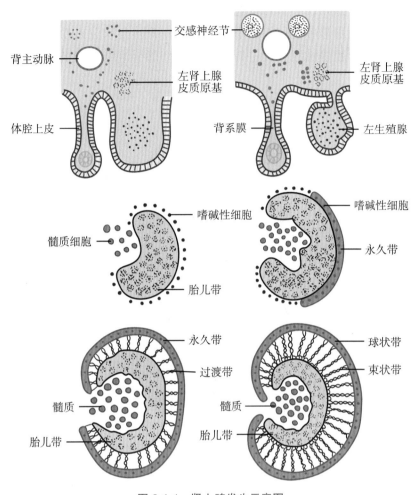

图 6-1-1　肾上腺发生示意图

二、肾上腺皮质的解剖与组织结构

（一）肾上腺的解剖与血供

肾上腺位于腹膜的后方，脊柱的两侧，肾的内上方（图6-1-2），质软，呈淡黄色，与肾共同包裹于肾筋膜内。成人左侧肾上腺似呈半月形，右侧肾上腺呈三角形，每侧肾上腺重4～5 g。肾上腺内侧缘有一凹陷，称为肾上腺门（hilum of adrenal gland），是血管、神经和淋巴管出入之处。肾上腺表面包裹有较厚的结缔组织被膜，少量结缔组织伴随血管和神经伸入腺实质内。肾上腺实质由中央部的髓质和外周部的皮质构成，两者结构与功能不同，但共用一套血运系统。

肾上腺血供丰富，几乎每个细胞都有血管分配。肾上腺的动脉有三个来源：膈下动脉发出的肾上腺上动脉（有多支）、腹主动脉发出的肾上腺中动脉和肾动脉发出的肾上腺下动脉。肾上腺动脉进入被膜后，大部分进入皮质，形成窦状毛细血管网；小部分直接进入髓质，形成髓质内的窦状毛细血管。肾上腺的静脉不与动脉伴行，皮质无静脉回流，直接以静脉窦形式延伸至髓质，与髓质毛细血管相通。因此，髓质毛细血管中含大量的皮质激素，后者可促进肾上腺素的生成。髓质内的小静脉汇合成一条中央静脉。右侧肾上腺静脉直接注入下腔静脉，左侧肾上腺注入左肾静脉，右肾上腺静脉非常短，距离下腔静脉近，故进行右肾上腺切除手术结扎肾上腺静脉时，应注意保护下腔静脉。

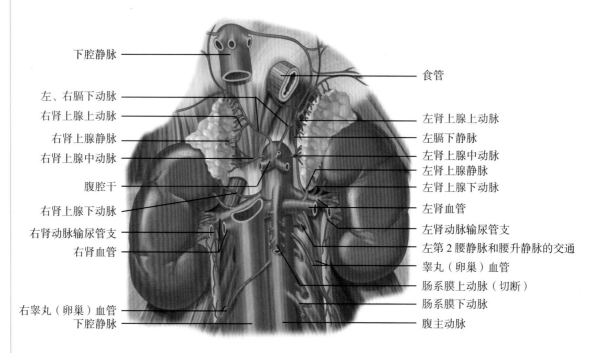

图 6-1-2　肾上腺的血供

（二）肾上腺皮质的组织结构

肾上腺皮质占肾上腺体积的 80% ~ 90%，由皮质腺细胞、血窦和少量结缔组织组成。根据皮质细胞的形态和排列特征，可将皮质分为三个带，由外向内分别为球状带、束状带和网状带，三者间无明显界限（图 6-1-3）。

1. 球状带

球状带（zona glomerulosa）位于被膜的下方，较薄，约占皮质总体积的 15%。细胞聚集成球团状，细胞较小，呈矮柱状或锥形，核小染色深，胞质较少，含少量脂滴。

2. 束状带

束状带（zona fasciculata）约占皮质总体积的 78%，是皮质中最厚的部分。细胞较大，呈多边形，排列成单行或双行细胞索，胞核圆形，较大，着色浅。胞质内含大量脂滴，呈泡沫状或空泡状而染色浅。

3. 网状带

网状带（zona reticularis）位于皮质最内层，细胞索相互吻合成网。细胞较小，核小，着色深，胞质呈嗜酸性，内含较多脂褐素和少量脂滴。

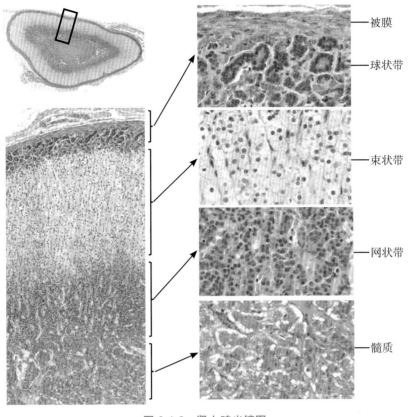

被膜

球状带

束状带

网状带

髓质

图 6-1-3　肾上腺光镜图

（王姿颖　扈燕来　刘尚明）

第二节　肾上腺皮质激素的合成与分泌调控

　　动物实验表明，切除双侧肾上腺的动物将很快死亡；如果仅切除肾上腺髓质，则动物可存活较长时间，说明肾上腺皮质是维持生命所必需的。肾上腺皮质激素（adrenalcortical hormones，adrenocorticoids）是肾上腺皮质分泌的所有激素的统称，简称皮质激素（corticoids）。

一、肾上腺皮质各部位的分泌功能

　　从功能上讲，球状带与其他两条带有所不同。球状带细胞分泌盐皮质激素（mineralocorticoid，MC），主要是醛固酮（aldosterone）和少量脱氧皮质酮（deoxycortone），参与调节体内水盐代谢。束状带和网状带均可分泌糖皮质激素和性激素，其中前者主要分泌糖皮质激素（glucocorticoids，GC），以皮质醇（cortisol）为主，也包括少量皮质酮（corticosterone），对糖代谢有较强调节作用；后者主要分泌性激素（gonadal hormones），包括脱氢表雄酮（deydroepiandrodsterone，DHEA）和雄烯二酮（androstenedione）。肾上腺皮质分泌的性激素作用较弱，只有睾酮的 20%，称为肾上腺雄激素（adrenal androgens）。与肽类激素不同，肾上腺皮质激素均属类固醇激素，以底物胆固醇酯的形式储存于腺体细胞内，因此在典型的肾上腺皮质分泌细胞中可观察到具有特征性的脂滴。

二、肾上腺皮质激素的合成

肾上腺皮质激素属于类固醇激素，其合成过程是以胆固醇为原料，经细胞内一系列酶促反应完成的。当 ACTH 与肾上腺细胞上的受体结合后，通过 cAMP 和 PKA 激活胆固醇酯水解酶，催化胆固醇由脂滴中释放。肾上腺皮质激素合成反应的首要步骤是胆固醇由细胞色素 P_{450}（cytochrome P_{450}，CYP）家族成员 CYP11A1 编码的侧链裂解酶（cholesterol side-chain cleavage enzyme，SCC，P_{450}cc）催化下转变为孕烯醇酮，该反应在线粒体内进行，是皮质激素合成的关键步骤。继而孕烯醇酮分别在 CYP 家族的多个脱氢酶、羟化酶及醛固酮合酶等催化下合成不同的肾上腺皮质激素（图 6-2-1）。

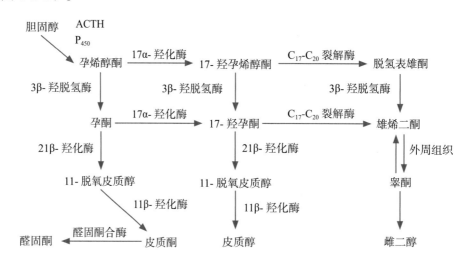

图 6-2-1　肾上腺皮质激素的合成过程原图

在皮质激素合成过程中，若因基因突变等原因导致肾上腺皮质激素合成过程中的某种酶缺乏，可出现肾上腺皮质增生，称为先天性肾上腺皮质增生症（congenital adrenal hyperplasia，CAH）。

值得注意的是，在皮质激素合成过程中，中间的几步反应在滑面内质网进行，但皮质醇生成的最后一步，即 11- 脱氧皮质醇（11-deoxycortisol）转变成皮质醇的反应又回到线粒体内进行，因此该反应的中间产物需要不停的在线粒体内外穿梭。甾体激素合成急性调节蛋白（steroidogenic acute regulatory protein deficiency，StAR）是细胞内重要的快速翻转蛋白，在 ACTH 的作用下，StAR 蛋白被磷酸化激活，促进该反应中间产物的翻转过程。如先天性缺失 StAR 蛋白，肾上腺皮质细胞无法正常合成皮质醇，引起肾上腺代偿性增生，肾上腺皮质明显增厚，细胞内充满类脂质空泡，称为类脂性

Note

肾上腺增生（lipoid adrenal hyperplasia），此时尽管胞浆内含有大量胆固醇，但因无法穿过线粒体膜参与皮质醇的合成过程而堆积。

三、肾上腺皮质激素分泌的调节

（一）糖皮质激素分泌的调节

糖皮质激素的分泌可分为基础分泌和应激分泌两种形式。基础分泌是指在正常生理状态下的分泌，具有昼夜节律（circadian rhythm），一般在黎明觉醒前后达高峰，随后逐渐降低，午夜时达低谷，然后又逐渐升高。这是由于受到下丘脑视交叉上核生物钟的影响，下丘脑 CRH 的分泌具有昼夜节律，因此 ACTH 和糖皮质激素的分泌也相应出现昼夜节律（图 6-2-2）。应激分泌是指应激刺激时机体发生适应性反应时的分泌。糖皮质激素的基础分泌和应激引起的分泌均受下丘脑 - 垂体 - 肾上腺轴（hypothalamic-pituitary-adrenal axis，HPA）的调控。

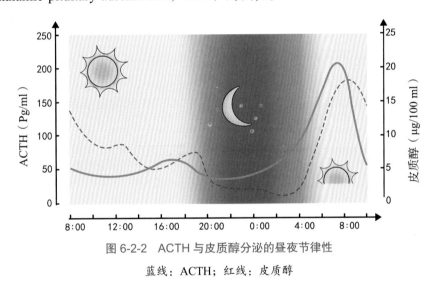

图 6-2-2　ACTH 与皮质醇分泌的昼夜节律性

蓝线：ACTH；红线：皮质醇

1. HPA 的调节

下丘脑室旁核及促垂体区的促肾上腺皮质激素释放激素神经元可合成和释放 CRH。CRH 通过垂体门脉系统被运送到腺垂体促肾上腺皮质激素细胞，促进其分泌促皮质素（ACTH），进而促进肾上腺皮质合成与释放糖皮质激素。

ACTH 是含 39 个氨基酸残基的多肽（图 6-2-3），分子量 4.5 kD，日分泌量为 5 ~ 25 μg，血中半衰期 10 ~ 25 min，主要通过氧化或酶解失活。肾上腺皮质束状带和网状带细胞膜上存在 ACTH 受体（属 G 蛋白耦联受体），ACTH 与其受体结合后，可促进肾上腺皮质细胞 DNA、RNA 和蛋白质的合成，刺激束状带与网状带细胞的增生，有维持肾上腺皮质正常结构的作用；ACTH 可激活细胞内的 PKA 及甾体激素合成酶系的活性，促进胆固醇转化为孕烯醇酮，并进一步合成皮质醇。皮质激素的分泌非常迅速，当给予 ACTH 刺激 2 min 后即可见皮质醇分泌的增加，15 min 内可达分泌高峰。

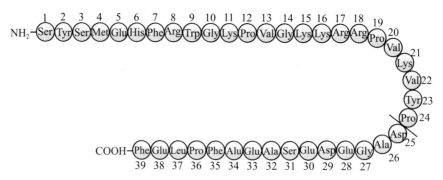

图 6-2-3　ACTH 的结构图

2. 糖皮质激素的反馈调节

CRH 通过 ACTH 促进糖皮质激素的分泌，而糖皮质激素又可负反馈抑制 ACTH 和 CRH 的分泌，这是血中糖皮质激素水平保持相对稳定的重要环节。当血中糖皮质激素浓度升高时，可反馈性地抑制下丘脑 CRH 神经元和腺垂体 ACTH 内分泌细胞的活动，使 CRH 释放减少，ACTH 合成及释放受到抑制，这种反馈称为长反馈。腺垂体分泌的 ACTH 也可反馈性地抑制 CRH 神经元的活动，为短反馈（图 6-2-4）。糖皮质激素对 CRH 和 ACTH 分泌的负反馈调节作用，是通过抑制下丘脑 CRH 及腺垂体 ACTH 的合成和降低腺垂体 ACTH 细胞对 CRH 的反应性等方式实现的。但在应激时这种负反馈调节受到抑制甚至消失，故此时血中 ACTH 和糖皮质激素处于较高水平。

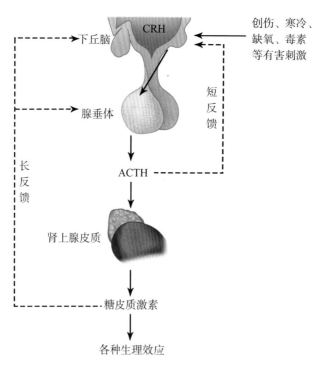

图 6-2-4　糖皮质激素分泌的调控

实线箭头表示促进作用途径；虚线箭头表示反馈作用途径

由于存在这种复杂的反馈调节，临床上需要长期大量应用糖皮质激素治疗的患者，因外源性糖皮质激素抑制垂体 ACTH 的合成与分泌，久之垂体 ACTH 分泌细胞萎缩，肾上腺皮质因长期失去 ACTH 的刺激也出现萎缩，分泌功能严重受损。此时如突然停用外源性糖皮质激素，患者自身肾上腺皮质不能分泌足够的激素，可出现肾上腺皮质功能不全，如遇应激等刺激可引起肾上腺危象，危及生命。

3. 应激反应性调节

机体受到应激源刺激时，下丘脑 CRH 分泌增多，刺激腺垂体 ACTH 分泌，最后引起肾上腺皮质激素大量分泌，以提高机体对伤害性刺激的耐受力。此时通过中枢神经系统增强 HPA 轴的活动，可使 ACTH 和糖皮质激素分泌量明显增多，且不受长反馈和短反馈的影响。

（二）盐皮质激素分泌的调节

生理条件下 ACTH 对醛固酮的分泌并无明显的调节作用，只有当应激等情况下，血液 ACTH 浓度异常升高时，才对醛固酮的分泌有一定的影响。醛固酮的分泌主要受肾素 - 血管紧张素系统（renin-angiotensin system，RAS）和血浆钾离子浓度的调节。

1. **肾素 - 血管紧张素系统的调节**

当循环血量减少、动脉压降低引起肾血流量减少或血中儿茶酚胺增多时，肾小球球旁细胞分泌肾素（renin）增加，进而促进血管紧张素Ⅱ（angiotensin Ⅱ）的生成。血管紧张素Ⅱ通过 G 蛋白耦联受体信号途径促进球状带细胞生长、提高胆固醇侧链裂解酶（SCC）的活性，从而促进醛固酮的合成和分泌。这一从肾素开始到生成醛固酮为止的调节机制，称为肾素 - 血管紧张素 - 醛固酮系统（renin-angiotensin-aldosterone system，RAAS），参与机体血压的调节（见本系列教材《心血管系统》和《泌尿系统》）。

2. **血钾和血钠水平的调节**

血钾升高和血钠降低都可刺激球状带细胞分泌醛固酮，但肾上腺皮质对血钾水平的改变更为敏感。细胞外高钾可使肾上腺皮质球状带细胞膜去极化，继而引起电压依赖性 Ca^{2+} 通道开放，导致醛固酮合成增加。醛固酮是调节血钾平衡的重要激素，通过保钠排钾的作用，调节血浆及细胞外液中 K^+、Na^+ 稳态。生理范围内的血钠水平变化不足以引起醛固酮分泌的明显改变。

四、肾上腺皮质激素的转运与代谢

肾上腺皮质分泌的糖皮质激素和雄激素进入血液后，75% ~ 80% 与血浆中的皮质类固醇结合球蛋白（corticosteroid binding globulin，CBG；又称皮质激素转运蛋白，transcortin）结合，15% 与白蛋白结合，仅 5% ~ 10% 呈游离状态。结合型的皮质激素是暂时的储存形式，无生物学活性，也不被降解，只有游离的激素才能进入靶细胞，发挥生物学作用。结合态与游离态之间可以相互转化，保持动态平衡。醛固酮没有特异结合蛋白，大约 60% 与 CBG 和白蛋白松散结合。

肾上腺皮质激素在肝脏灭活。皮质醇在各组织中可脱氢生成皮质素（可的松），后者也可加氢生成皮质醇，两者可互相转变，皮质素的作用弱于皮质醇。在体内，绝大部分皮质醇转变为四氢皮质醇和四氢皮质素，并与葡糖醛酸结合自尿中排出；约 5% 皮质醇以原形自尿排出。因游离皮质醇及其代谢产物分子结构的 17 位碳上均具有二羟丙酮结构，故统称为 17- 羟皮质类固醇（17-hydroxycorticosteroid，17-OH-CS），临床常通过测定 24 h 尿中 17-OH-CS 的含量反映皮质醇的分泌水平。此外，另有 5% 皮质醇转化成 17 酮皮质类固醇（17-ketosteroid，17-KS）自尿中排出（图 6-2-5）。尿中 17-KS 主要来源于睾酮、脱氢表雄酮等雄性激素，因此，女性、儿童尿液中 17-KS 含量可反映肾上腺皮质的内分泌功能，而在成年男性，17-KS 含量则反应肾上腺和睾丸的功能状态。

醛固酮的代谢过程与皮质醇相似。

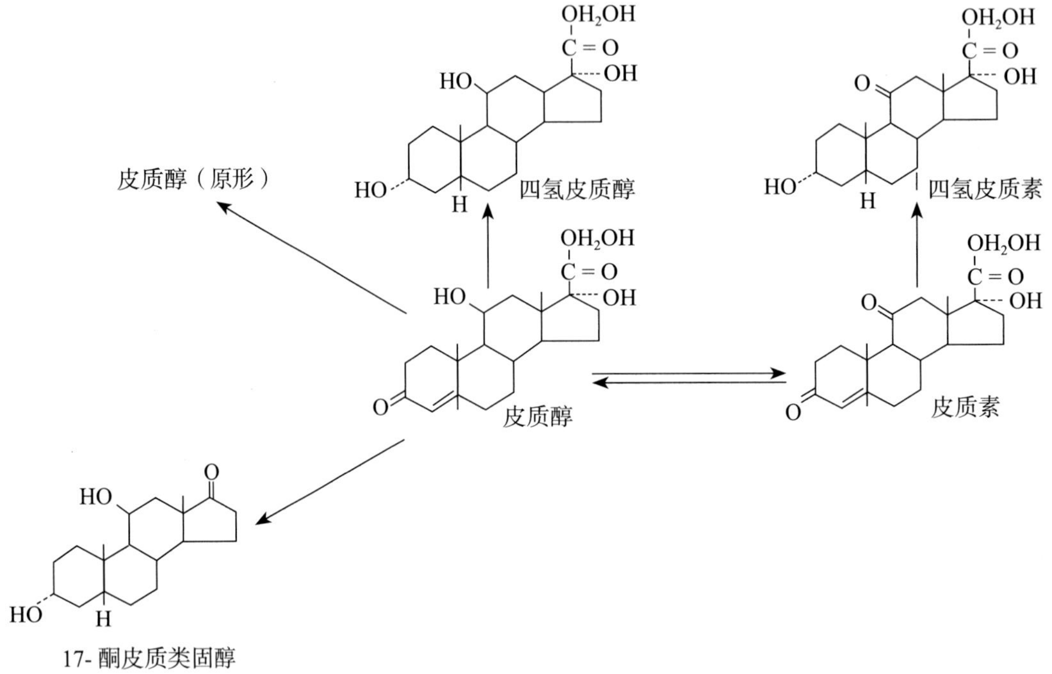

图 6-2-5　皮质醇的代谢过程

（王姿颖）

第三节　肾上腺皮质激素的生理功能

肾上腺皮质激素发挥作用的主要分子生物学机制为细胞内受体介导的基因表达效应。肾上腺皮质激素均属类固醇激素，具有脂溶性，易通过细胞膜进入细胞内，与胞质内的受体结合并形成激素 - 受体复合物，该复合物进入细胞核内，与特异的 DNA 位点结合，调节靶基因的转录、翻译，产生相应的生物学效应。该过程需要较长的时间。除此之外，糖皮质激素也可与细胞膜上的受体结合，通过第二信使介导产生快速效应，该反应在数分钟甚至数秒钟内出现，与基因转录无关，称为糖皮质激素的非基因组作用（non-genomic effect）。

一、糖皮质激素的作用

体内大多数组织存在糖皮质激素受体，因此糖皮质激素的作用广泛而复杂。糖皮质激素可通过基因组和非基因组效应调节代谢、炎症、免疫、应激等重要生理过程。

（一）调节物质代谢

糖皮质激素对机体的糖、脂肪和蛋白质代谢都有明显的影响（图 6-3-1）。

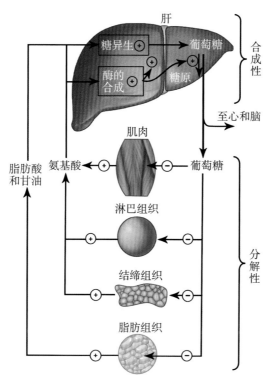

图 6-3-1　糖皮质激素对物质代谢的影响

"+" 表示促进作用；"−" 表示抑制作用

1. 糖代谢

糖皮质激素是调节糖代谢的重要激素之一，因能显著升高血糖而得名。糖皮质激素通过抑制组织对糖的利用和加速肝糖异生而使血糖升高。主要作用环节是：①增强肝内糖异生和糖原合成所需酶的活性，利用外周组织，尤其是肌肉组织蛋白质分解产生的氨基酸，加速肝糖原异生。②抑制 NADH 的氧化，从而减少葡萄糖酵解，降低外周组织细胞对葡萄糖的利用。③抑制胰岛素与其受体结合，降低组织细胞对胰岛素的敏感性，使外周组织，特别是肌肉和脂肪组织对糖的利用减少。因此，肾上腺皮质功能亢进或大量应用糖皮质激素类药物的患者可出现血糖水平升高，甚至出现糖尿，称肾上腺糖尿（adrenal diabetes）或类固醇性糖尿。

2. 蛋白质代谢

糖皮质激素对肝内和肝外组织细胞的蛋白质代谢影响不同。抑制肝外组织细胞内的蛋白质合成，加速其分解，减少氨基酸转运入肌肉等肝外组织，为肝糖异生提供原料；

相反，促进肝外组织产生的氨基酸转运入肝，提高肝内蛋白质合成酶的活性，使肝内蛋白质合成增加，血浆蛋白也相应增加。因此，肾上腺皮质功能亢进或大量应用糖皮质激素类药物的患者可出现淋巴组织萎缩，骨质疏松，皮肤变薄，肌肉组织萎缩和肌无力，伤口延迟愈合等情况。

3. 脂肪代谢

糖皮质激素对脂肪组织的主要作用为提高四肢皮下的脂肪酶活性，促进脂肪分解，使血浆中脂肪酸浓度增加，并向肝脏转移，增强脂肪酸在肝内的氧化，以利于肝糖原异生。糖皮质激素也能加强细胞内脂肪酸氧化供能。这些效应有利于机体在饥饿或其他应激情况下，细胞的供能从糖代谢向脂代谢转化。糖皮质激素引起的高血糖可继发引起胰岛素分泌增加，反而加强脂肪合成，增加脂肪沉积。由于机体不同部位对其敏感性不同，四肢皮下脂肪组织减少，而颜面、颈部和躯干的脂肪沉积增加，因此肾上腺皮质功能亢进或大量应用糖皮质激素类药物的患者，会呈现"向心性肥胖"的体型（详见本章"库欣综合征"部分）。

（二）水盐代谢

糖皮质激素与醛固酮结构相似，可部分激动醛固酮受体，产生保钠、保水和排钾的醛固酮样作用。肾上腺皮质功能亢进或大量使用糖皮质激素制剂时，患者可因水钠潴留出现血容量增加、血压升高等症状。糖皮质激素能抑制血管升压素（vasopressin，ADH）的分泌和增加肾小球滤过率，因此肾上腺皮质功能低下时，血管升压素分泌增加，肾小球的滤过率降低，导致水的排出发生障碍，甚至可发生水中毒。大量糖皮质激素可减少小肠黏膜对钙的吸收，抑制肾小管对钙的重吸收，因此临床长期应用糖皮质激素可导致骨质脱钙。

（三）允许作用

糖皮质激素具有广泛的允许作用，某些激素只有在少量糖皮质激素存在的条件下才能发生作用。例如，只有当糖皮质激素存在时，儿茶酚胺类激素才能充分发挥其缩血管的作用。其机制可能是由于糖皮质激素能调节儿茶酚胺类激素的靶细胞（心肌和血管平滑肌）膜上的肾上腺素受体的数目，或调节受体中介的细胞内信息传递过程，影响腺苷酸环化酶的活性及环磷酸腺苷（cAMP）的生成过程等。

（四）参与应激反应

应激（stress）是由加拿大心理学家塞里（Selye.H）于 1936 年首次提出的概念，当机体遭遇内、外环境和社会、心理等伤害刺激达到一定强度时（如创伤、严重感染、高温、高寒、消耗性疾病、强烈精神刺激、精神紧张等），垂体 - 肾上腺皮质轴被激活，促肾上腺皮质激素和糖皮质激素分泌增加，出现非特异性的适应反应，称为应激反应（stress reaction）。能引起应激反应的刺激统称为应激源（stressor）。应激反应机制十分复杂，除 ACTH、糖皮质激素分泌迅速增多外，儿茶酚胺、催乳素、生长激素、血管升压素、β- 内啡肽、胰高血糖素和醛固酮等激素的分泌也明显增加。此外，交感

Note

神经系统的活动也增强（见第七章应激）。一定程度的应激反应有利于机体对抗应激源，在整体功能全面动员的基础上，提高机体对有害刺激的耐受能力，减轻各种不良反应，而强烈或持久的应激刺激将引起机体过强的应激反应，可对机体造成伤害，甚至导致应激性疾病，如严重创伤、大面积烧伤、大手术等可引起应激性溃疡。糖皮质激素在应激反应中的作用包括：①稳定细胞膜和溶酶体膜，减少缓激肽、前列腺素和蛋白水解酶等的产生。②维持血糖水平，保证脑和心脏等重要器官的葡萄糖供给。③对儿茶酚胺的允许作用，加强心肌收缩力、升高血压。

（五）对血液系统的作用

糖皮质激素对各种血细胞的作用不同。其可增强骨髓的造血功能，使红细胞和血小板的数量增加；促进附着在血管壁及骨髓中的中性粒细胞进入血液循环，增加外周血液中性粒细胞的数量；抑制淋巴细胞的有丝分裂、促进淋巴细胞的凋亡，减少淋巴细胞数，并使淋巴结和胸腺萎缩，因此临床上可用于治疗淋巴细胞性白血病。此外，糖皮质激素还可减少外周血中嗜酸性粒细胞和嗜碱性粒细胞。

（六）抗炎、免疫抑制及抗休克等作用

大剂量的糖皮质激素具有抗炎、免疫抑制、抗休克及减轻毒性反应等作用，详见本章第五节"肾上腺皮质激素的药理学应用"。

（七）其他作用

1. 对消化系统的作用

糖皮质激素促进胃腺分泌胃酸和胃蛋白酶，抑制胃黏液的分泌，因此破坏胃黏膜屏障。长期使用糖皮质激素或应激性刺激会诱发或加重消化性溃疡，称应激性溃疡。

2. 对神经系统的作用

糖皮质激素能提高中枢神经系统的兴奋性。小剂量的糖皮质激素能引起欣快感，大剂量的糖皮质激素则使人思维不能集中，容易烦躁和失眠。大剂量使用糖皮质激素或长时间的应激性刺激可诱发癫痫发作。

除以上作用外，糖皮质激素尚能促进胎儿肺泡发育和肺表面活性物质的生成、参与胎儿中枢神经系统、视网膜、皮肤、胃肠道的发育。

二、盐皮质激素的作用

肾上腺皮质球状带分泌的盐皮质激素主要包括醛固酮、11- 去氧皮质酮和11- 去氧皮质醇等，以醛固酮的生物活性最强。醛固酮的靶器官包括肾脏、唾液腺、汗腺和胃肠道外分泌腺体等，其中以肾脏最为重要。

（一）醛固酮的生物学作用

醛固酮通过增加远曲小管和集合管上皮细胞顶端膜钠离子通道和基底膜 Na^+-K^+-ATP 酶的表达，促进 Na^+ 重吸收及水的被动重吸收，并通过 Na^+-K^+ 与 Na^+-H^+ 交换促

进 K^+ 的排出，即发挥保钠、保水、排钾的作用。此外，醛固酮还能增强血管平滑肌对缩血管物质的敏感性，该作用强于糖皮质激素。

醛固酮分泌不足时，水、盐大量丢失，血容量减少，血压降低，血钾升高；醛固酮分泌过多患者则会发生水钠潴留，导致高血压、高血钠和血钾降低。

（二）醛固酮作用的分子生物学机制

与糖皮质激素相似，醛固酮通过结合肾远曲小管和集合管细胞内盐皮质激素受体（mineralocorticoid receptor，MR），影响基因转录。需注意糖皮质激素与 MR 也有很高的亲和力，且血中糖皮质激素的水平远远高于盐皮质激素，几乎所有的 MG 受体都会被糖皮质激素占据。然而，盐皮质激素的靶器官含有大量的 11-β- 羟类固醇脱氢酶（hydroxysteroid dehydrogenase，11-HSD$_2$），可使糖皮质激素氧化失活，从而保证 MR 特异性地与盐皮质激素结合。先天性缺乏 11-HSD$_2$ 的患者，肾脏中缺乏 11-HSD$_2$，血中的糖皮质激素与肾脏中的 MR 结合，产生类似于盐皮质激素过多的症状，如水钠潴留、高血压和低血钾等，称为表观盐皮质激素过多综合征（apparent mineralocorticoid excess syndrome，AME）。

三、肾上腺皮质雄激素的作用

与性腺不同，肾上腺皮质可终生合成雄激素，主要为脱氢表雄酮和雄烯二酮，分泌量较少，生物活性较弱，但可在外周组织转化为活性较强的形式而发挥效应。肾上腺雄激素对男、女两性的作用不同。在女性，肾上腺雄激素是体内雄激素的重要来源，在女性一生中都发挥作用，具有刺激女性腋毛和阴毛生长、维持性欲和性行为等作用。肾上腺雄激素对男童生殖器官的发育有一定作用，对性腺功能正常的成年男性作用不明显。肾上腺皮质分泌的雄激素过多可导致女性男性化或男孩性早熟。分泌入血的雄烯二酮可以进一步转化成为雌二醇（estradiol，E$_2$），是男性和绝经后妇女体内雌激素的重要来源（图 6-2-1）。胎儿肾上腺皮质可分泌大量脱氢表雄酮，提供给胎盘，作为合成雌激素的前体。

四、肾上腺皮质激素异常

肾上腺皮质激素是维持机体生命活动必需的激素，作用广泛而复杂，分泌过多或过少均属异常。

（一）先天性肾上腺皮质增生症

先天性肾上腺皮质增生症是由于肾上腺皮质激素生物合成酶系中某一或几种酶的先天性缺陷，使肾上腺皮质激素合成不足所致的一组常染色体隐性遗传病。由于肾上腺皮质激素分泌不足，对 ACTH 的负反馈减弱，ACTH 分泌过多，促进肾上腺皮质增生。CAH 种类繁多，临床表现与被阻断部位有关，最常见的是源于 CYP21 编码的 21-β 羟化酶缺失（21-hydroxylase deficiency，21-OHD），可占所有 CAH 的 90%，因该酶催化孕酮、11- 脱氧皮质酮（11-deoxycorticosterone）和 11- 脱氧皮质醇的生成，患者同

Note

时出现醛固酮和皮质醇的水平低下，而底物孕酮和 17α- 孕酮的堆积会引起雄激素的生成增多（图 6-2-1）。患有该病的女婴早期出现男性化表现，易被发现，而男童诊断则较困难，主要表现为生长发育不良。给予适量的糖及盐皮质激素补充治疗可改善症状。

（二）肾上腺皮质过多

1. 库欣综合征

库欣综合征又称皮质醇增多症，为纪念首次报道垂体微小腺瘤引起皮质醇增多症的美国神经外科医生 Harvey Cushing 而命名，是一组因下丘脑 - 垂体 - 肾上腺轴调控失常，肾上腺皮质分泌过多皮质醇引起的临床综合征。由于糖皮质激素长期过多分泌，患者出现典型的外貌改变，如满月脸、水牛背、四肢纤细等向心性肥胖的体型；皮肤消瘦，出现紫纹和瘀斑，易于擦伤等。除了生理外观的改变外，还可出现高血压、骨质疏松以及糖尿病；伤口修复延缓，免疫力低下易于感染；另外患者会出现兴奋、欣快或者抑郁等情绪反应（图 6-3-2）。根据病因，库欣综合征可分为 ACTH 依赖型和非依赖型两大类，前者包括 Cushing 病（垂体 ACTH 腺瘤）和异位 ACTH 及异位 CRH 综合征；后者常见于肾上腺腺瘤、肾上腺腺癌、肾上腺皮质结节样增生及外源性（医源性）库欣综合征等。应根据不同病因采用手术及药物等方案进行治疗。

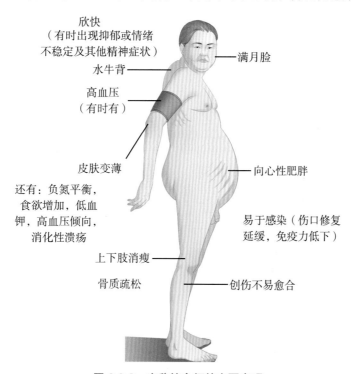

图 6-3-2　库欣综合征的主要表现

2. 原发性醛固酮增多症

原发性醛固酮增多症（primary aldosteronism，PA），简称原醛症，1955 年由 Conn 首次报道，又称康恩综合征（Conn syndrome），是指肾上腺皮质分泌过量醛固酮，致水钠潴留、血容量增加及 RAS 受抑制的一组临床综合征。临床主要表现为高血压和低血钾。根据病因不同，可分为特发性醛固酮增多症（idiopathic hyperaldosteronism，IHA）、醛固酮腺瘤（aldosterone-producing adenoma，APA）、原发性肾上腺增生症（primary adrenal hyperplasia，PAH）、醛固酮癌（aldosterone-producing carcinoma）、家族性醛固酮增多（familial hyperaldosteronism，FH）、异位醛固酮分泌性腺瘤或腺癌等。应根据不同病因采用手术及抗醛固酮等药物治疗。

（三）肾上腺皮质功能减退

肾上腺皮质功能减退症（adrenocortical insufficiency）按病因可分为原发性和继发性两大类。原发性肾上腺皮质功能减退症又称艾迪生病，主要由自身免疫、感染等原因引起肾上腺本身的病变而致，特征表现为肾上腺皮质分泌不足和反馈性 ACTH 水平升高；继发性主要由于下丘脑或垂体功能减退所致，表现为肾上腺皮质分泌不足和血中 ACTH 水平降低。多数起病缓慢，但由于急性肾上腺出血、坏死、栓塞或垂体危象时会引起急性肾上腺皮质功能减退，表现为高热、恶心、呕吐、脱水、血压下降、意识障碍等，严重者可危及生命，又称肾上腺危象（adrenal crisis）。另外急性肾上腺皮质功能不全也可源于全身使用皮质激素过程中突然中断治疗，因 HPA 轴被药用糖皮质激素抑制，需要几周甚至几个月才能恢复。此时患者如遇到应激状态，肾上腺皮质无法分泌足量激素则会引起肾上腺危象。

（王姿颖）

第四节　肾上腺皮质激素的药理学应用

1855 年 Thomas Addison 等首次报道了肾上腺皮质功能低下性疾病（艾迪生病），但直到 20 世纪 20 年代人们才认识到肾上腺皮质对于维持人体功能的重要性。肾上腺皮质激素指的是肾上腺皮质分泌的所有激素的总称，临床常用的皮质激素主要为糖皮质激素。1948 年人工合成可的松并开始临床研究，后发现可的松本身无生物活性，其代谢产物氢化可的松具有治疗作用。同时 ACTH 也作为药物应用于临床。1958 年人们又得到了抗炎活性和稳定性更好、钠潴留更低的地塞米松（dexamethasone）。此后，人们又向甾体母环引入甲基、卤素等结构，陆续开发出倍他米松（betamethasone）、倍氯米松（beclomethasone）、氟轻松（fluocinolone）等固醇类药物供临床应用。

目前临床应用的糖皮质激素制剂，大多以薯蓣属（dioscorea）植物提取的薯蓣皂苷元（diosgenin）为原料进行半合成制取。人工合成的糖皮质激素类药，具有比天然激素抗炎作用强、对水盐代谢影响小等优点，因而应用更为广泛。

近年对有关肾上腺皮质激素类快速作用及膜受体的发现，使激素的作用机制得到了新的认识，也为临床应用提供了更为丰富的理论依据。随着对激素作用机制的深入

Note

了解，该类药物的临床合理用药水平也将提高。

一、肾上腺皮质激素的化学结构与构效关系

肾上腺皮质激素类药物的基本结构为甾核（环戊烷多氢菲），其共同的结构特点为 A 环的 C_4、C_5 之间为一双键，C_3 上有酮基，C_{20} 上有一个羰基，系保持生理功能所必需。糖皮质激素的结构特征是在甾核 D 环的 C_{17} 上有 α 羟基，而在 C 环的 C_{11} 有氧（如可的松）或羟基（如氢化可的松），盐皮质激素结构的特征是在甾核 D 环的 C_{17} 无 α-羟基及 C 环的 C_{11} 无氧（如去氧皮质酮），或虽有氧但与 18 位碳结合（如醛固酮）。为了提高临床疗效，减少不良反应，曾对糖皮质激素类药物的结构进行改造，合成了一系列的皮质激素类药物（图 6-4-1）。

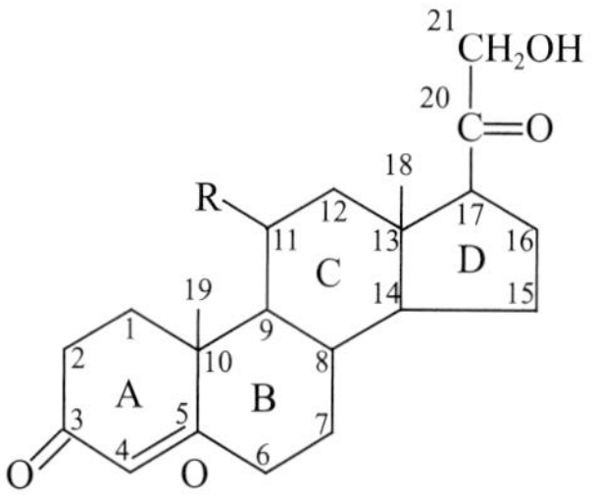

肾上腺皮质激素的基本结构

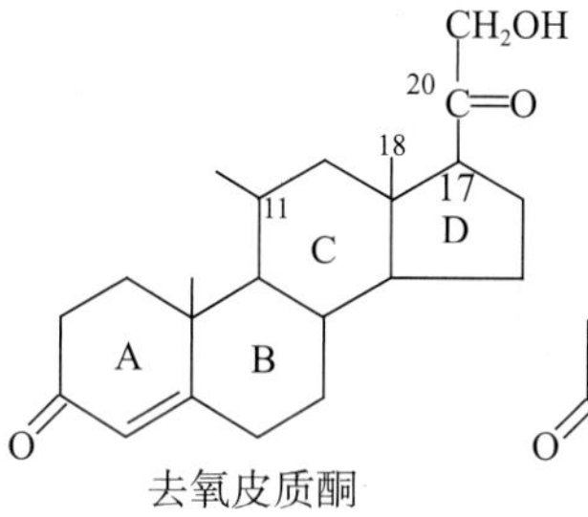

去氧皮质酮
（desoxycortone）

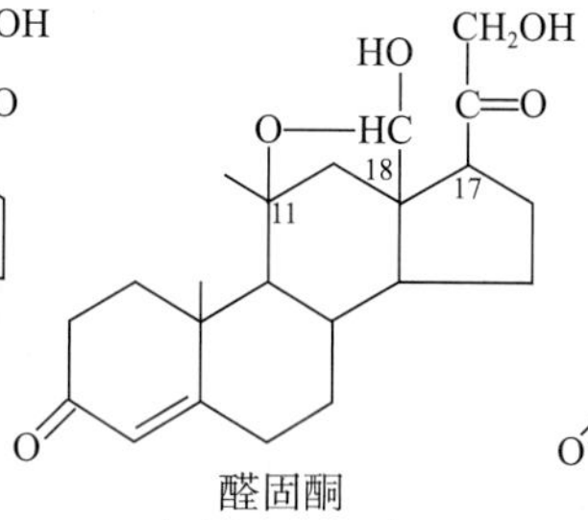

醛固酮
（aldosterone）

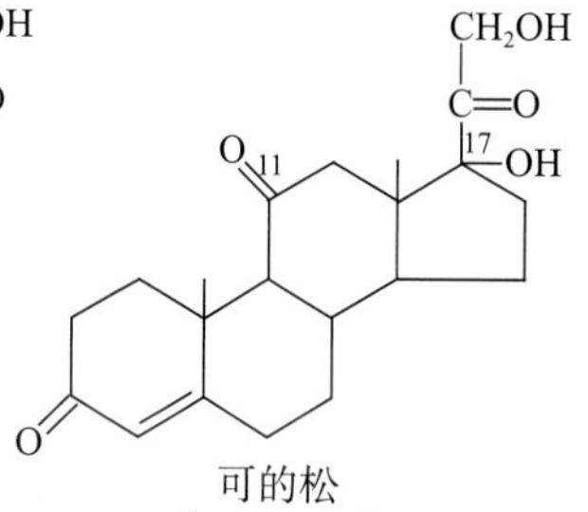

可的松
（cortisone）

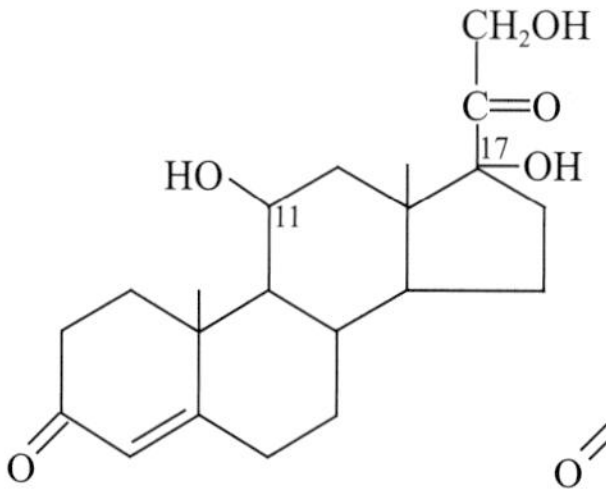

氢化可的松
（hydrocortisone）

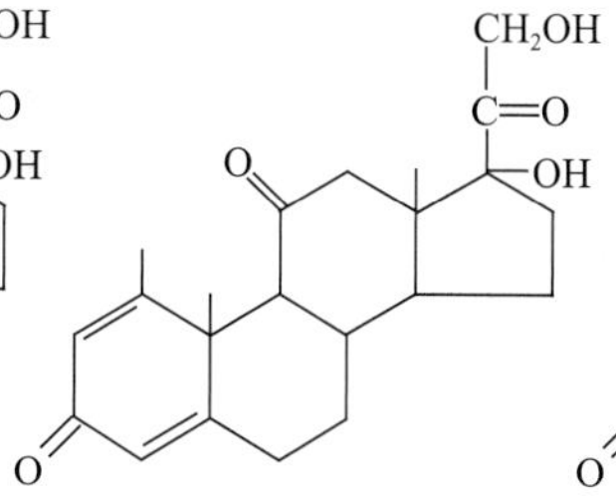

泼尼松
（triamcinolone）

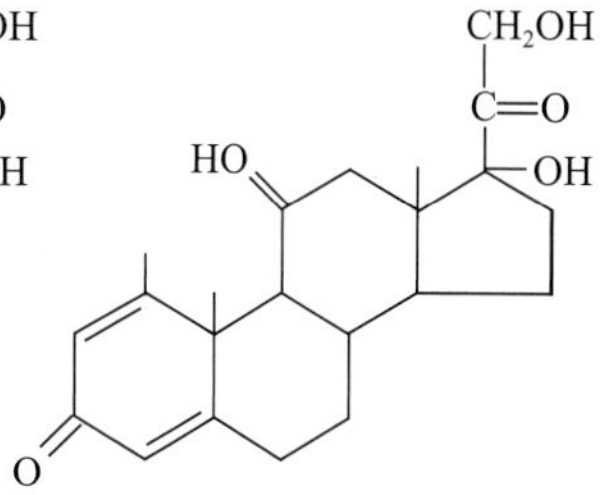

泼尼松龙
（prednisolone）

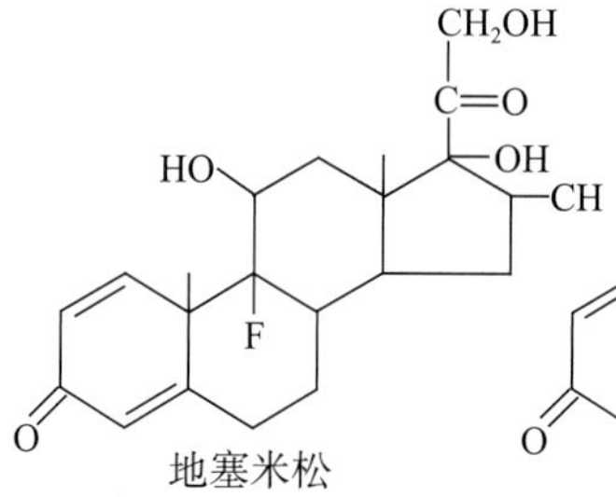

地塞米松
（dexamethasone）

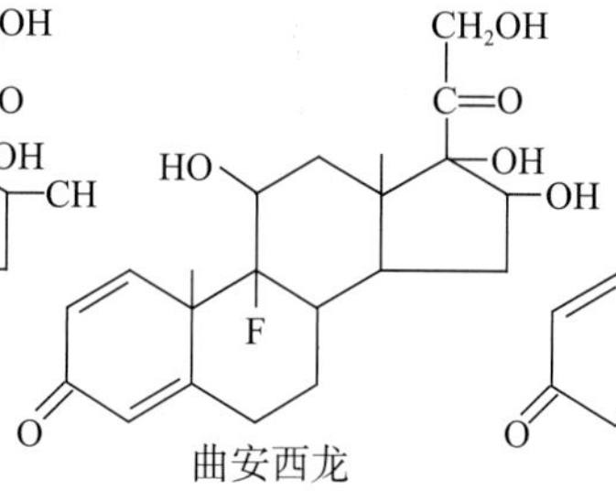

曲安西龙
（triamcinolone）

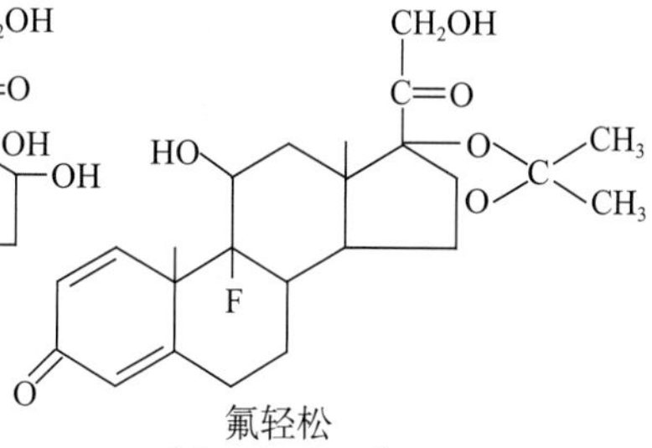

氟轻松
（fluocinolone）

图 6-4-1 肾上腺皮质激素类药物的化学结构

该类药物的构效关系如下。

（一）双键的引入

如将 1 位和 2 位碳之间改成不饱和的双键，其抗炎作用和对糖代谢的影响增加 4 ~ 5 倍，而对电解质代谢的影响减小。如可的松成为泼尼松（prednisone，强的松），氢化可的松成为泼尼松龙（prednisolone，强的松龙）。

（二）氟的引入

在氢化可的松的结构上引入氟，可显著增加抗炎与水钠潴留作用。如 9α 位上引入氟成为氟氢可的松（fludrocortisone），在 6α 和 9α 位上都引入氟生成氟氢松。

（三）甲基的引入

若在 6α 位引入一甲基，抗炎作用增强，体内分解延缓。如泼尼松龙在 6α 位引入甲基形成抗炎作用更强的甲泼尼松龙（methylprednisolone）。在氟氢可的松的 16β 位引入甲基，即成为倍他米松；在其 16α 位引入甲基，则变成地塞米松，两者的抗炎作用显著增强，作用持续时间延长，但对水钠潴留几乎无影响。6α- 氟 -16α- 甲泼尼松即帕拉米松（paramethasone）也具有上述特性。

（四）羟基的引入

若在氟氢可的松的 16α 位引入羟基生成如 9α- 氟 -16α- 羟泼尼松即曲安西龙（triamcinolone），其抗炎作用加强，而水钠潴留作用无变化。

二、糖皮质激素类药物的药代动力学特点

糖皮质激素类药物均具有类固醇结构，脂溶性高，故口服、注射均易吸收。氢化可的松进入血液后约 90% 与血浆蛋白结合，其中约 80% 与 CBG 结合，10% 与白蛋白结合。CBG 在肝中合成，雌激素对其有明显促进作用。糖皮质激素类药物主要在肝脏中代谢转化，代谢产物由尿中排出。可的松与泼尼松为无活性的前药（pro-drug），两者结构中第 11 位碳原子（C_{11}）上的氧需在肝中转化为羟基，生成氢化可的松和泼尼松龙方能发挥作用，故严重肝功能不全的患者宜应用氢化可的松或泼尼松龙。

常用糖皮质激素类药物的药代动力学特点见表 6-4-1。

表 6-4-1　常用糖皮质激素类药物的药代动力学特点

药　物	半效期（h）	药理活性			抗炎等效剂量（mg）
		抗炎作用（比值）	糖代谢（比值）	水盐代谢（比值）	
短效类					
氢化可的松	8 ~ 12	1.0	1.0	1.0	20
可的松	8 ~ 12	0.8	0.8	0.8	25
中效类					
泼尼松	12 ~ 36	4	3.5	0.3	5
泼尼松龙	12 ~ 36	5	4.0	0.3	5

续表

药　物	半效期（h）	药理活性			抗炎等效剂量（mg）
		抗炎作用（比值）	糖代谢（比值）	水盐代谢（比值）	
甲泼尼松龙	12 ~ 36	5	5.0	0	4
甲泼尼松	12 ~ 36	5	—	0	4
曲安西龙	12 ~ 36	5	5.0	0	4
帕拉米松		10		0	2
氟泼尼松龙	—	15	—	0	1.5
长效类					
倍他米松	36 ~ 54	25 ~ 40	30 ~ 35	0	0.6
地塞米松	36 ~ 54	30	30	0	0.75

三、糖皮质激素类药物的药理学作用

糖皮质激素类药物的作用随剂量不同而变化。适应生理条件下的基础分泌量的糖皮质激素主要影响正常物质代谢过程,超生理剂量(药理剂量)的糖皮质激素还有抗炎、免疫抑制、抗休克、抗毒素等多种药理作用。有关糖皮质激素的生理作用前文已述及(详见本章第二节),本部分主要讨论本类药物的药理学作用及其机制。

(一)抗炎作用

糖皮质激素具有迅速、强大、非特异性抗炎作用,能抑制感染性、物理性、化学性、免疫性等各种原因造成的炎症反应。在炎症早期,可提高血管的紧张性、减轻充血、降低毛细血管的通透性,从而减轻渗出和水肿;同时抑制白细胞浸润及吞噬反应,减少各种炎症因子的释放,因此能改善红、肿、热、痛等症状。在炎症后期,糖皮质激素通过抑制毛细血管和纤维母细胞的增生,延缓胶原蛋白、黏多糖的合成及肉芽组织增生,防止黏连及瘢痕形成,减轻后遗症。但必须注意,炎症反应是机体的一种防御性反应,炎症后期的反应更是组织修复的重要过程。因此,糖皮质激素在抑制炎症、减轻症状的同时,也一定程度地降低机体的防御功能,若使用不当可致感染扩散,阻碍创面愈合。

糖皮质激素抗炎作用的主要机制为基因组效应和非基因组效应:

1. 基因组效应

糖皮质激素具有高脂溶性,易进入细胞,与胞浆内的糖皮质激素受体结合。GR由约800个氨基酸构成,因羧基端激素结合域不同分为GRα和GRβ两种亚型,GRα活化后产生经典的激素效应,而GRβ不具备与激素结合的能力,作为GRα拮抗体起作用。未活化的GRα在胞浆内与热休克蛋白等结合成大的复合体,当该复合体与激素结合后,构型发生变化,GRα与HSP90等分离,随之类固醇—受体复合体易位进入细胞核,在核内与特异性DNA位点,即靶基因启动子序列的糖皮质激素反应元件(glucocorticoid response element,GRE)或负性糖皮质激素反应元件(negative glucocorticoid response element,nGRE)结合,影响炎症相关蛋白基因转录,从而发挥抗炎作用。

具体表现如下：

（1）对炎症抑制蛋白及某些靶酶的影响：糖皮质激素通过基因效应诱导脂皮素 -1（lipocortin 1）的生成，后者抑制磷脂酶 A_2，影响花生四烯酸代谢的连锁反应，使前列腺素类（prostaglandins，PGs）物质 PGE_2、PGI_2 和白三烯类（leukotrienes，LTs）物质 LTA4、LTB4、LTC4 和 LTD4 等炎症介质释放减少；抑制诱导型一氧化氮合成酶和环氧化酶 -2 等的表达，从而阻断相关介质的产生，发挥抗炎作用。

（2）对细胞因子及黏附分子的影响：糖皮质激素不仅能抑制多种炎症细胞因子如肿瘤坏死因子 -α（tumor necrosis factor，TNF-α）、白介素（interleukin，IL）-1、IL-2、IL-6、IL-8 等的产生，且可在转录水平上直接抑制黏附分子如 E- 选择素（E-selectin）及细胞间黏附分子 -1（intercellular adhesion molecule-I，ICAM-1）的表达。此外，还影响细胞因子及黏附分子生物效应的发挥。

（3）对炎症细胞凋亡的影响：GR 介导基因转录变化，最终激活半胱天冬酶（caspase）和特异性核酸内切酶而引起炎症细胞凋亡。

2. 非基因组效应

近年发现，非基因快速效应是糖皮质激素发挥作用的另一重要机制。主要包括非基因的受体介导效应和生化效应两类，与基因组效应相比，非基因组效应特点为起效迅速、对转录和蛋白质合成抑制剂不敏感。在不能通过细胞膜、缺少细胞核或不能进行 RNA 和蛋白质合成的细胞内（如红细胞、精子、培养的胚胎海马神经元）以及与不具有激活转录活性的突变受体结合的情况下，糖皮质激素均能发挥效应。

糖皮质激素发挥非基因组效应主要通过以下途径：

（1）细胞膜类固醇受体：除类固醇核受体外，尚存在细胞膜类固醇受体，而类固醇的快速非基因效应与细胞膜类固醇受体相关。目前这一受体的主要结构已清楚，并已被克隆。

（2）非基因的生化效应：近来证实了激素对细胞能量代谢的直接影响。如甲泼尼松龙溶解于细胞膜，并影响细胞膜的生化特性，其对线粒体内膜的直接影响将致离子通透性增加，并继而导致氧化磷酸化耦联的解离。此外，激素还可以不通过减少细胞内 ATP 的产生而直接抑制阳离子循环。

（3）胞浆受体外成分介导的信号通路：糖皮质激素与 GR 结合后，GRα 与 HSP90 等成分分离，随之类固醇受体复合体易位进入细胞核产生基因效应，而 HSP90 等受体外成分则可进一步激活某些信号通路（如 Src）产生快速效应。

虽然糖皮质激素基因组效应和非基因组效应间存在许多不同点，它们之间存在交互调节。

（二）免疫抑制与抗过敏作用

糖皮质激素可抑制 T 淋巴细胞的分化，减少细胞因子的产生；抑制浆细胞抗体的生成和组胺的生成，因此具有抑制免疫反应和抗过敏的作用。糖皮质激素能解除许多过敏性疾病的症状，抑制因过敏反应而产生的病理变化，并可用于预防组织器官的移植排异反应，对于自身免疫性疾病也能发挥一定的近期疗效。但应注意长期应用糖皮质激素可导致机体免疫功能下降，易发生感染。

1. 对免疫系统的抑制作用

小剂量糖皮质激素主要抑制细胞免疫；大剂量则能抑制由 B 细胞转化成浆细胞的过程，使抗体生成减少，干扰体液免疫。糖皮质激素对免疫的抑制作用随动物种属不同存在明显差异。小鼠、大鼠、家兔等较敏感，应用糖皮质激素类药物能使之胸腺缩小、脾脏淋巴结减少，血中淋巴细胞溶解；而豚鼠、猴和人对其的敏感性较差，如糖皮质激素不能使正常人淋巴细胞溶解，也不能使免疫球蛋白合成或补体代谢明显下降，更不能抑制特异性抗体的合成。

糖皮质激素对免疫过程的许多环节均有抑制作用：①抑制巨噬细胞对抗原的吞噬和处理。②使敏感动物的淋巴细胞破坏和解体，导致血中淋巴细胞迅速减少。③干扰淋巴组织在抗原作用下的分裂和增殖，阻断致敏 T 淋巴细胞所诱发的单核细胞和巨噬细胞的募集等。

目前认为糖皮质激素发挥免疫抑制作用的机制与以下因素有关：①诱导淋巴细胞中 DNA 降解，这种由甾体激素诱导的核 DNA 降解现象只发生于淋巴组织中，并具有糖皮质激素特异性。②对淋巴细胞物质代谢的影响，减少葡萄糖、氨基酸以及核苷的跨膜转运过程，抑制淋巴细胞中 DNA、RNA 和蛋白质的生物合成，降低淋巴细胞中 RNA 聚合酶的活力并减少 ATP 的生成。③诱导淋巴细胞凋亡，体内和体外实验均证实糖皮质激素能够使胸腺细胞皱缩、膜起泡、染色体凝缩、核碎裂，形成凋亡小体，受影响的主要是 CD4/CD8 双阳性的未成熟淋巴细胞，还诱导 B 淋巴细胞凋亡。④抑制核转录因子 NF-κB 活性，NF-κB 为一种重要的转录调节因子，在胞浆内与 NF-κB 抑制蛋白 IκB 结合呈非活性状态，一旦被激活便与 IκB 解离而转入核内与特异的启动子结合，从而调控基因的表达。NF-κB 过度激活可导致多种炎性细胞因子的生成，与移植物排斥反应、炎症等疾病发病有关。糖皮质激素一方面通过其受体直接与 NF-κB 异源二聚体的 p65 亚基（RelA）相互作用，抑制 NF-κB 与 DNA 结合，阻断其调控作用；另一方面能增加 NF-κB 抑制蛋白 IκBα 的合成，IκBα 于胞核内与激活的 NF-κB 结合，使 NF-κB 脱离靶基因 κB 位点回至胞浆中，进而在胞浆内重新配置，从而发挥免疫抑制作用。

2. 抗过敏作用

在免疫过程中，由于抗原 - 抗体反应引起肥大细胞脱颗粒而释放组胺、5- 羟色胺、过敏性慢反应物质、缓激肽等，从而引起一系列过敏性反应症状。糖皮质激素被认为能减少上述过敏介质的产生，抑制因过敏反应而产生的病理变化，如过敏性充血、水肿、渗出、皮疹、平滑肌痉挛及细胞损害等，因而能解除或减轻许多过敏性疾病的症状。

（三）抗毒素作用

糖皮质激素对细菌外毒素无作用，也不能直接中和内毒素，但可提高机体对内毒素的耐受力，减轻内毒素的损害。糖皮质激素可减少内源性致热原的释放，并降低体温调节中枢对致热源的敏感性，能够明显改善中毒性感染引起的发热症状。

（四）抗休克作用

大剂量的糖皮质激素类药物已广泛应用于治疗各种严重休克，特别是中毒性休克的治疗。动物实验显示其对内毒素和出血性休克具有保护作用，但对其临床评价尚未定论。一般认为大剂量糖皮质激素抗休克的作用与以下因素有关：①抑制某些炎症因子的产生，减轻全身炎症反应综合征及组织损伤。②提高机体对细菌内毒素的耐受力。③扩张痉挛收缩的血管和兴奋心脏、加强心肌收缩力。④降低血管对某些缩血管活性物质的敏感性，使微循环血流动力学恢复正常，改善休克状态。⑤稳定溶酶体膜，减少心肌抑制因子（myocardial depressant factor，MDF）的形成。

四、糖皮质激素类药物的临床应用

糖皮质激素类药物作用的靶细胞遍布全身多个组织器官，故临床应用非常广泛。

（一）严重感染或炎症

1. 严重急性感染

糖皮质激素类药物主要用于中毒性感染或同时伴有休克者，如中毒性菌痢、暴发型流行性脑脊髓膜炎、重症伤寒、急性粟粒性肺结核、中毒性肺炎、猩红热及败血症等，在应用有效抗菌药物治疗感染的同时，可用糖皮质激素类药物做辅助治疗。因其能增加机体对有害刺激的耐受性，减轻中毒症状，有利于争取时间，进行抢救。鉴于目前缺乏有效抗病毒药物，因此，病毒感染原则上不用激素，以免引起机体防御能力降低使感染扩散而加剧。但在一些重症的感染，如严重急性呼吸综合征（severe acute respiratory syndrome，SARS，传染性非典型肺炎）、新冠病毒感染引发的肺炎、严重传染性肝炎、流行性腮腺炎、麻疹和乙型脑炎等，也有缓解症状的作用。

对于多种结核病的急性期，特别是渗出为主的结核病，如结核性脑膜炎、心包炎、胸膜炎、腹膜炎，在早期应用抗结核药物的同时辅以短程糖皮质激素类药物，可迅速退热，减轻炎症渗出，使积液消退，减少愈合过程中发生的纤维增生及黏连。但剂量宜小，一般为常规剂量的 1/2 ~ 2/3。目前认为，在有效抗结核药物的作用下，糖皮质激素的治疗并不引起结核病灶的恶化。

2. 防止某些炎症的后遗症

如果炎症发生在人体重要器官（如脑、心、关节、睾丸、眼等），由于炎症损害或恢复时产生黏连和瘢痕，将引起严重功能障碍，用糖皮质激素类药物可以减少炎性渗出，防止组织过度破坏，抑制黏连及瘢痕的形成。早期应用糖皮质激素类药物可防止后遗症的发生。

（二）免疫相关疾病

1. 自身免疫性疾病

糖皮质激素类药物为多发性皮肌炎的首选药。严重风湿热、风湿性心肌炎、风湿性及类风湿关节炎、系统性红斑狼疮、自身免疫性贫血和肾病综合征等自身免疫性疾病，在应用糖皮质激素后可缓解症状。一般采用综合疗法，不宜单用，以免引起不良反应。

2. 器官移植排斥反应

异体器官移植手术后所产生的免疫排斥反应也可使用糖皮质激素类药物，常与免疫抑制剂合用。

3. 过敏性疾病

过敏性疾病如荨麻疹、血清热、花粉症、血管神经性水肿、过敏性鼻炎、支气管哮喘和过敏性休克等，主要应用抗组胺药物和肾上腺素受体激动药治疗。对严重病例或其他药物无效时，可使用糖皮质激素类药物辅助治疗，目的是抑制抗原 - 抗体反应所引起的组织损害和炎症过程。吸入型糖皮质激素类药物防治哮喘效果较好且安全可靠，极少有副作用，近年来已作为防治哮喘的一线用药，常与长效吸入型 β_2 受体激动药合用。

（三）休克

糖皮质激素类药物对不同病因引起的休克治疗地位不同。对感染中毒性休克，在保证足量有效的抗菌药物治疗的前提下，可及早、短时间内突击使用大剂量皮质激素，待微循环改善、脱离休克状态即可停用；对过敏性休克，糖皮质激素类药物可与首选药肾上腺素合用；对低血容量性休克，在补液补电解质或输血后效果不佳者，可合用超大剂量的糖皮质激素类药物；对心源性休克须结合病因治疗。

（四）血液病

糖皮质激素类药物多用于治疗儿童急性淋巴细胞性白血病，目前采取与抗肿瘤药物联合的多药并用方案。但对急性非淋巴细胞性白血病的疗效较差。此外，还可用于粒细胞减少症、再生障碍性贫血、血小板减少症和过敏性紫癜等的治疗，但停药后易复发。

（五）局部应用

糖皮质激素类药物对常见皮肤病，如湿疹、接触性皮炎、银屑病等均有效，多用氢化可的松、泼尼松龙或氟氢松等软膏、霜剂或洗剂局部用药。肌肉韧带或关节劳损时，可将醋酸氢化可的松或醋酸泼尼松龙混悬液加入 1% 普鲁卡因注射液，肌内注射，也可注入韧带压痛点或关节腔内用以消炎止痛。变态反应性鼻炎可鼻腔局部用药，疗效优于抗组胺药，且副作用轻微。

（六）替代疗法

用于原发性或继发性肾上腺皮质功能减退症的替代疗法（replacement therapy），如艾迪生病、脑垂体前叶功能减退及肾上腺次全切除术后、肾上腺危象等，一般采用维持剂量。

（七）恶性肿瘤

糖皮质激素类药物也是控制晚期和转移性乳腺癌的重要药物。对骨转移引起的严重疼痛、胸膜和肺转移引起的呼吸困难、肝转移引起的疼痛、脑转移引起的颅内压迫症状均有一定疗效。前列腺癌术后患者，当雌激素疗效不佳，不能控制癌症的发展时，应用泼尼松 10 ~ 20 mg/d，可使症状明显改善。

五、糖皮质激素类药物的不良反应及应用注意事项

糖皮质激素类药物临床应用非常广泛，但不适当地使用或长期大剂量使用可导致多种不良反应和并发症，甚至危及生命。

（一）长期大剂量应用引起的不良反应

1.医源性肾上腺皮质功能亢进

又称类肾上腺皮质功能亢进综合征或药源性库欣综合征（见本章"库欣综合征"部分），为过量激素引起脂代谢和水盐代谢紊乱的结果。表现为满月脸、水牛背、向心性肥胖、皮肤变薄、肌肉萎缩、低血钾、浮肿、骨质疏松、多毛、痤疮、高血压、高血脂、糖尿病等（图 6-3-2），停药后症状可自行消退。必要时可加用降血糖药物、抗高血压药物治疗，并采用低糖、低盐、高蛋白饮食及加用氯化钾等措施。

2.诱发或加重感染

该作用是糖皮质激素类药物降低机体防御功能所致。长期应用 GC 可诱发感染或使体内潜在病灶扩散，尤其是原有疾病已使机体抵抗力降低时，如白血病、再生障碍性贫血、肾病综合征等疾病的患者更易发生。还可使原来静止的结核病灶扩散、恶化，故有结核病史的患者，使用糖皮质激素类药物时应根据需要适当合用抗结核病药。

3.心血管系统并发症

长期应用糖皮质激素类药物，由于水钠潴留和血脂升高可引起高血压和动脉粥样硬化。还可引起脑卒中、高血压性心脏病、血管脆性增加等。

4.消化系统并发症

因糖皮质激素类药物可刺激胃酸、胃蛋白酶的分泌并抑制胃黏液分泌，降低胃肠黏膜的抵抗力，增强迷走神经兴奋性，故可诱发或加剧胃、十二指肠溃疡，甚至造成消化道出血或穿孔，对少数患者可诱发脂肪肝或胰腺炎。

5.骨质疏松、肌肉萎缩、伤口愈合迟缓

其机制与糖皮质激素类药物促进蛋白质分解、抑制蛋白质合成及成骨细胞活性、增加钙、磷排泄等有关。骨质疏松多见于儿童、绝经期妇女和老人，严重者可发生自发性骨折。应注意适当补充蛋白质、维生素 D 和钙盐等。由于糖皮质激素类药物可抑制生长激素的分泌和造成负氮平衡，可影响儿童的生长发育，故儿童用药需十分慎重，常采用短效或中效制剂，避免长效制剂。哺乳期女性接受大剂量糖皮质激素类药物治疗时应暂停哺乳。

Note

6. 糖尿病

糖皮质激素类药物能够促进糖原异生，降低组织对葡萄糖的利用，抑制肾小管对葡萄糖的重吸收作用，因而长期应用超生理剂量糖皮质激素类药物者，将引起糖代谢的紊乱，约半数患者出现糖耐量受损或糖尿病，称为类固醇性糖尿病（steroid diabetes mellitus，SDM）。这类糖尿病对降糖药物敏感性较差，所以应在控制原发病的基础上，尽量减少糖皮质激素类药物的用量，最好停药。如不能停药，应酌情给予口服降糖药或注射胰岛素治疗。

7. 糖皮质激素类药物性青光眼

有报道长期持续应用糖皮质激素类药物的患者约 40% 发生青光眼，称为糖皮质激素类药物性青光眼（glucocorticoid induced glaucoma，GIG），由于易感患者外周血淋巴细胞与小梁网细胞糖皮质激素类药物受体比正常人有更高的亲和力，小梁细胞功能活动的异常导致房水回流不畅，引起眼压升高。其临床表现与原发性开角型青光眼相似，应注意区别。因此，在使用糖皮质激素类药物类药物时要定期检查眼压、眼底、视野，以减少糖皮质激素类药物青光眼的发生。

8. 其他

糖皮质激素类药物可通过胎盘，使用药理剂量的糖皮质激素类药物可增加胎盘功能不全、新生儿体重减少或死胎的发生率。妊娠期间曾接受一定剂量的糖皮质激素类药物者应注意观察婴儿是否有肾上腺皮质功能减退的表现。因其可提高中枢神经系统兴奋性，有癫痫或精神病史者禁用或慎用。

（二）停药反应

1. 医源性肾上腺皮质功能不全

长期应用糖皮质激素类药物的患者，如减量过快或突然停药，特别是当遇到感染、创伤、手术等严重应激情况时，可发生肾上腺皮质功能不全或肾上腺危象，表现为恶心、呕吐、乏力、低血压和休克等，需及时抢救。这是由于长期大剂量使用糖皮质激素类药物，反馈性抑制下丘脑垂体 - 肾上腺轴致肾上腺皮质萎缩所致。肾上腺皮质功能的恢复时间与剂量、用药时间长短和个体差异等有关。停用激素后，垂体分泌 ACTH 的功能一般需经 3～5 个月才恢复；肾上腺皮质对 ACTH 起反应功能的恢复需 6～9 个月，甚至 1～2 年。因此，不可骤然停药，须缓慢减量；停用糖皮质激素类药物后连续应用 ACTH 7 天左右；在停药 1 年内如遇应激情况，应及时给予足量的糖皮质激素类药物。

2. 反跳现象

因患者对糖皮质激素类药物产生了依赖性或病情尚未完全控制，突然停药或减量过快而致原病复发或恶化。常需加大剂量再行治疗，待症状缓解后再缓慢减量、停药。

3. 糖皮质激素类药物抵抗

大剂量糖皮质激素类药物治疗疗效很差或无效称为糖皮质激素类药物抵抗。此时对患者盲目加大剂量和延长疗程不但无效，而且会引起严重的后果。目前临床还未见解决糖皮质激素类药物抵抗的有效措施。

六、糖皮质激素类药物的禁忌证

糖皮质激素类药物的禁忌证包括：曾患或现患严重精神病和癫痫、活动性消化性溃疡、骨折、新近胃肠吻合术、创伤修复期、角膜溃疡、肾上腺皮质功能亢进症、严重高血压、糖尿病、孕妇、抗菌药物不能控制的感染（如麻疹、水痘、真菌感染）等。当适应证和禁忌证并存时，应全面分析，权衡利弊，慎重决定。如病情危急，虽有禁忌证存在，仍需用药，危险期过后，应尽早减量或停药。

七、糖皮质激素类药物的用法与疗程

1. 大剂量冲击疗法

适用于急性、重度、危及生命的疾病的抢救，如休克、急性移植排斥反应等，常用氢化可的松静脉给药，首剂量 200 ~ 300 mg，一日量可超过 1 g，以后逐渐减量，疗程不超过 3 ~ 5 天。宜合用氢氧化铝凝胶等以防止急性消化道出血。

2. 一般剂量长期疗法

多用于结缔组织病和肾病综合征等。常用泼尼松口服，开始每日 10 ~ 30 mg，一日 3 次，获得临床疗效后逐渐减量，每 3 ~ 5 日减量 1 次，每次按 20% 左右递减，直到最小有效维持量。需要长期用药维持疗效的患者，可采取两种方式：①每日清晨一次给药法：一般采用短效类的可的松或氢化可的松，在每日清晨 7:00—8:00 一次服用。这种给药法使外源性糖皮质激素类药物血浆浓度与内源性糖皮质激素类药物分泌昼夜节律重合，可减少药物对内源性皮质激素分泌功能的抑制。②隔日清晨给药法：即每隔一日，早晨 7:00—8:00 给药 1 次。一般采用中效类的泼尼松或泼尼松龙，避免使用长效的制剂以减少对 HPA 轴的抑制。

3. 小剂量替代疗法

适用于治疗急、慢性肾上腺皮质功能不全症（包括肾上腺危象、艾迪生病）、脑垂体前叶（腺垂体）功能减退及肾上腺次全切除术后。一般维持量，可的松每日 12.5 ~ 25 mg，或氢化可的松每日 10 ~ 20 mg。

在长时间使用糖皮质激素类药物治疗过程中，遇下列情况之一者，应撤去或停用糖皮质激素类药物：①维持量已减至正常基础需要量，经长期观察，病情已稳定不再活动者。②因治疗效果差，不宜再用糖皮质激素类药物，应换药者。③因严重副作用或并发症，难以继续用药者。

（王姿颖）

Note

第五节 肾上腺髓质

肾上腺髓质处于神经系统和内分泌系统的交界，其与交感神经节的胚胎发生同源，因此，肾上腺髓质实际是交感神经系统的延伸部分，在功能上相当于无轴突的交感神经节后神经元。肾上腺髓质分泌的产物为儿茶酚胺，后者也是经典的交感神经递质，但由于肾上腺髓质所分泌的儿茶酚胺释放入血而非进入突触间隙，在远处通过激动特异性受体发挥作用，符合激素的定义，因此肾上腺髓质也被看作一个内分泌器官，但其分泌速度和作用时间等方面又与其他激素大不相同。

一、肾上腺髓质的组织结构

肾上腺髓质主要由排列成索状或团状的髓质细胞组成，细胞间为血窦和少量结缔组织，髓质中央有中央静脉。髓质细胞呈多边形，核圆着色浅，胞质嗜碱性（图 6-1-4）。如用含铬盐的固定液固定标本，胞质内可见黄褐色的嗜铬颗粒，因而髓质细胞又称嗜铬细胞（chromaffin cell）。嗜铬细胞包括肾上腺素细胞和去甲肾上腺素细胞。前者数量较多，后者数量较少。在电子显微镜下，肾上腺素细胞内的分泌颗粒核芯电子密度较低，去甲肾上腺素细胞内的分泌颗粒核芯电子密度高，并呈偏心位。髓质内还有少量散在的交感神经节细胞，胞体较大，散在分布。此外，髓质细胞还合成和释放甘丙肽、脑啡肽等多肽。

二、肾上腺髓质激素的合成与分泌调控

（一）肾上腺髓质激素的合成与代谢

肾上腺髓质嗜铬细胞分泌的激素主要为肾上腺素（epinephrine，adrenaline）、去甲肾上腺素（norepinephrine，NE，noradrenaline，NA）和少量多巴胺（dopamine，DA），源于酪氨酸，因结构中均含有邻二苯酚（儿茶酚）基团，属于儿茶酚胺（catecholamine，CA）。人肾上腺髓质分泌的主要激素是肾上腺素（肾上腺素与去甲肾上腺素分泌细胞比例 9 : 1，分泌量比例为 4 : 1），而交感神经末梢释放的主要为去甲肾上腺素（见本丛书《神经系统》）。肾上腺髓质细胞合成去甲肾上腺素的过程与交感节后神经元的过程基本相同，但髓质嗜铬细胞中存在大量苯基乙醇胺 -N- 甲基转移酶（phenylethanolamine N methyl transferase，PNMT），可使去甲肾上腺素甲基化生成肾上腺素。PNMT 只存在于肾上腺髓质和脑内的一些神经元，其他组织不能合成肾上腺素，均由血液中摄取。

儿茶酚胺分泌后储存于嗜铬颗粒中以备释放。

与其他绝大部分激素不同，肾上腺髓质激素作用快速、短暂，血浆半衰期只有数

Note

秒。循环中的儿茶酚胺很快被儿茶酚 -O- 甲基转移酶（catechol-O-methyltransferase，COMT）和单胺氧化酶催化下转化为香草扁桃酸（vanillylmandelic acid，VMA）而从尿中排出。因此尿中 VMA 的含量是嗜铬细胞瘤诊断的重要指标之一。

（二）肾上腺髓质激素分泌的调控

肾上腺髓质的分泌功能受交感神经、肾上腺皮质激素及自身调控。

1. 交感神经的作用

肾上腺髓质受交感神经支配。交感神经节前纤维释放乙酰胆碱，与肾上腺髓质上的烟碱（N_1）受体结合，促进嗜铬细胞合成儿茶酚胺。如果交感神经兴奋时间较长，参与儿茶酚胺合成的酪氨酸羟化酶、多巴胺 -β- 羟化酶以及 PNMT 的活性均增强，从而促进儿茶酚胺的合成。

2. 糖皮质激素的作用

糖皮质激素可通过诱导多巴胺 -β- 羟化酶和 PNMT 的表达促进儿茶酚胺的合成，因肾上腺皮质的血液流经髓质后复又进入血循环，这一解剖特点有利于糖皮质激素直接进入髓质，调节儿茶酚胺的合成。如果肾上腺皮质激素的分泌受阻，髓质很快萎缩，分泌的儿茶酚胺主要为去甲肾上腺素。

3. 儿茶酚胺合成的反馈性调节

当细胞内儿茶酚胺浓度增加到一定程度时，可反馈抑制酪氨酸羟化酶，使儿茶酚胺的合成减少。肾上腺素合成增多时可抑制 PNMT，从而减少去甲肾上腺素的甲基化反应。而当肾上腺素与去甲肾上腺素从细胞内释放入血后，胞质内儿茶酚胺含量减少，则解除了上述的负反馈抑制，儿茶酚胺的合成随即增加。

除儿茶酚胺外，肾上腺髓质的嗜铬细胞和周围交感神经元还可合成和分泌多种肽类激素，如甲硫氨酸脑啡肽、亮氨酸脑啡肽及肾上腺髓质肽（adrenomedullin，AM）等。AM 最初由肾上腺髓质嗜铬细胞瘤中分离而得名，后发现除肾上腺髓质外，内皮细胞和血管平滑肌也可分泌 AM，此外，脑、心、肺、肾等器官均可测得 AM 活性。人类的 AM 为 52 肽，与降钙素基因相关肽（calcitonin gene-related peptide，CGRP）属同一家族。AM 作用广泛，通过 AM 受体和 CGRP 受体介导，增加靶细胞内 cAMP，抑制血管紧张素 II 和醛固酮的释放，有强烈的舒张血管和降血压作用，对心脏则引起正性变力作用，且可抑制心肌肥厚。血中的 AM 主要来自于血管内皮细胞，通过旁分泌方式直接调节血管平滑肌的张力，可能在高血压的发病机制中具有重要意义。

三、肾上腺髓质激素的生理作用

肾上腺素和去甲肾上腺素可与细胞膜上不同的肾上腺素受体结合，发挥生物学效应。由于肾上腺素受体在机体分布广泛并具有不同的亚型，故肾上腺素和去甲肾上腺素对各器官、组织的作用也十分复杂。总体而言，肾上腺素对于 α、$β_1$、$β_2$ 受体均有较强的亲和力，而去甲肾上腺素对 α 受体的亲和力高于 $β_1$ 受体，对 $β_2$ 受体几乎无作用。

有关肾上腺素和去甲肾上腺素对各组织器官的作用详见本丛书《心血管系统》。在此主要讨论其对物质代谢的影响和在应急反应中的作用。

（一）调节物质代谢

肾上腺素和去甲肾上腺素与各型肾上腺素能受体结合后调节物质代谢的机制不同。骨骼肌运动增强时，肾上腺素可通过激活 β_2 受体，加强肌糖原的分解，为肌肉收缩提供即时的能源供应；必要时也能通过激活 β_3 受体，加强脂肪组织的脂肪分解，为肌肉较为持久的活动提供游离脂肪酸分解供能；肾上腺素还能通过激活肝细胞的 α_1 受体来促进糖异生，以维持血糖浓度；此外，骨骼肌运动时还能通过局部自主神经的支配激活 α_2 受体，抑制胰岛素分泌，促进糖异生，协同血糖浓度的维持。

（二）参与应急反应

肾上腺髓质最重要的作用，被认为是在紧急情况时，通过交感神经 - 肾上腺髓质系统（sympathetic adrenomedullary system）为机体创造准备斗争或逃走（fight and flight）的体内条件，此学说即为坎农（W. B. Cannon，1928）提出的应急学说（emergency reaction hypothesis）。该学说认为当机体遇到紧急情况时，如失血、缺氧、剧痛、寒冷、低血糖、低血压激烈运动以及强烈的情绪反应（恐惧焦虑）等，通过传入纤维将有关信息传到延髓网状结构、下丘脑及大脑皮层，交感神经和肾上腺髓质均被激活，以应对紧急情况。此时，交感神经末梢释放的去甲肾上腺素和肾上腺髓质急剧分泌的大量儿茶酚胺类激素（可达基础水平的1000倍）使机体处于警觉状态，反应极为机敏；心率加快，心输出量增加，血压升高，全身血量重新分配（皮肤、黏膜、内脏血流减少，心、脑及骨骼肌血流量增加）；呼吸加深加快；血糖升高，脂肪分解，葡萄糖、脂肪氧化增强，以满足机体在紧急情况下骤增的能量需求。这种在紧急情况下发生的交感 - 肾上腺髓质系统活动增强的适应性反应，称为应急反应（emergency reaction）。

现在认为，坎农的"应急"和塞里的"应激"学说，实质上都是在机体受到伤害性刺激时，通过中枢神经系统的整合，经协调神经 - 内分泌调节活动而实现的自我保护性反应，以应对并迅速适应突然出现的环境变化。一般而言，前者在于动员机体潜在能力，以提高机体对环境突变的应变能力，后者则是增强机体对伤害性刺激的耐受能力。

四、嗜铬细胞瘤

因机体的儿茶酚胺存在交感神经和肾上腺两个来源，故肾上腺髓质分泌不足没有明显的临床意义。双侧肾上腺切除术后仅需补充皮质激素替代治疗即可，但肾上腺髓质分泌过多会导致严重的内分泌疾病，最常见为嗜铬细胞瘤。这种肿瘤可见于任何一个神经节，约90%发生于肾上腺髓质。由于肿瘤阵发性或持续性释放大量儿茶酚胺，作用于肾上腺素受体，引起高血压、高代谢、心律失常等临床症状，可通过手术及肾上腺素受体阻断药进行治疗。

五、肾上腺髓质激素的药理学应用

详见《心血管系统》

（一）肾上腺素的药理学应用

1. 心搏骤停

肾上腺素可用于溺水、麻醉和手术意外、传染病和心脏传导阻滞所致的心搏骤停。

2. 过敏性休克

肾上腺素是各种原因引起的过敏性休克首选药物，但应注意给药途径并避免过量过速。

3. 支气管哮喘

肾上腺素用于支气管哮喘作用强大迅速，但不良反应重，一般不作首选，仅皮下注射用于控制急性发作。

4. 局部应用

肾上腺素可加入局麻药药液中，延长作用时间，减少不良反应；也可稀释后用于外伤表面（鼻黏膜和齿龈），使黏膜微血管收缩而止血。

（二）去甲肾上腺素的药理学应用

因其强大的缩血管作用，去甲肾上腺素应用较少，仅用于药物中毒性低血压或早期神经源性休克，但注意必须在保证血容量充足的前提下使用，也可用于局部止血。

（王姿颖　刘尚明）

第七章 应 激

病例7-1　林肯的应激经历

美国时代周刊千禧年时曾发起全美最伟大总统投票，结果林肯超越华盛顿和罗斯福当选。可是，很少有人知道，林肯的一生波折不断：7岁时，他的家人被赶出了居住的地方，他必须工作以抚养他们。9岁时，他的母亲去世。22岁时，他经商失败。23岁时，他竞选州议员，但是落选了。同年，他工作也丢了。想就读法学院，但进不去。24岁时，他向朋友借一些钱经商，但年底就破产了，接下来他花了17年，才把债还清。25岁时，他再次竞选州议员，这次终于赢了。26岁时，他订婚后就快结婚了，但伊人却去世了……这些应激经历导致林肯成为抑郁症患者，不断与抑郁症进行不懈的斗争。

请思考以下问题：

（1）林肯的应激经历对你有什么启示？

（2）如果你是林肯，你会采取哪些方法来应对应激所产生的效应？

第一节 概 述

一、应激的概念

加拿大心理学家塞里（Selye. H）于1936年首次提出的应激（stress）概念，是指机体对伤害性刺激的非特异性防御反应。现代理论将应激定义为：应激是个体面临或觉察（认知、评价）到环境变化（应激源）对机体有威胁或挑战时做出的适应性和应对性反应的过程。

　　塞里认为应激是机体对环境做出的适应性反应的一种非特异性全身适应综合征，称为"一般适应综合征"，并描述了应激动态发展的三个阶段。

　　第一阶段（警戒期）：表现为体重减轻、肾上腺皮质增大。外周反应为肾上腺素分泌增加、血压升高、脉搏与呼吸加快，心、脑器官血流量增加，血糖上升等。这些反应唤起了体内的防御能力，使机体处在最好的态势，以应付紧张性处境，或战斗或逃跑。如果应激源非常严重，可直接引起动物死亡。若机体处于持续的有害刺激下，又能度过第一阶段，则会转入下一个阶段。

　　第二阶段（抵抗期）：表现为体重恢复正常，肾上腺皮质变小，激素水平恒定。这时机体对应激源表现出一定的适应，对其的抵抗能力增强。若机体继续处在有害刺激下或刺激过于严重，则会丧失所获得的抵抗力而进入下一个阶段。

　　第三阶段（衰竭期）：表现为肾上腺增大，最终耗竭。体重再次减轻，淋巴系统功能紊乱，激素再次增加，最终耗竭。此时警戒期的症状再次出现。若应激刺激仍不能消除，上述征象将变得不可逆转，导致动物死亡。严重应激状态下的各个阶段都会对机体造成伤害。

　　塞里是第一个将外界刺激（应激）和疾病与健康联系起来的学者。他使人们对疾病的认识进一步扩展，将病因学的研究兴趣转入更广泛的领域。但塞里的研究仅限于动物实验，对动物的观察也仅限于生理方面变化，其观察指标局限在对器官水平的肉眼观察。因此，塞里的应激概念被称作生理应激。

　　继塞里之后，不少学者对应激的研究不再局限于应激的生理方面，而是更多地关注应激对机体心理机能和健康及疾病的影响，对引起机体应激的刺激也不局限生物刺激，而是扩展到生物、心理、社会刺激。现代应激观念强调环境刺激对人的生存有威胁、挑战的社会性或心理性或生物性刺激物，反应则是生理与心理（包括行为）两个方面，应激刺激和应激反应主要是心理的。因此，现代应激理论将应激过程分为四个部分：输入、中介、反应、应对。

二、应激源

（一）应激源的种类

　　应激源（stressor，输入部分）是指环境对个体提出的各种需求，经个体认知评价后可引起心理和（或）生理反应的刺激或情绪，可分为以下四类。

1. 躯体性应激源

　　躯体性应激源指直接作用于躯体的理化与生物学刺激物，是塞里早年提出的生理应激源，如高温、辐射、细菌、各类寄生虫、外伤及各类感染等。最初人们只是把这些刺激物看成是引起生理反应的因素，现在则认为上述刺激物可导致心理反应。

2. 心理性应激源

　　心理性应激源指个体因认知水平、价值观念、宗教信仰、伦理道德所致的强烈的心理冲突和情绪反应，以及动机与行为之间的矛盾及个性方面的缺陷。主要表现为各种挫折和心理冲突。

3. 社会性应激源

现代人类所遭遇的应激源主要是社会性应激源，包括重大的应激性生活事件、日常生活困扰、工作有关的应激（职业性应激）及生存环境应激等。

4. 文化性应激源

文化性应激源是指因语言、风俗、习惯、生活方式、宗教信仰等引起应激的刺激或情境。如迁居异国他乡，语言环境改变引起的"文化性迁移"。

（二）应激源研究

1. 应激性生活事件

生活中重大的变故称为应激性生活事件（stressful life event）。美国学者霍尔姆斯（Holmes）和雷赫（Rahe）将日常生活的变故（life crisis）编制成社会再适应量表（social readjustment rating scale，SRRS），并以生活变化单位（life change units，LCU）对应激程度进行定量测量。通过回顾性与前瞻性调查表明，生活变化单位升高与多种疾病的发生有明显相关。SRRS 是目前研究心理、社会因素与疾病关系的重要手段。但也存在争议，其不同观点主要表现在以下几个方面：①应激性生活事件与日后的发病状况相关性不高，甚至不相关。②生活事件有时是加重疾病，而不是引起疾病。③LCU 的定量不能反映在接受应激刺激与应对过程中的个体差异，尤其是对刺激评价的个体差异。④不能反映孤独、单调及生活中缺少寄托等境况所导致的应激。

2. 日常生活困扰

重大生活事件除即时影响外，还可构成"余波效应"（ripple effect），也即由原发事件所引起的后续的日常烦恼。另外，人们在生活中所面临的应激并不一定都涉及重大事件，有时是轻微而频繁的困扰或微应激源即指日常生活困扰（hassles of daily life）。

3. 工作相关应激源

工作相关应激源（work-related stressor）又称职业性应激源，大体上分为以下两大类：①职业内在的应激源，包括劳动条件、劳动范围和工作负荷。②企、事业中的政策及其执行过程中有关的应激源，包括组织的结构与气氛、职业性人际关系、个体在组织中的角色和责任及个人的职业经历。

4. 环境应激源

环境应激源指人类生存的自然环境的突然变故（如地震、洪水、风暴等）以及社会环境的意外与持续变动（如战争、政治变动、环境污染等）。流行病学调查发现，高应激地区（根据社会经济条件、犯罪率、暴力行为、人口密度等指标确定）人群高血压的发病率高于低应激地区，说明社区的综合因素可以成为应激源。

（鲁燕霞）

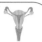

第二节　应激的中介机制

应激的中介机制是指机体将传入信息（应激源或环境需求）转变为输出信息（应激反应）的内在加工过程，是应激的中间环节。包括心理中介机制和生理中介机制。

一、心理中介机制（认知评价或觉察）

评价是指个体觉察到情景对自身影响的认知过程。Lazarus 等学者在个体察觉和评价应激刺激对应激严重程度影响方面进行过系列研究。按照 Lazarus 和 Folkman 的观点评价可分为原发性和继发性两种。原发性评价的含义是：个体对刺激情景的判断有三种可能性，分别是与个体不相干、对自身有积极意义和应激性的。对应激的觉察又可分为三种，损害 / 丧失、威胁和挑战。这三者对个体有不同的消极影响，但挑战所含有的消极性影响最小，积极性意义最高。继发性评价的含义是个体对自身在刺激情景下应对的手段的认知。应对包括许多作用于环境以及处理应激情景引起的反应的潜在对策。如果个体应对强于刺激事件，则应激反应弱，反之则强。

由于评价是一种认知加工过程。因此，对同一种应激源有可能作出不同的评价，这取决于个体的认知及应对能力。通常，将个体对应激源的认知评价分为两类，即积极的评价和消极的评价，两者分别会产生积极的应激和消极的应激。前者可适度地提高皮层的唤醒水平，调动积极的情绪反应，使个体注意力集中，积极思维，调整需要和动机。这些反应有助于对传入的信息进行正确的评价和个体应对能力的发挥。后者则可由于导致个体过度唤起而焦虑、激动或抑郁，认知能力降低，自我概念模糊而妨碍个体进行正确的判断和对积极应对的选择。

二、生理中介机制

生理中介机制是探讨当应激源的信息被认知评价后，是如何将其转化为生理反应的。过去的研究将其分为神经系统、内分泌系统和免疫系统。近年来的研究则更倾向于将其作为一个整体来看待。

（一）应激生理中介涉及的神经功能区域

Chrousos 和 Gold（1992 年）提出"应激系统"的概念，用以说明应激刺激与反应间的神经与体液变化。"应激系统"是指协调一般性应激的中枢结构及外周效应器和有关的神经分支。它以促皮质激素释放激素（CRH）、研究热点集中在下丘脑室旁核（PVN）及蓝斑 - 去甲肾上腺素（LC-NE）自主神经系统以及他们的外周效应器（下丘脑 - 垂体 - 肾上腺轴及自主神经支配的组织）为主，其基本结论是：① PVN-CRH 系统与 LC-NE/ 交感系统两组分有相互作用，两者间有募集性正反馈环路，一个组分被激活就激活了另一部分。②中枢神经系统内由于神经调制器对这两个组分有相似的影响，如 5- 羟色胺和乙酰胆碱对两者有兴奋作用；γ- 氨基丁酸能和阿片能神经递质及糖皮质类固醇对其有抑制作用。③ PVN/CRH 及 LC-NE/ 交感系统两者各自通过 CRH 及 α₂ 肾上腺受体的抑制来自我调节。④上述两组分还可通过下列脑区影响有关的活动，它们是新皮质边缘系统中的多巴胺系统；杏仁 / 海马复合体系统；弓状核内前阿黑皮素原（preproopiomelanocortin, pre-POMC）神经元。在上述脑区中，杏仁核被认为是关键部位。

（二）应激生理中介的主要途径

HPA 轴是应激反应的重要功能途径，应激导致 HPA 轴功能增强和中枢儿茶酚胺和兴奋性氨基酸的大量释放，而高水平的儿茶酚胺和兴奋性氨基酸可导致中枢尤其是海马的兴奋性毒性，使海马对 HPA 轴的反馈抑制作用减弱和应激关闭功能障碍，使机体更多的处在高水平的应激状态中，应激的生理反应得以持续。采用基因与分子水平的研究，Matsuda（1996 年）发现：急性应激和慢性应激情景下，大鼠在应激 2 h 后，其边缘系统和感觉中枢区域有广泛的 c-fos 阳性细胞，慢性应激则在嗅脑、扣带回、皮质、海马、下丘脑、隔核、杏仁核、低位脑干、上行和下行感觉中继核都有持续存在的 c-fos 阳性细胞的发现。卢晓虹等（2000 年）的研究则提示，中枢室旁核（PNV）部位的 c-fos 可能作为第三信使调节促肾上腺皮质激素释放激素（CRH）的表达，进而控制糖皮质激素（ACTH）的分泌，启动 HPA 轴，影响与中枢有关的行为、神经内分泌免疫活动。目前，对应激过程的分子机制的解释是：应激→脑神经元释放递质和内分泌腺分泌应激激素（第一信使）→靶细胞内 cAMP、甘油二酯、Ca²⁺（第二信使）→作用于靶细胞核内 DNA 复制、RNA 转录、蛋白质翻译（第三信使），此时转录生成的 mRNA 逸出细胞核到胞质翻译成 fos、Jun 等含磷酸蛋白质表达出应激功能（图 7-2-1）。

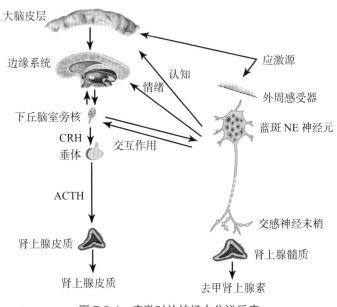

图 7-2-1 应激时的神经内分泌反应

（鲁燕霞）

第三节　应激的生理反应

当个体觉察应激源的威胁后，就会通过心理和生理中介机制产生心理、生理反应，这种变化称为应激反应。适度的应激可活化机体的各种功能，有利于机体应对应激源。但较强或较为持久的应激对人体则是有害的。有关应激的心理反应详见《医学心理学》，在此主要讨论应激的生理反应。

应激源作用于人体时，中枢神经系统对应激信息接受、整合，传递至下丘脑，下丘脑通过交感 - 肾上腺髓质系统，释放大量儿茶酚胺，增加心、脑、骨骼肌的血流供应。同时，下丘脑分泌的神经激素可兴奋下丘脑 - 垂体 - 肾上腺皮质系统，广泛影响体内各系统的功能。

一、应激的神经内分泌反应

当机体受到强烈应激时，就会出现以交感神经兴奋、儿茶酚胺分泌增多和下丘脑 - 垂体 - 肾上腺皮质分泌增多为主的一系列神经内分泌反应，以适应应激情境，提高机体的抵抗能力。因此，应激时的神经内分泌反应，是疾病时全身性非特异反应的生理学基础。

（一）交感神经 - 肾上腺髓质反应

应激时，血浆肾上腺素、去甲肾上腺素和多巴胺的浓度迅速增高。至于这些激素的浓度何时恢复正常，对于不同的应激强度、时程、情境和效应，情况也各不相同。例如，运动员在比赛结束后一个多小时血浆儿茶酚胺可恢复正常。但在大面积烧伤后半个多月后，患者尿中儿茶酚胺的排出量仍达未经历烧伤的正常人的 7 ~ 8 倍。

应激时，交感神经 - 肾上腺髓质反应既具有重要的防御意义，又有对机体的不利方面。其防御意义主要体现在：①心率加快、心收缩力加强、外周总阻力增加：有利于提高心脏每搏和每分钟输出量，提高血压。②血液的重分布：交感 - 肾上腺髓质系统兴奋时，皮肤、腹腔内脏、肾脏等的血管收缩，脑血管口径无明显变化，冠状血管反而扩张，骨骼肌的血管也扩张，从而保证了心、脑和骨骼肌的血液供应。这对于维持和调节各器官的功能，保证骨骼肌在应付紧急情况时能加强活动，具有重要的意义。③支气管舒张：有利于改善肺泡通气，向血液提供更多的氧。④促进糖原分解，升高血糖；促进脂肪分解，使血浆中游离脂肪酸增加，从而保证了应激时机体对能量需求的增加。⑤儿茶酚胺对多种激素的分泌有促进作用。儿茶酚胺分泌增多是引起应激时多种激素变化的重要原因。

交感神经 - 肾上腺髓质反应：①儿茶酚胺促使血小板聚集，小血管内的血小板聚集可引起组织缺血。②过多的能量消耗。③增加心肌的耗氧量。

Note

应激一般主要引起交感神经的兴奋，但有时也可引起副交感神经兴奋占优势。例如，突然的情绪刺激有时可引起人的心率减慢和血压下降。

（二）肾上腺糖皮质激素反应

1. 应激时糖皮质激素分泌增加

应激时几乎无例外地出现血浆糖皮质激素（glucocorticoid，GC）的浓度升高，且反应迅速，升高幅度大。例如，大面积烧伤休克期患者，血浆皮质醇含量可达到正常的 3 ~ 5 倍。同时，肾上腺皮质细胞的类脂质和维生素 C 含量减少，肾上腺肥大，外周血液中嗜酸性粒细胞计数减少，尿中 17- 羟类固醇排出量增加。

2. 应激时糖皮质激素分泌调节

应激时糖皮质激素的分泌加强是通过下丘脑 - 垂体前叶 - 肾上腺皮质相互作用而实现的。下丘脑分泌的 CRH 通过垂体门脉循环进入垂体前叶，刺激 ACTH 的释放，后者作用于肾上腺皮质，促进皮质醇的分泌。皮质醇的分泌反过来又抑制 CRH 和 ACTH 的释放，即负反馈调节机制。下丘脑受大脑各部的控制，上面主要接受来自边缘系统的纤维，下面主要受脑干网状结构的影响。来自边缘系统杏仁核的纤维调节情绪应缴反应，例如，导致愤怒、恐惧、忧虑等情绪的应激源均通过此通道显著增加 ACTH 的分泌，而创伤、剧烈湿度变化等应激源则可通过外周感受器传入冲动，引起脑干网状结构的上行激动系统的兴奋，从而引起下丘脑的兴奋，激发 ACTH 的释放。

3. 应激时 GC 分泌增多的生理意义

GC 分泌增加是应激最重要的反应之一，对机体的抗有害刺激起着极为重要的作用。动物实验表明，去除肾上腺后，动物可以在适宜条件下生存，但如受到强烈应激，则容易导致衰竭、死亡。如给摘除肾上腺的动物注射糖皮质激素，则可使动物恢复抗损害的能力。大量的临床观察也表明，肾上腺皮质功能过低的患者，对应激源的抵抗力明显降低。应激时 GC 分泌增高，提高机体对应激抵抗力的机制目前仍不完全清楚，已知的机制主要有以下四方面：① GC 有促进蛋白质分解和糖异生作用，从而可以补充肝糖原的储备；GC 还能抑制组织对葡萄糖的利用，从而提高血糖水平。② GC 可提高心血管对儿茶酚胺的敏感性。肾上腺皮质功能不足时，血管平滑肌对去甲肾上腺素变得极不敏感，因而易发生血压下降，循环衰竭。③药理浓度的 GC 具有稳定溶酶体膜，防止或减少溶酶体酶外漏的作用。由此可避免或减轻水解酶对细胞及其他方面的损害。但应激时 GC 浓度是否有此作用，尚待进一步探讨。④抑制化学介质的生成、释放和激活。生理浓度的 GC 对许多化学介质的生成、释放和激活具有抑制作用，包括前列腺素（prostaglandin，PG）、白三烯（leukotriene，LT）、血栓素（thromboxane，Tx）、缓激肽、5- 羟色胺、纤溶酶原激活物、胶原酶和淋巴因子等。由于应激时这些化学介质的生成过多，而 GC 则可以抑制这些介质的产生，因而可以不发生过强的炎症或变态反应。

（三）其他神经内分泌变化

（1）胰高血糖素：应激时胰高血糖素分泌增加。胰高血糖素促进糖原异性生和肝

Note

糖原分解，是引起应激性高血糖的重要激素。胰高血糖素分泌增加的主要原因可能是交感神经兴奋和儿茶酚胺在血中浓度的升高。

（2）生长激素：应激时生长激素分泌增多。交感神经通过 α 受体可刺激生长激素的分泌。生长激素既可以促进脂肪的分解和动员，又能促进甘油、丙酮酸合成为葡萄糖，抑制组织对葡萄糖的利用，因而具有升高血糖的作用；生长激素还能促进氨基酸合成蛋白质，可以对抗皮质醇促进蛋白质分解的作用，因而对组织有保护作用。

（3）胰岛素：应激时，血浆胰岛素含量偏低，这是由于交感神经兴奋，血浆中儿茶酚胺升高所致。尽管应激性高血糖和胰高血糖素水平升高都可刺激胰岛素分泌，但应激时胰岛素分泌减少。

（4）醛固酮：应激时血浆醛固酮水平常升高。这主要是由于交感 - 肾上腺髓质系统兴奋使肾血管收缩，因而肾素 - 血管紧张素 - 醛固酮被激活。此外，ACTH 分泌的增多也可刺激醛固酮的分泌。

（5）抗利尿激素：情绪紧张、运动、手术、胃肠牵拉、呕吐、缺氧、烧伤等应激源可引起抗利尿激素分泌释放增加，使尿量减少。但有些应激源如吸入乙醚或加速度运动不伴有 ADH 分泌增加。精神刺激在一定条件下，也可因抑制 ADH 分泌而引起多尿。ADH 主要由下丘脑视上核的神经元分泌。刺激边缘系统的某些部位，如杏仁核、隔区和海马等，刺激中脑网状结构，可促进视上核合成和分泌 ADH。疼痛、情绪紧张等可能通过这些途径使 ADH 分泌增加。

（6）β- 内啡肽：许多应激源（手术、分娩、电刺激、注射内毒素、放血、脊髓损伤等）引起人血浆 β- 内啡肽明显增多，可达正常水平的 5 ~ 10 倍。血浆 β- 内啡肽水平的升高程度与 ACTH 平行。β- 内啡肽在应激中起重要的作用。β- 内啡肽和 ACTH 是同一前体阿片样肽黑素皮质激素原（proopiomelanocortin）的衍生物。β- 内啡肽和 ACTH 都在下丘脑 CRH 的刺激下分泌入血，均都受血浆糖皮质激素的反馈调节。向人输入 β- 内啡肽可降低血中 ACTH 和皮质醇的水平，而输入阿片受体拮抗药纳络酮（naloxone）则能使血中 ACTH、β- 促脂解激素（β-lipotropin，β- 内啡肽的前体）和皮质醇的水平升高，提示 β- 内啡肽能调节 ACTH 的分泌，并且与 ACTH 一起经过短反馈或长反馈回路来抑制下丘脑 CRH 的分泌。β- 内啡肽有很强的镇痛作用。应激镇痛（应激时痛阈值升高，称应激镇痛）可部分地为纳洛酮所取消，说明可能与 β- 内啡肽增多有关。

二、应激的急性期反应

急性期反应（acute phase response，APR）是应激源诱发机体产生的一种快速防御反应。主要表现为体温升高、血糖升高，以及血浆中某些蛋白质含量改变。在急性期反应时，血浆中浓度升高的蛋白质，如 C- 反应蛋白、纤维原蛋白、某些补体成分等，成为急性期反应蛋白（acute phase protein，APP）。

（一）APP 的基本构成与来源

APP 属于分泌型蛋白质。正常血浆中 APP 含量较低或很少，应激时可增加数倍至

Note

千倍（表7-3-1）。APP主要由肝细胞合成，单核-巨噬细胞、成纤维细胞也可合成少量。

表7-3-1 急性期反应蛋白

名称	反应时间（h）	正常血浆浓度（mg/mL）	应激时升高倍数
C反应蛋白	6 ~ 10	< 8.0	> 1000
血清淀粉样A蛋白	6 ~ 10	< 10	> 1000
α_1-酸性糖蛋白	24	0.6 ~ 1.2	2 ~ 3
α_1-抗糜蛋白酶	10	0.3 ~ 0.6	2 ~ 3
结合珠蛋白	24	0.5 ~ 2.0	2 ~ 3
纤维蛋白原	24	2.0 ~ 4.0	2 ~ 3
铜蓝蛋白	48 ~ 72	0.2 ~ 0.6	50%
补体成分C_3	48 ~ 72	0.75 ~ 1.65	50%

少数蛋白质在急性期反应时减少，称为负性APP，如白蛋白、前白蛋白、运铁蛋白（transferrin）等。

（二）APP的主要生物学功能

（1）抑制蛋白酶：创伤、感染时体内蛋白水解酶增多，可引起组织损伤。APP中的蛋白酶抑制剂，如α_1蛋白酶抑制剂、α_1抗糜蛋白酶等，可避免蛋白酶对组织的过度损伤。

（2）参与凝血和纤溶：应激时增加的凝血因子可在组织损伤早期促进凝血，减少血液丢失；纤维蛋白原在凝血酶的作用下形成纤维蛋白，并在炎症区组织间隙构成网状物或凝块，有利于阻止病原体及其毒性产物的扩散；增加的纤维原在凝血后期促进纤溶系统的激活，有利于纤维蛋白凝块的溶解。

（3）抗感染、抗损伤：在炎症、感染和组织损伤时可见C反应蛋白迅速升高，且其升高程度常与炎症或组织损伤的程度呈正相关，因此临床上常用C反应蛋白作为该类疾病活动性的指标。它可与细菌细胞壁结合，起抗体样调理作用，还可激活补体经典途径（通过免疫复合物激活补体），并能够促进吞噬细胞的功能，以及抑制血小板的磷脂酶活性，减少其炎症介质的释放等。

（4）结合、运输功能：结合珠蛋白和血红素结合蛋白等与相应的物质结合，可避免应激时游离的Cu^{2+}和血红素等过多，对机体产生危害。

（5）其他：铜蓝蛋白具抗氧化能力；血清淀粉样蛋白A能促进损伤细胞的修复；纤维连接蛋白能促进单核-巨噬细胞及成纤维细胞的趋化性，并促进单核细胞的吞噬功能。

三、细胞应激反应

应激源作用于细胞后，可通过各种机制启动细胞内的信号转导途径，引起相应的细胞应答反应，即细胞应激反应，产生与细胞功能和代谢相关的分子，从而起到保护作用。

Note

（一）热休克蛋白

热休克蛋白是应激时细胞内合成增加或新合成的一组高度保守的蛋白质，属非分泌型蛋白质，在细胞内发挥保护作用。HSP最初是从受热应激（从25℃移到30℃环境）30 min后的果蝇唾液腺中分离而得名。后发现HSP的产生不仅局限于热应激，许多对机体有害的应激源，如缺血、缺氧、感染、重金属等都可诱导HSP的生成，故又名应激蛋白（stress protein）。

1. 基本组成

HSP是一组在进化上高度保守的蛋白质，从原核细胞到真核细胞，同类型HSP的基因序列有高度的同源性，提示它对于维持细胞的基本功能具有重要意义。根据分子量将HSP分为若干个家族，如HSP90、HSP70和HSP27等，其中与应激反应最密切的是HSP70。大部分HSP在正常时即存在于细胞内，参与细胞结构的组成，称为组成型HSP；小部分HSP是在应激源诱导下产生的，称为诱导型HSP（图7-3-1）。

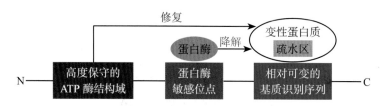

图7-3-1 HSP70的结构与功能

2. 基本功能

HSP在细胞内含量较高，约占总蛋白含量的5%，其功能涉及细胞结构的维持、更新和修复等，其中最基本的功能是帮助新生蛋白质正确折叠、移位以及损伤后的复性与降解，因而被形象地称为"分子伴侣"（molecularchaperone）。HSP的具体功能包括：①帮助新生蛋白质的正确折叠和运输：该功能主要由组成型HSP完成。HSP的基本结构为：N端为具有ATP酶活性的高度保守序列；C端为相对可变的基质识别序列，可与蛋白质的疏水区域结合。在新生蛋白质的成熟过程中，HSP的C端与尚未折叠的新生肽链结合，并依靠其N端的ATP酶活性，帮助应激时新合成蛋白质的正确折叠和运输。②帮助蛋白质的修复或移除：应激反应时，细胞蛋白质在应激源的作用下发生变性，这些变性蛋白质的疏水区域可暴露在分子表面，因而互相结合形成蛋白质聚集物，对细胞造成严重损害。此时，HSP70表达增多，其C端与变性蛋白质暴露的疏水区域结合，并利用其N端的ATP酶活性修复或降解受损蛋白质，阻止蛋白质变性与聚集；当蛋白质严重损伤，不能够被修复时，HSP70可协助蛋白酶系统对它们进行降解。③帮助细胞结构的维持：一些小分子HSP参与细胞骨架的稳定与合成调控，如HSP27和α、β-晶体蛋白（图7-3-1）。

3. 应激时HSP的表达

正常时HSP与热休克转录因子（heat shock transcription factor，HSF）结合。高温、炎症、感染等应激源常会引起细胞蛋白质结构的损伤，受损蛋白质与HSP的结合部位暴露出来，并与HSP结合；HSP与受损蛋白结合后，原来与之结合的HSF被释放出来，

Note

游离的 HSF 集合成三聚体，并向核内移位，与热休克基因上游的启动序列结合，从而启动 HSP 的转录合成，使 HSP 生成增多（图 7-3-2）。增多的 HSP 对细胞具有保护作用，增强细胞对多种应激源的耐受性。

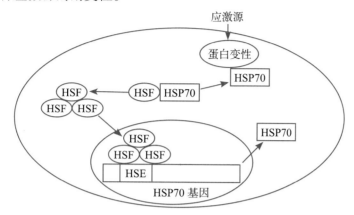

图 7-3-2　应激诱导热休克蛋白的表达

（二）细胞应激反应的分子机制

细胞应激反应是一个复杂的过程，一种应激源可同时或顺次激活多条信号转导途径，不同的应激源也可激活同一条信号转导途径。

（1）DNA 损伤诱发的细胞应激反应：DNA 损伤诱发的细胞应激反应涉及多条平行和（或）交叉的信号转导途径。DNA 损伤是起始信号，特定的感应分子感受到该信号后将其传递给下游的信号转导分子，最终，由效应分子接受到信号并启动下列几种反应：激活细胞周期检查点激酶，使细胞周期停滞，为损伤 DNA 的修复提供时间；启动 DNA 损伤修复系统，使损伤得到修复；调控凋亡相关基因的表达。

DNA 损伤诱发的细胞应激通常可导致下列三种不同的结局：①当 DNA 损伤不严重时，损伤可以得到完全恢复，细胞周期阻滞解除，细胞继续增殖和分化；②当 DNA 损伤比较严重，只能得到部分修复时，细胞可以耐受这些损伤并继续增殖，这种情况可能会导致肿瘤的发生；③当 DNA 损伤过于严重，无法修复时，细胞应激反应即启动凋亡机制，引起细胞死亡。

（2）低氧诱发的细胞应激反应：细胞在低氧条件下，可依靠氧感受器感受周围环境氧浓度的变化，产生相应的应激反应。低氧诱导因子 -1（hypoxia-inducible factor，HIF-1）是由 α 和 β 亚基组成的二聚体。其中 α 亚基存在于细胞质，受低氧信号调控；β 亚基位于细胞核，在细胞中呈组成型表达。HIF-1 可调控多种低氧诱导基因的表达，是低氧应激反应中的关键调控分子。

当细胞受到低氧刺激时，在 NADPH 氧化酶、脯氨酰羟化酶和天冬酰羟化酶等氧感受器的作用下，HIF-1α 亚基表达增多，并进入细胞核，在核内与 HIF-1β 亚基结合，形成 HIF-1 分子，从而促进低氧反应相关靶基因的表达，产生下列生理适应性反应：使红细胞生成增多，提高机体的携氧能力；促进血管舒张及增生，增加组织的血液供应；使糖酵解能力增强，增加组织、细胞的能量供应。但是，如果低氧引起的应激反应过强，或持续时间过长，相关的凋亡效应分子就会发生作用，诱导细胞凋亡。

（3）活性氧或自由基诱发的细胞应激反应：由活性氧（reactive oxygen species，ROS）或自由基负荷过度引起的细胞应激反应，称为氧化应激（oxidative stress）。紫外线、电离辐射、化疗药物、细胞因子和毒素等外界因素的刺激均可诱导 ROS 或自由基水平增高，诱发氧化应激反应。当氧化作用较轻时，各种被激活的应激效应分子可帮助修复损伤 DNA、蛋白质和脂质等生物分子，使细胞恢复正常的生长和代谢过程；若氧化作用过于严重，细胞无法修复时，将启动凋亡机制，清除受损细胞。

总之，应激作为机体的一种最基本的非特异性防御反应，其机制涉及整体、细胞和分子各个层面的改变，其中最主要的以蓝斑 - 去甲肾上腺素神经元 / 交感 - 肾上腺髓质系统和 HPA 系统为代表的神经内分泌改变。同时，在应激源的作用下，细胞内特定的信号转导通路和转录因子被激活，导致基因表达的改变，从而诱导 HSP 和 APP 等对细胞具有保护作用的应激蛋白的表达，以去除应激源对机体的不利影响，修复并防止细胞损伤。若细胞损伤无法修复，则启动相关机制将损伤细胞清除，以维持机体内环境的稳定。

（鲁燕霞）

第四节　应激与疾病

应激不仅是某些疾病的病因，还影响着疾病的发生发展过程。75% ~ 90% 的人类疾病与应激反应有关。多数情况下，机体在应激源被清除后可迅速恢复稳态；但如果病理性应激源持续作用于机体，则可导致内环境紊乱，并引起应激性疾病的发生。应激性疾病目前尚无明确的概念和界限，习惯上将那些直接由应激反应引起的疾病称为应激性疾病，如应激性溃疡（stress ulcer）。对于那些应激在其发生发展过程中仅起诱因或促进作用的疾病，称为应激相关疾病（stress related diseases），如原发性高血压病、动脉粥样硬化、冠心病、支气管哮喘和抑郁症等。

一、应激性溃疡

（一）概念

应激性溃疡是一种典型的应激性疾病，是指机体在各种严重应激源，包括重伤、大手术和重病等作用下，出现的胃、十二指肠黏膜的急性病变。主要表现为胃、十二指肠黏膜的糜烂、浅溃疡和渗血等，严重时可出现穿孔或大出血。内窥镜检查结果显示，重伤或重病时应激性溃疡发病率达 75% ~ 100%。应激性溃疡时，大出血的发生率一般不超过 5%，但其死亡率达 50% 以上。有研究表明，长期慢性心理应激者（如人际关系、婚姻危机和恐惧忧虑等）十二指肠溃疡的发生率明显高于正常对照组，提示心理 -

社会因素也是导致应激性溃疡的主要原因之一。

（二）发生机制

1. 胃、十二指肠黏膜缺血

黏膜的缺血程度常与病情呈正相关。应激时交感 - 肾上腺髓质系统强烈兴奋，儿茶酚胺分泌增多，引起胃肠道血管收缩，血流量减少，造成黏膜缺血。由黏膜缺血、缺氧引起的胃肠道上皮细胞能量供应不足，以及应激时 GC 明显增加导致的蛋白质合成减少，使得胃肠道黏膜上皮细胞的修复和再生能力降低，这是应激时发出胃肠道黏膜糜烂、溃疡和出血的基本机制。

2. 黏膜屏障功能降低

黏膜缺血、缺氧引起的上皮细胞能量供应不足，影响了碳酸氢盐和黏液的正常产生；GC 分泌增多引起的盐酸和胃蛋白酶分泌增加，使黏液的分泌进一步减少，最终导致黏膜屏障（由黏膜上皮细胞间的紧密连接和覆盖于黏膜表面的碳酸氢盐 - 黏液层所组成）遭到破坏，胃酸中的 H^+ 进入黏膜增多。在胃黏膜血流量正常的情况下，弥散至黏膜内的 H^+ 可被血流中的 HCO_3^- 中和或携走，从而防止 H^+ 对黏膜的损害。但是，在应激状态下，因胃肠道血流量减少和碳酸氢盐产生不足，黏膜内的 H^+ 无法被及时清除或中和，H^+ 在黏膜内积聚造成损害，这是应激性溃疡形成的重要条件。

3. 其他

其他因素，如胆汁逆流在胃黏膜缺血的情况下可损害黏膜的屏障功能，使弥散入黏膜的 H^+ 增多。此外，应激时产生的氧自由基也可造成黏膜损伤，促进应激性溃疡的发生发展。

应激性溃疡若无出血或穿孔等并发症，在原发病得到控制后，通常于数天内完全愈合，不留瘢痕。

二、心身疾病

应激，特别是心理性应激引起的躯体功能障碍，称为心身障碍（psychosomatic disease），或称心理生理障碍（psychophysiological disorder）。在生物医学模式向社会、心理和生物医学模式的转换过程中，对社会、心理和生物医学三者之间的联系及其内在机制的研究，特别是社会、心理因素产生的应激反应对生物医学的影响已引起越来越多的关注。

（一）应激与心血管疾病

1. 高血压病

长期的高负荷应激（如情绪紧张、工作压力、焦虑等）可使高血压病的发生率增加。应激导致高血压病的主要机制有：①交感 - 肾上腺髓质系统过度兴奋引起心输出量增加和血管强烈收缩，使外周阻力增大，血压升高。②HPA 轴兴奋活化肾上腺皮质系统，以及肾血管收缩引起的肾血流量减少，使肾素 - 血管紧张素 - 醛固酮系统激活，导致体内水钠潴留，使血容量增加，引起血压升高。③高水平的 GC 使血管平滑肌对儿茶酚胺和血管加压素的反应性增加，使血管收缩，血压升高。

2. 动脉粥样硬化

应激引起动脉粥样硬化的主要机制如下。

（1）血压升高：血压升高可导致动脉血管内膜的损伤，这不仅有利于脂质沉积，还可引起血小板中性粒细胞黏附、聚集，并释放血栓素 A_2（thromboxane，TXA_2）、5-羟色胺（5-hydroxytryptamine，5-HT）、组胺等活性物质，加剧血管损伤；血压升高还可引起血管平滑肌细胞增生，胶原纤维合成增加，导致血管壁增厚、管腔变窄。

（2）血脂升高：应激时脂肪分解加强，血脂特别是低密度脂蛋白（LDL）是粥样硬化斑块中胆固醇的主要来源。

（3）血糖升高：应激时糖原分解加速，血糖浓度升高，导致血管壁水肿、缺氧，引起动脉中层和内膜损伤。

3. 心律失常和急性心肌梗死

心理应激是急性心肌梗死、心源性猝死的重要诱因。应激易在冠状动脉已有病变的基础上诱发心律失常，致死性心律失常主要为心室纤颤。其发生机制可能与以下因素有关：①交感 - 肾上腺髓质系统激活后，通过 β 受体兴奋降低心室纤颤的阈值。②引起心肌电活动异常。③通过 α 受体引起冠状动脉收缩、痉挛。交感系统激活引起的急性期反应还可使血液黏度和凝固性升高，促进病损血管处粥样斑块的血管壁血栓形成等病变发生，引起急性心肌梗死。

（二）应激与免疫功能障碍

1. 自身免疫病

许多自身免疫病患者，如类风湿性关节炎，系统性红斑狼疮等，都曾有过精神创伤史或明显的心理应激因素。严重的心理应激常可诱发一些变态反应性疾病的急性发作，如愤怒、惊吓，或因在公众面前讲话引起的紧张都可成为哮喘发作的诱因。但其中的具体机制目前尚不清楚。

2. 免疫抑制

慢性应激时机体免疫功能低下，患者对感染的抵抗力下降，易遭受呼吸道感染，如感冒、结核等。人体在遭受严重的精神创伤或过度紧张、疲劳后也会在一段时间内有明显的免疫功能降低，易患感染，并可促进肿瘤的发生和发展。

（三）应激与内分泌功能异常

1. 应激与生长激素轴和甲状腺轴

儿童长期处于慢性应激的环境下，可引起生长发育延迟，特别是失去父母或生活在亲子关系紧张家庭中的儿童，可出现生长缓慢，青春期延迟，并常伴有行为异常，如抑郁、异食癖等，被称为心理社会呆小状态（psychosocial short status）或心因性侏儒（psychogenic dwarf）。主要机制为：慢性心理应激时，因 CRH 诱导的生长抑素增多，生长激素（growth hormone，GH）分泌减少；同时，因慢性应激时甲状腺受 HPA 轴的抑制，生长抑素和生长激素都抑制促甲状腺素的分泌，且 GC 还抑制 T_4 在外周转

化为活性更高的 T_3，使甲状腺功能低下，从而导致儿童的生长发育障碍。但在解除应激源对机体的影响后，儿童血浆中的 GH 浓度会很快回升，生长发育亦随之加速。

2. 应激与性腺轴

应激时机体的 GC 和 ACTH 水平偏高，而黄体生成素、睾丸激素或雌激素水平降低，且各性腺靶组织对性激素产生抵抗。应激对性腺轴的影响主要表现在慢性应激时，如过度训练比赛的运动员、芭蕾舞演员，可出现性欲减退，月经紊乱或停经，也可发生于急性应激时，如一些突发的生活事件，如突然丧失亲人等精神打击，可使 30 多岁的妇女突然绝经或哺乳期妇女突然断乳。

三、应激相关心理、精神障碍

适度的心理应激可产生积极的心理反应，提高个体的警觉水平，有利于集中注意力，提高判断和应对能力。但是过分强烈而持久的心理应激可导致不同程度的心理、精神障碍，表现为焦虑、紧张、害怕、孤独、易怒、不合群、仇恨和沮丧，甚至出现抑郁、自闭和自杀倾向。此外，心理应激还可改变人们之间的社会行为方式，使人的行为发生异常，出现敌意或攻击性倾向。如在激烈的体育竞技项目中，常可见到运动员失控的反常行为。战争中被长期围困，处于恶劣生活条件下的士兵之间也可出现明显的敌意和争斗倾向。根据应激相关心理、精神障碍的临床表现和病程长短，可分为以下几类。

1. 急性应激反应

急性应激反应（acute stress reaction，ASR）又称为急性应激障碍（acute stress disorder，ASD），是指在异乎寻常而严重的精神刺激后，数分钟至数小时内引起的功能性精神障碍。ASR 的症状有很大变异性，但典型表现是最初出现"茫然"状态，表现为意识范围局限、注意狭窄、不能领会外在刺激、定向错误。紧接着这种状态，是对周围环境进一步退缩（可达到分离性木僵的程度），或者是激越性活动过多（逃跑反应或神游）。常存在惊恐性焦虑的植物神经症状（心动过速、出汗、面赤）。症状一般在受到应激性刺激或事件的影响后几分钟内出现，并在 2 ~ 3 天内消失（常在几小时内），对于发作可有部分或完全的遗忘。

2. 创伤后应激障碍

创伤后应激障碍（post-traumatic stress disorder，PTSD）又称延迟性心因性反应（delayed psychogenic reaction）。PTSD 是由异乎寻常的威胁性、灾难性事件所引起的延迟和（或）持久的精神障碍，患者出现病理性重现、噩梦惊醒、持续性警觉性增高和回避，以及对创伤经历的选择性遗忘和对未来失去信心等。

3. 适应障碍

适应障碍（adjustment disorder，AD）是指在出现明显的生活改变或环境变化时产生一定阶段的心理痛苦、情绪紊乱和行为变化。

（鲁燕霞）

第八章 生殖系统的发生

- ■ 概述
- ■ 生殖腺的发生
  - ◎ 未分化性腺的发生
  - ◎ 睾丸的发生
  - ◎ 卵巢的发生
  - ◎ 睾丸和卵巢的下降
- ■ 生殖管道的发生和分化
- ■ 外生殖器的发生

- ■ 先天性畸形
  - ◎ 隐睾
  - ◎ 先天性腹股沟疝
  - ◎ 尿道下裂
  - ◎ 子宫畸形
  - ◎ 阴道闭锁
  - ◎ 两性畸形（hermaphroditism）

病例 8-1

患者程某，女，27岁，因"无月经来潮10余年"就诊。

查体：身高171 cm，体重45 kg，皮肤细腻，体毛稀疏，乳房体积估计150 mL，乳头直径1 cm，平坦，颜色粉红，乳晕直径3 cm；外阴女性畸形，无阴毛，无阴茎、阴囊，阴蒂短小，长度1 cm，直径0.5 cm，大小阴唇畸形，褐色，尿道口位于阴道口上方，阴道深1 cm，直径2 cm。

外周血染色体核型为46,XX/46,XY嵌合型，B超探及双侧卵睾，诊断为"真两性畸形"。于2016年行"双侧性腺探查术"，术后病理提示：左侧睾丸组织，右侧睾丸组织、卵巢组织；双侧睾丸发育欠成熟，未见精子产生，右侧卵巢发育欠成熟，未见各级卵泡。

请思考以下问题：

（1）两性畸形分哪几种类型？形成原因是什么？

（2）性腺、生殖管道、外生殖器发生发育的机制及常见畸形？

（3）雄激素在男性性腺、生殖管道、外生殖器发生中的作用？

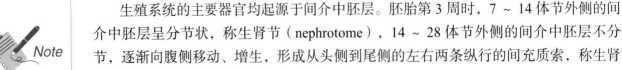

第一节　概　述

生殖系统的主要器官均起源于间介中胚层。胚胎第3周时，7～14体节外侧的间介中胚层呈分节状，称生肾节（nephrotome），14～28体节外侧的间介中胚层不分节，逐渐向腹侧移动、增生，形成从头侧到尾侧的左右两条纵行的间充质索，称生肾索（nephrogenic cord）。第 4 周，由于生肾索组织的增生，在胚体后壁中轴线两侧出现了左右对称的一对纵行隆起，称尿生殖嵴（urogenital ridge），是中肾、生殖腺和生殖管道的原基。第 5 周，尿生殖嵴的中央出现一纵沟，将尿生殖嵴分成内外两条并行的纵嵴，外侧份粗、长，称为中肾嵴（mesonephric ridge），是中肾和生殖管道发生的原基；内侧份细、短，称为生殖腺嵴（genital ridge），是生殖腺发生的原基（图 8-1-1）。生殖腺嵴由体腔上皮及其下方的间充质增生聚集而成。

胚胎的遗传性别在受精时既已确定，但直至胚胎第 7 周，生殖腺才能分辨出睾丸或卵巢，第 12 周才可以区分外生殖器的性别。因此，生殖腺、生殖管道和外生殖器的发生过程均分为早期的性未分化阶段和晚期的性分化阶段。

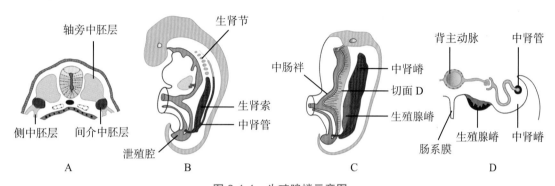

图 8-1-1　生殖腺嵴示意图
A. 第 3 周；B. 第 4 周；C. 第 5 周

第二节　生殖腺的发生

一、未分化性腺的发生

胚胎第 3 周，在靠近尿囊根部的卵黄囊内胚层内出现一团大而圆的细胞，称原始生殖细胞（primordial germ cell）。第 4 周，原始生殖细胞开始以阿米巴样运动的方式沿后肠背系膜向生殖腺嵴方向迁移，第 5 周到达生殖腺嵴。在原始生殖细胞到达生殖腺嵴前不久，生殖腺嵴表面上皮增殖并长入其下方的间充质，形成许多不规则的上皮细胞索，称初级性索（primary sex cord）。在两性胚胎中，初级性索均与生殖腺嵴表面的体腔上皮相连，此时的生殖腺尚无性别分化，称未分化性腺（indifferent gonad）。第 6 周原始生殖细胞侵入生殖腺嵴的初级性索（图 8-2-1）。在原始生殖细胞的诱导下，性腺开始性别分化。如果迁入的原始生殖细胞携带 Y 染色体，Y 染色体短臂上的性别决定区（sex determining region of the Y，SRY）可编码睾丸决定因子（testis determining factor，TDF）。在 TDF 的作用下，性腺就会向睾丸方向分化。如果迁入的原始生殖细胞不携带 Y 染色体，则不表达 TDF，性腺就会自然地分化为卵巢。

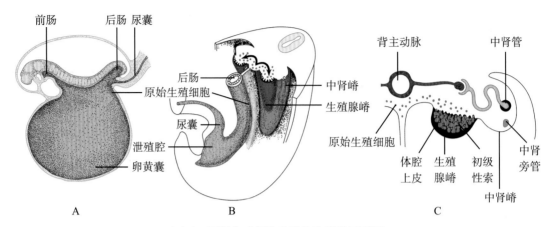

8-2-1　原始生殖细胞的发生和迁移示意图

A. 第 3 周；B. 第 4 周；C. 第 5 周

二、睾丸的发生

胚胎第 7 周，在 TDF 的诱导下，初级性索与表面上皮分离，向生殖腺嵴深部伸入，发育为睾丸索（testicular cord）（图 8-2-2）。睾丸索有两类组成细胞，来自于生殖腺嵴表面的体腔上皮细胞和迁入的原始生殖细胞，为一实心细胞索。体腔上皮细胞分化形成支持细胞，原始生殖细胞增殖分化为精原细胞。睾丸索的这种结构状态持续至青春期

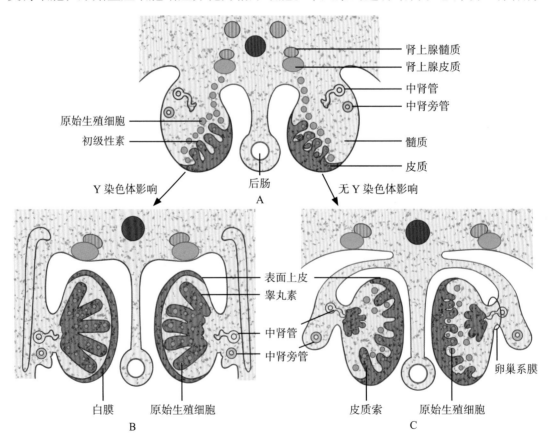

图 8-2-2　生殖腺的发生与性别分化示意图

A. 未分化生殖腺（6 周）；B. 男性（7 周）；C. 女性（12 周）；D. 男性（20 周）；E. 女性（20 周）

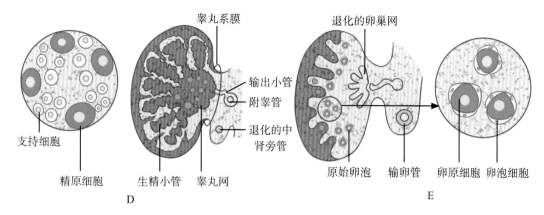

图 8-2-2　（续）

前，青春期睾丸索管腔化，分化形成细长弯曲的生精小管。靠近门部的睾丸索吻合形成睾丸网。胚胎第 8 周，睾丸索表面体腔上皮下方的间充质分化形成一层较厚的致密结缔组织，即白膜。睾丸索之间的间充质细胞分化形成睾丸的间质细胞，并于第 8 周开始分泌雄激素。在睾丸间质细胞分泌的雄激素的作用下，生殖管道和外生殖器开始性别分化。

三、卵巢的发生

胚胎第 8 周后，如果缺少 TDF 的诱导作用，性腺中的初级性索退化、消失，被富含血管的基质替代，形成卵巢的髓质。未分化性腺表面的体腔上皮增殖形成新的细胞索，称皮质索（cortical cord）或次级性索（secondary sex cord）（图 8-2-2）。第 3 个月，皮质索分离成许多孤立的细胞团，形成原始卵泡。每个原始卵泡的周围是一层小而扁平的卵泡细胞，由皮质索上皮细胞分化而来；中央为原始生殖细胞分化而来的卵原细胞。第 5 个月后，生殖细胞不再分裂且大量退化消失，只有部分卵原细胞发育分化为初级卵母细胞。出生时，卵巢内有 100 万 ~ 200 万个原始卵泡，其中的卵原细胞均已分化为初级卵母细胞，并停滞在第一次成熟分裂的前期。卵泡之间的间充质细胞分化为卵巢间质。表面上皮下方的间充质形成薄层的白膜。

四、睾丸和卵巢的下降

生殖腺最初位于腹后壁，随着生殖腺增大，逐渐突向腹腔，借系膜与腹后壁相连。自生殖腺尾端至阴唇阴囊隆起，有一条长的索状结构，称为引带（gubernaculum）（图 8-2-3）。随着胚体逐渐长大，引带相对缩短，牵拉生殖腺下降。第 3 个月时，卵巢已降至骨盆并停留在盆腔，睾丸继续下降。第 4 个月时，睾丸降至腹股沟管内口。双层腹膜形成鞘突突入腹股沟管内，形成鞘膜腔，睾丸随同鞘突通过腹股沟管。第 7 ~ 8 个月时睾丸降至阴囊。出生前后，腹膜腔与鞘膜腔之间的通道逐渐闭锁，残留的鞘突覆盖在睾丸的前面和侧面，成为鞘膜。

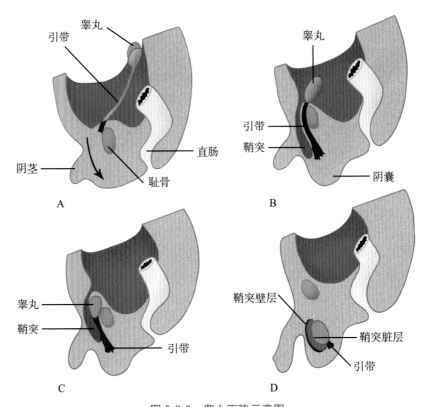

图 8-2-3 睾丸下降示意图

A. 第 2 个月；B. 第 3 个月；C. 第 7 个月；D. 刚出生后不久

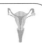

第三节 生殖管道的发生和分化

胚胎第 6 周，无论男胎还是女胎，胚体内先后出现一对生殖管道原基，即中肾管（mesonephric duct）和中肾旁管（paramesonephric duct）。第 4 周末时，中肾开始发生，先后形成约 80 对横行的中肾小管，中肾小管外侧端通连，形成纵行的中肾管，开口于泄殖腔。第 2 个月末，中肾大部分退化，中肾管和部分中肾小管保留，参与男性生殖管道的发生。中肾旁管又称米勒管（Müllerian duct），发生于中肾管的外侧，由体腔上皮凹陷、闭合而成，头端呈喇叭形，开口于腹腔，上段位于中肾管的外侧，相互平行，中段越过中肾管的腹面弯向内侧，两侧中肾旁管下段合并，尾端突入尿生殖窦的背侧壁，在窦腔内形成一小隆起，称窦结节（sinus tubercle），又称 Müller 结节（图 8-3-1）。

如果生殖腺分化为睾丸，在间质细胞分泌的雄激素作用下，中肾管拉长、屈曲，形成附睾管、输精管和射精管，保留下来的中肾小管分化形成输出小管。支持细胞产生抗中肾旁管激素，抑制中肾旁管的发育，使其退化（图 8-3-2）。

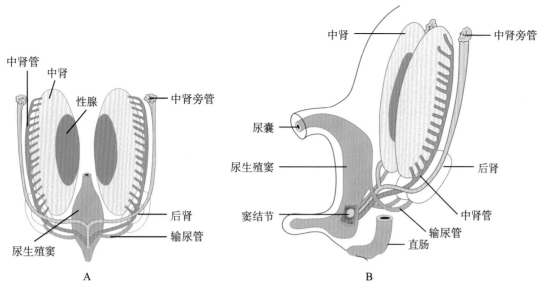

图 8-3-1　生殖管道发生示意图

A. 腹面观；B. 侧面观

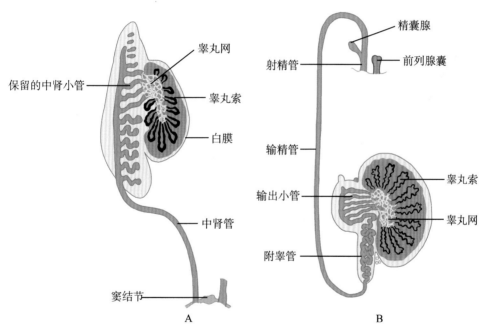

图 8-3-2　男性生殖管道发生示意图

　　如果生殖腺分化为卵巢，因无雄激素与抗中肾旁管激素的作用，中肾管和中肾小管退化，中肾旁管自然发育成女性生殖管道。中肾旁管上段和中段演变成输卵管，左右中肾旁管的下段在中线合并形成子宫和阴道穹窿部（图 8-3-3）。尿生殖窦背侧壁上的窦结节增生形成阴道板（vaginal plate），阴道板中央的细胞凋亡而出现管腔，形成阴道。女性尿生殖窦下段形成阴道前庭，两者之间的薄膜称处女膜（hymen），出生前后，处女膜破裂，阴道开口于阴道前庭。

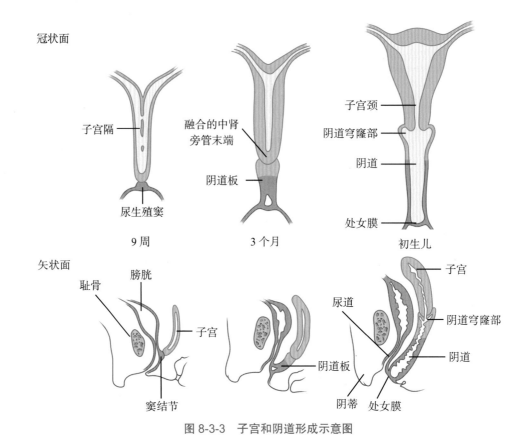

图 8-3-3　子宫和阴道形成示意图

第四节　外生殖器的发生

胚胎第 3 周，来自原条的间充质细胞增殖、迁移至泄殖腔膜周围，形成一对稍隆起的泄殖腔褶（cloacal fold）。在泄殖腔膜头端，两侧的泄殖腔褶汇合，形成一结节，称生殖结节（genital tubercle）。随着泄殖腔的分隔，泄殖腔褶尾端被分隔为腹侧的尿生殖褶（urethral fold）和背侧的肛褶（anal fold）。尿生殖褶之间的凹陷为尿生殖沟，沟底为尿生殖窦膜，约于第 9 周破裂。与此同时，尿生殖褶外侧的间充质增生，形成一对大的纵行隆起，称阴唇阴囊隆起，将来分化形成男性的阴囊和女性的大阴唇（图 8-4-1）。第 6 周结束前，外生殖器的性别是无法辨认的。

如果生殖腺分化为睾丸，在睾丸间质细胞产生的雄激素作用下，未分化的外生殖器原基向男性方向发育：生殖结节伸长、增粗，形成阴茎；两侧尿生殖褶在中线愈合，形成尿道海绵体部；阴唇阴囊隆起相互靠拢并在中线愈合形成阴囊（图 8-4-1）。

如果生殖腺分化为卵巢，因无雄激素的作用，外生殖器原基便自然地向女性方向发育：生殖结节略增大发育为阴蒂；两侧的尿生殖褶不合并，形成小阴唇；两侧阴唇阴囊隆起在阴蒂前方愈合，形成阴阜，后方愈合形成阴唇后联合，未愈合的部分形成大阴唇（图8-4-1）；尿道沟扩展，并与尿生殖窦下段共同形成阴道前庭。

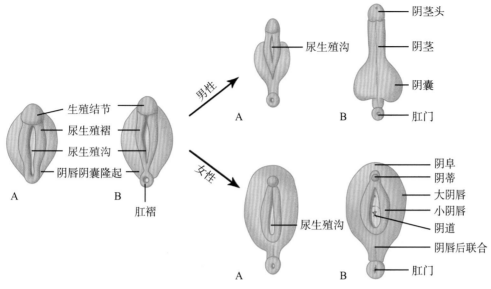

图 8-4-1 外生殖器发生示意图

第五节 先天性畸形

一、隐睾

一侧或双侧睾丸未降入阴囊，称隐睾（cryptorchidism）。未降的睾丸多停留在腹腔内或腹股沟管等处（图8-5-1A）。由于腹腔及腹股沟管内温度高于阴囊，故隐睾会影响精子的发生，若双侧隐睾则可致男性不育。

二、先天性腹股沟疝

若腹膜腔与鞘膜腔之间的通道没有闭合或闭合不全，当腹压增高时，部分肠管可突入鞘膜腔内，形成先天性腹股沟疝（congenital inguinal hernia）。先天性腹股沟疝多见于男性，常伴有隐睾（图8-5-1B）。

三、尿道下裂

两侧尿生殖褶未在中线闭合或闭合不全，致使尿道外口在阴茎腹侧面，而不在其顶端，称尿道下裂（hypospadias）（图8-5-1C）。

四、子宫畸形

左右中肾旁管的下段合并异常，常形成以下畸形：①双子宫（double uterus）：左右中肾旁管的下段完全未合并，形成了完全分开的两个子宫，常伴有双阴道（图 8-5-1D）。②双角子宫（bicornuate uterus）：左右中肾旁管下段部分合并，致使子宫呈分叉状，形成双角子宫（图 8-5-1E）。③中隔子宫（uterus septus）：由于两中肾旁管的下段合并时，合并的管壁未消失，形成子宫中隔（图 8-5-1F）。

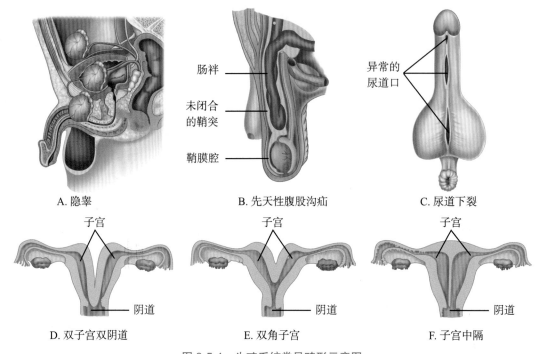

A. 隐睾　　　　　　　　　B. 先天性腹股沟疝　　　　　C. 尿道下裂

D. 双子宫双阴道　　　　　E. 双角子宫　　　　　　　F. 子宫中隔

图 8-5-1　生殖系统常见畸形示意图

五、阴道闭锁

窦结节未形成阴道板或阴道板未能形成管腔，可导致阴道闭锁（vaginal atresia）。有的个体表现为阴道口处处女膜无孔，外观见不到阴道，称处女膜无孔（imperforate hymen）。

六、两性畸形（hermaphroditism）

又称半阴阳，患者的外生殖器介于男女两性之间，很难根据外生殖器的形态确定个体的性别。根据生殖腺的不同，两性畸形有以下三种情况。

1. 真两性畸形　患者体内同时具有卵巢和睾丸，或生殖腺内既有睾丸组织，又有卵巢组织。核型为嵌合型（46, XX/46, XY）、46, XX 或 46, XY，极为罕见。

2. 男性假两性畸形　患者体内只有睾丸，核型为 46, XY，因发育中的睾丸间质细胞产生的雄激素不足，影响男性生殖管道和外生殖器的发育所致。

3. 女性假两性畸形　患者体内只有卵巢，核型为 46, XX，多是由肾上腺皮质分泌雄激素过多导致，干扰女性生殖管道和外生殖器的发育。

七、雄激素不敏感综合征

雄激素不敏感综合征（androgen insensitivity syndrome）又称睾丸女性化综合征

Note

（testicular feminization syndrome）。患者体内有睾丸，核型为 46, XY，能产生雄激素，但由于体细胞及中肾管细胞缺乏雄激素受体，中肾管、中肾小管和外生殖器不能向男性方向分化。同时支持细胞产生的抗中肾旁管激素抑制中肾旁管的发育，中肾旁管亦不能向女性方向分化。患者的外生殖器及第二性征均呈女性。

（郭雨霁）

第九章　男性生殖系统的结构、功能与疾病

- ■ 睾丸
  - ◎ 睾丸的结构
  - ◎ 睾丸的内分泌功能
- ■ 输精管道
  - ◎ 附睾
  - ◎ 输精管
  - ◎ 精索
  - ◎ 射精管
- ■ 附属腺
  - ◎ 精囊
  - ◎ 前列腺
  - ◎ 尿道球腺
- ■ 外生殖器
  - ◎ 阴茎
  - ◎ 阴囊
  - ◎ 男性尿道

病例 9-1　少精症

患者张某，男，30 岁，婚后 2 年妻子一直未孕，来医院就诊。首先行男方精液检查，结果如下：精液量 3 mL，灰白色，pH 7.4，经 20 min 液化，精子计数为 600 万 / 毫升，精子活率 60%，异形精子比例为 30%。诊断结果为少精症。查体：左侧精索静脉曲张（Ⅲ度）、右侧精索静脉曲张（Ⅱ度），左侧睾丸体积略小，质地软，右侧睾丸正常。询问病史，患者无前列腺炎病史，无腮腺炎病史。

患者行显微镜下双侧精索静脉结扎术，术中保留睾丸动脉，术后规律生活，不熬夜、不久坐、禁烟酒。多食用富含锌、硒、维生素或肉碱类食物，如牛羊肉、海鲜或新鲜蔬菜、水果等。半年后来医院复查精液常规恢复正常，3 个月后妻子成功受孕。

请思考以下问题：

（1）精液的组成成分是什么，正常精子的数量是多少？

（2）精子是如何产生的，精子产生后排出体外的路径？

（3）哪些情况可以导致少精症？

（4）精索静脉曲张、隐睾对精子生成会产生哪些影响？

生殖系统（reproductive system）的功能是繁殖后代和形成并保持第二性征。生殖系统包括内生殖器和外生殖器两部分。内生殖器由生殖腺、生殖管道和附属腺体组成；外生殖器则以两性交媾器官为主。

男性内生殖器由生殖腺（睾丸）、输精管道（附睾、输精管、射精管、男性尿道）和附属腺（精囊、前列腺、尿道球腺）组成。睾丸产生精子和分泌雄性激素；精子先

贮存于附睾内,当射精时经输精管、射精管和尿道排出体外。精囊、前列腺和尿道球腺的分泌液参与精液的组成,供给精子营养和有利于精子的活动。男性外生殖器为阴茎和阴囊,前者是男性交媾器官,内有尿道穿过,具有排尿及排精的双重功能;后者容纳和保护睾丸和附睾(图 9-0-1)。

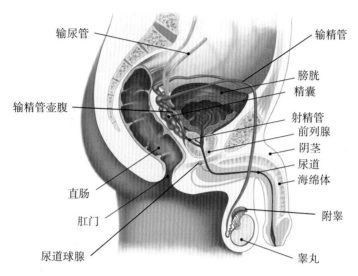

图 9-0-1　男性生殖系统模式图

第一节　睾　丸

一、睾丸的结构

睾丸(testis)位于阴囊内,左右各一,一般左侧略低于右侧,是产生精子和分泌雄性激素的器官。睾丸呈微扁的卵圆形,表面光滑,分前后两缘,上下两端和内外侧两面。前缘游离,后缘有血管、神经和淋巴管出入,与附睾相连。上端被附睾头遮盖,下端游离。外侧面较隆凸,与阴囊壁相贴;内侧面较平坦,与阴囊中隔相依(图 9-1-1)。成人睾丸重 10 ~ 15 g。新生儿的睾丸相对较大,性成熟期以前发育较慢,随着性成熟发育迅速增大;老年人的睾丸萎缩变小。

睾丸表面覆盖浆膜,即鞘膜脏层(图 9-1-1);其深部是坚韧的白膜(tunica albuginea),白膜在睾丸后缘增厚进入睾丸,形成睾丸纵隔(mediastinum testis),纵隔发出许多睾丸小隔(septula testis),呈扇形伸入睾丸实质并与白膜相连,将睾丸实质分为约 250 个睾丸小叶(lobules of testis),每个小叶内含有 1 ~ 4 条盘曲的精曲小管(contorted seminiferous tubule),又称曲细精管(或生精小管),精子由其生精上皮产生(图 9-1-2、图 9-1-3)。生精小管之间的少量疏松结缔组织称睾丸间质,内有分泌雄性激素的间质细胞。生精小管在接近睾丸纵隔处汇合成直精小管(straight seminiferous tubules），进入睾丸纵隔交织形成睾丸网（rete testis）。睾丸网发出 12 ～ 15 条睾丸输出小管（efferent ductules of testis），经睾丸后缘上部进入附睾（图 9-1-2）。

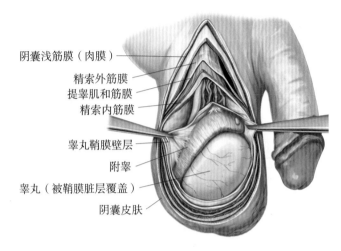

阴囊浅筋膜（肉膜）
精索外筋膜
提睾肌和筋膜
精索内筋膜
睾丸鞘膜壁层
附睾
睾丸（被鞘膜脏层覆盖）
阴囊皮肤

图 9-1-1　睾丸及附睾（右侧）

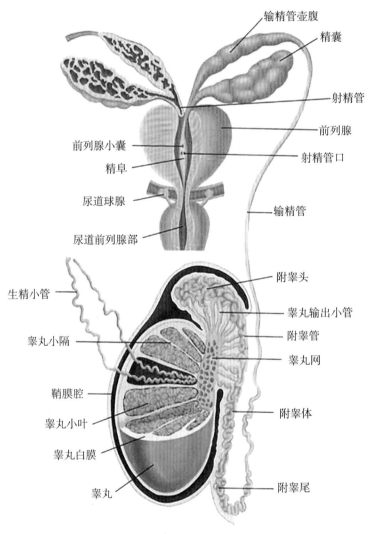

输精管壶腹
精囊
射精管
前列腺
前列腺小囊
精阜
射精管口
尿道球腺
尿道前列腺部
输精管
生精小管
附睾头
睾丸输出小管
睾丸小隔
附睾管
睾丸网
鞘膜腔
睾丸小叶
附睾体
睾丸白膜
睾丸
附睾尾

图 9-1-2　睾丸、附睾的结构及排精路径

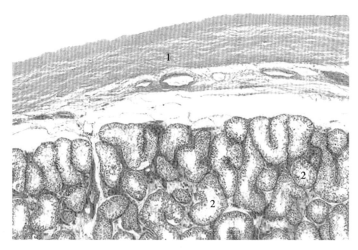

图 9-1-3　睾丸光镜图

1. 白膜；2. 生精小管

除卵巢囊腺瘤极少发生在睾丸外，与卵巢性索间质及生殖细胞肿瘤相同类型的肿瘤均可发生在睾丸，发生在睾丸或卵巢的同一类型的肿瘤的肉眼观、组织学改变和生物学行为无明显区别，卵巢肿瘤详见第十章第四节。

（一）生精小管

成人的生精小管长 30 ～ 70 cm，直径 150 ～ 250 μm，管壁厚 60 ～ 80 μm，由生精上皮（spermatogenic epithelium）构成。生精上皮由支持细胞和 5 ～ 8 层生精细胞（spermatogenic cell）组成。上皮基膜外侧有胶原纤维和梭形的肌样细胞（myoid cell）。肌样细胞收缩有助于精子排出（图 9-1-4 ～ 图 9-1-6）。

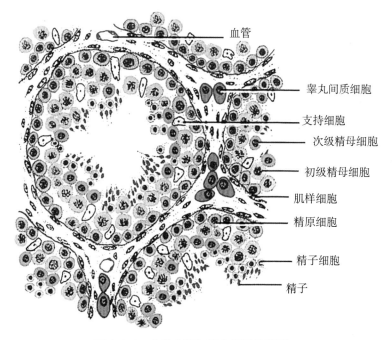

图 9-1-4　生精小管与睾丸间质仿真图

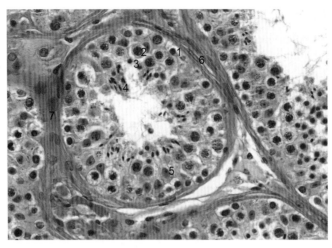

图 9-1-5　生精小管光镜图

1.精原细胞；2.初级精母细胞；3.精子细胞；4.精子；5.支持细胞；6.肌样细胞；7.睾丸间质细胞

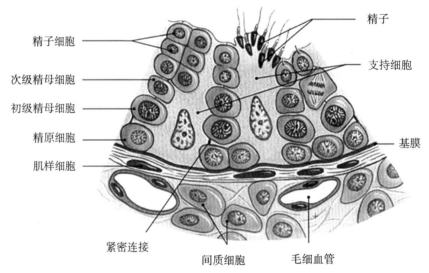

图 9-1-6　生精细胞与支持细胞关系模式图

1. 生精细胞

自生精上皮基底部至腔面，依次有精原细胞、初级精母细胞、次级精母细胞、精子细胞和精子。精原细胞形成精子的过程称精子发生（spermatogenesis），人需要 60 ～ 70 天方可完成。此过程经历了精原细胞增殖、精母细胞减数分裂和精子形成 3 个阶段（图 9-1-7）。

（1）精原细胞（spermatogonium）：紧贴基膜，圆形或卵圆形，直径 12 μm。精原细胞分为 A、B 两型。A 型精原细胞核呈卵圆形，染色质细小，染色深，细胞核中央常见淡染区；或染色质细密，染色浅。A 型精原细胞是生精细胞中的干细胞，不断地分裂增殖，一部分子细胞继续作为干细胞，另一部分分化为 B 型精原细胞。B 型精原细胞核呈圆形，细胞核周边有较粗的染色质颗粒。B 型精原细胞经过数次分裂后，分化为初级精母细胞。

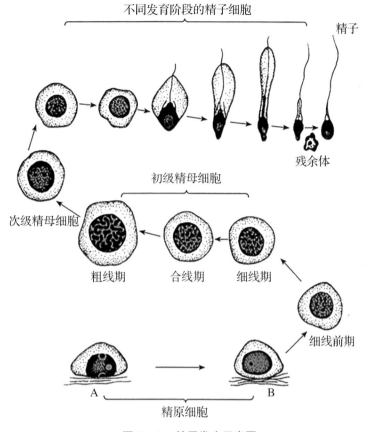

图 9-1-7　精子发生示意图

（2）初级精母细胞（primary spermatocyte）：位于精原细胞近腔侧，圆形，体积较大，直径约 18 μm，细胞核大而圆，呈丝球状，内含或粗或细的染色质丝，核型为 46, XY。初级精母细胞经过 DNA 复制后（4n DNA），进行减数第一次分裂，形成两个次级精母细胞。由于减数第一次分裂的分裂前期历时较长，所以在生精小管的切面中可见到处于不同分裂时期的初级精母细胞。

（3）次级精母细胞（secondary spermatocyte）：位置靠近腔面，直径约 12 μm。细胞核圆形，染色较深，核型为 23, X 或 23, Y（2n DNA）。次级精母细胞不进行 DNA 复制，迅速进入减数第二次分裂，产生两个精子细胞，核型为 23, X 或 23, Y（1n DNA）。由于次级精母细胞存在时间短暂，故在生精小管切面中不易见到。减数分裂（meiosis）又称成熟分裂，仅见于生殖细胞的发育过程。经过减数分裂，染色体数目减少一半。

（4）精子细胞（spermatid）：位于近腔面，直径约 8 μm。细胞核圆，染色质细密。精子细胞不再分裂，经过复杂的变态，由圆形细胞逐渐转变为蝌蚪状的精子，这一过程称精子形成（spermiogenesis）：①核染色质高度浓缩，细胞核变长，成为精子头部的主要结构。②由高尔基复合体分泌形成顶体泡，逐渐增大，凹陷为双层帽状结构覆盖在核的头端，形成顶体（acrosome）。③中心体迁移到细胞核的另一端，其中一个中心粒的微管延长，形成轴丝，成为精子尾部（或称鞭毛）的主要结构。④线粒体聚集，缠绕在轴丝的近细胞核段周围，形成线粒体鞘。⑤多余的细胞质汇聚于尾侧，形成残余胞质，最后脱落，被支持细胞吞噬（图 9-1-8）。

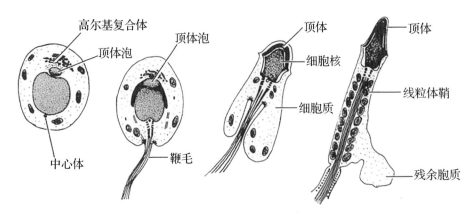

图 9-1-8　精子形成模式图

（5）精子（spermatozoon）：人的精子形似蝌蚪，长约 60 μm，可分头、尾两部（图 9-1-9、图 9-1-10）。头部嵌入支持细胞的顶部细胞质中，尾部游离于生精小管腔。头部正面观呈卵圆形，侧面观呈梨形，长 4～5 μm。头内有一个高度浓缩的细胞核，其前 2/3 有顶体覆盖。顶体是特殊的溶酶体，内含多种水解酶，如顶体素、透明质酸酶、磷酸酯酶等，在受精过程中发挥重要作用。尾部分为颈段、中段、主段和末段四部分。构成尾部全长的轴心是轴丝，由 9+2 排列的微管组成，是精子运动的主要部位。颈段最短，其内有中心粒；中段轴丝外有 9 根纵行外周致密纤维，外侧再包有一圈线粒体鞘，是精子的能量供应中心，为纤毛摆动提供能量；主段最长，轴丝外无线粒体鞘，代之以纤维鞘；末段短，其内仅有轴丝。

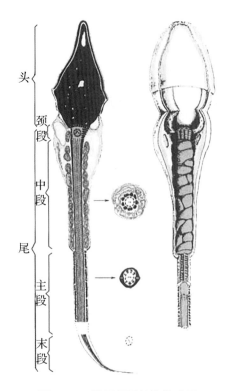

Note

图 9-1-9　精子超微结构模式图

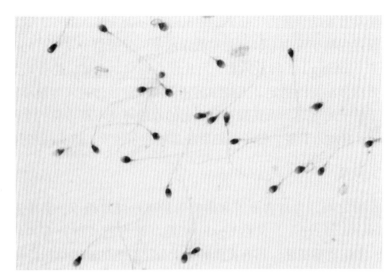

图 9-1-10　精液涂片光镜图

在精子发生过程中，一个精原细胞增殖分化所产生的各级生精细胞，其细胞质并未完全分开，有胞质桥（cytoplasmic bridge）相连，形成同步发育的同源细胞群。胞质桥的存在有利于细胞间信息传递，保证同源生精细胞同步发育。但从生精小管全长来看，精子发生是不同步的。不同区域的生精小管生精细胞组合不同。因此在睾丸组织切片上，可见生精小管不同断面具有不同发育阶段的生精细胞组合。

精子发生和形成需在低于体温 2 ~ 3℃的环境中进行，故隐睾患者因精子发生障碍而不育。在精子发生和形成过程中，经常形成一些畸形精子，如光镜可见的双头或双核、大头、小头、不规则形头、无尾、双尾、短尾等。电镜可见的无顶体或小顶体，以及线粒体鞘等结构异常。机体感染、创伤、辐射、内分泌失调等可增加畸形精子数量，严重者可导致不育。

2. 支持细胞

支持细胞（sustentacular cell）又称 Sertoli 细胞。每个生精小管的横切面上有 8 ~ 11 个支持细胞。细胞呈不规则长锥体形，细胞体从生精上皮基底一直伸达腔面。由于其侧面镶嵌着各级生精细胞，故光镜下细胞轮廓不清。细胞核近似卵圆形或呈三角形，染色浅，核仁明显（图 9-1-4 ~ 图 9-1-6）。电镜下，细胞质内有大量滑面内质网和一些粗面内质网，高尔基复合体发达，线粒体和溶酶体较多，并有许多脂滴、糖原、微丝和微管。成人的支持细胞不再分裂，数量恒定。相邻支持细胞侧面的近基底部，细胞膜形成紧密连接，将生精上皮分成基底室（basal compartment）和近腔室（abluminal compartment）两部分。基底室位于生精上皮基膜和支持细胞紧密连接之间，内有精原细胞；近腔室位于紧密连接上方，与生精小管管腔相通，内有精母细胞、精子细胞和精子。生精小管与血液之间存在着血 - 睾屏障（blood-testis barrier），其组成包括毛细血管内皮及其基膜、结缔组织、生精上皮基膜和支持细胞的紧密连接。血 - 睾屏障可阻止血液中某些物质接触生精上皮，形成并维持有利于精子发生的微环境，还能防止精子抗原物质逸出到生精小管外而引发自身免疫反应。

支持细胞对生精细胞起支持和营养作用。支持细胞在卵泡刺激素和雄激素的作用下，合成和分泌雄激素结合蛋白（androgen binding protein，ABP），这种蛋白可与雄激素结合，以保持生精小管内有较高的雄激素水平，促进精子发生。同时，支持细胞又能分泌抑制素（inhibin），释放入血，可反馈性地抑制垂体分泌卵泡刺激素，以维持雄激素结合蛋白分泌量的稳定。支持细胞还分泌少量液体进入生精小管管腔，成为睾丸液，有助于精子的运送。而其微丝和微管的收缩可使不断成熟的生精细胞向腔面移动，并促使精子释放入管腔。精子成熟后脱落的残余胞质，被支持细胞吞噬和消化。

（二）睾丸间质

位于生精小管之间，为富含血管和淋巴管的疏松结缔组织，其中有睾丸间质细胞（testicular interstitial cell），又称 Leydig 细胞。该细胞成群分布，呈圆形或多边形，细胞核圆，细胞质嗜酸性，具有类固醇激素分泌细胞的超微结构特征（图 9-1-5、图 9-1-6）。从青春期开始，睾丸间质细胞在黄体生成素刺激下，分泌雄激素。

（三）直精小管和睾丸网

生精小管近睾丸纵隔处短而细的直行管道，称直精小管，管壁上皮为单层立方或矮柱状，无生精细胞。直精小管进入睾丸纵隔内分支吻合成网状管道，为睾丸网，由单层立方上皮组成，管腔大而不规则。来自生精小管的精子经直精小管和睾丸网运出睾丸，进入附睾（图 9-1-11）。

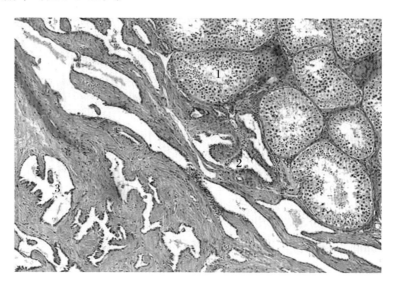

图 9-1-11　睾丸纵隔光镜图
1. 生精小管；2. 直精小管；3. 睾丸网

二、睾丸的内分泌功能

睾丸间质细胞分泌雄激素，包括脱氢表雄酮、雄烯二酮和睾酮（testosterone，T），其中睾酮的分泌量最多，生物活性也最强。男性血浆中的睾酮 95% 来自睾丸，其余的由肾上腺皮质网状带细胞分泌。

睾丸先后在两个阶段由间质细胞分泌睾酮。在胎儿时期到出生后 6 个月由胚胎型间质细胞分泌睾酮，以后胚胎型间质细胞消失；青春期后，由成年型间质细胞分泌睾酮，20 ～ 50 岁男性睾酮分泌量最高，50 岁后有所减少，对机体的多种生理功能会产生一定的影响，但个体差异较大。

（一）雄激素的合成与代谢

雄激素合成以胆固醇为原料。间质细胞通过受体介导的内吞作用直接从血液中摄取，主要摄取利用低密度脂蛋白中的胆固醇，也少量利用高密度脂蛋白中的胆固醇，同时通过滑面内质网中的乙酰辅酶 A 将醋酸盐合成胆固醇。胆固醇被转运到线粒体，在那里经侧链裂解酶的作用生成孕烯醇酮（pregnenolone），孕烯醇酮经过羟化、脱氢等过程转变为雄烯二酮，雄烯二酮经 17- 羟类固醇脱氢酶的作用转化为睾酮（图 9-1-12）。睾酮分泌入血后，仅约 2% 的睾酮以游离的形式存在，约 65% 的睾酮与血浆中的性激素结合蛋白（sex hormone-binding globulin，SHBG）结合，约 33% 的睾酮与血浆白蛋白或皮质醇结合蛋白结合。结合与游离形式的睾酮可以互相转化，只有游离的睾酮具有生物活性。游离状态的睾酮进入靶组织可直接发挥作用，或经靶细胞内 5α- 还原酶的作用转化为活性更强的双氢睾酮发挥作用，该酶的抑制剂在临床上被用于治疗前列腺肥大。睾酮主要在肝脏代谢、灭活，最终的代谢产物随尿液排出。

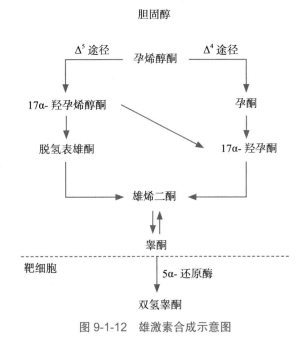

图 9-1-12　雄激素合成示意图

（二）雄激素的生理作用及应用

睾酮的作用广泛，主要有以下几个方面。

1. 对胚胎性别分化的影响

胎儿时期由睾丸的胚胎型间质细胞分泌的睾酮诱导男性内、外生殖器发育，促使男性第一性征形成。如果胚胎型间质细胞发育不良或对胎盘绒毛膜促性腺激素反应低下致睾酮分泌不足，胎儿内、外生殖器不能正常分化，是导致男性假两性畸形的原因之一。如果女胎在母体内受到过多雄激素作用也可能导致女性的假两性畸形。

2. 促进男性第二性征发育并维持正常的性欲

男性青春期后随着睾酮的分泌，阴茎、阴囊长大，其他附属性器官也开始发育。男性特有的体征出现，如阴毛、胡须出现，喉头隆起，声音低沉，骨骼、肌肉发达。睾酮还刺激和维持正常的性欲。

3. 促进精子的生成并维持生精

睾丸间质细胞分泌的睾酮进入曲细精管可直接与支持细胞的雄激素受体结合，或转化为活性更强的双氢睾酮再与雄激素受体结合，促进精子的生成。

4. 对代谢的影响

睾酮促进蛋白质的合成并抑制其分解，这不仅可促进附属性器官组织的发育，还可促进肌肉、骨骼、肾脏和其他组织的蛋白质合成，因而能加速机体生长。睾酮对脂代谢有不利影响，表现为血中低密度脂蛋白增加，而高密度脂蛋白减少，因而男性患心血管疾病的风险高于绝经前的女性。睾酮还参与调节机体水和电解质的平衡，有类似于肾上腺皮质激素的作用，可使体内钠、水潴留。

5. 其他作用

睾酮促进肾脏合成促红细胞生成素，刺激红细胞生成；刺激骨生长和骨骺的闭合；作用于中枢神经系统，参与调节具有雄性特征的行为活动。

（三）睾丸分泌功能的调控

睾丸功能受下丘脑和腺垂体调节，而睾丸分泌的激素又通过负反馈机制影响下丘脑和腺垂体的功能。下丘脑、腺垂体和睾丸在功能上联系密切，相互影响，构成下丘脑 - 垂体 - 睾丸轴（hypothalamic-pituitary-testicular axis）。此外，睾丸内还存在复杂的自分泌或旁分泌调节。

1. 下丘脑 - 垂体 - 睾丸轴的调节

青春期前下丘脑促性腺激素释放激素分泌以及腺垂体分泌的卵泡刺激素和黄体生成素都处在很低的水平。青春期开始后，下丘脑合成并以脉冲式释放的形式分泌GnRH，GnRH 经垂体门脉系统作用于腺垂体，促进其分泌 FSH 和 LH。LH 分泌也呈明显的脉冲式波动，但 FSH 分泌量波动幅度很小。FSH 作用于支持细胞膜上的 FSH受体，通过 G 蛋白 - 腺苷酸环化酶 -cAMP-PKA 信号转导途径促进支持细胞合成分泌精子生成所需的物质，从而启动生精过程。同时 FSH 促进支持细胞合成分泌雄激素结合蛋白（ABP）。LH 与间质细胞膜中的 LH 受体相结合，也主要通过 G 蛋白 - 腺苷酸环化酶 -cAMP-PKA 信号途径促进胆固醇摄取利用，增强睾酮合成相关酶的活性，从而促进睾酮的合成。间质细胞分泌的睾酮进入血液，以内分泌的形式作用于靶器官，同时也与支持细胞分泌的 ABP 结合被运输到曲细精管，使曲细精管局部具有高浓度的睾酮，以旁分泌的形式促进生精过程，尤其是对生精维持起着重要的作用。FSH 可诱导间质细胞 LH 受体表达间接促进睾酮分泌。当血中睾酮浓度达到一定水平后，通过负反馈机制直接抑制腺垂体分泌 LH，同时也抑制下丘脑分泌 GnRH，间接抑制腺垂体 FSH 和 LH 的分泌。睾丸支持细胞在 FSH 的作用下分泌抑制素，这是一种糖蛋

Note

白激素，可选择性地抑制腺垂体 FSH 的合成和分泌，但对 LH 的分泌没有明显影响。正是由于下丘脑、腺垂体和睾丸之间的相互作用使得睾丸的生精和内分泌功能能够维持在适当的水平（图 9-1-13）。

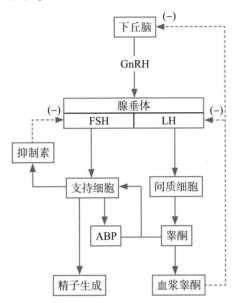

图 9-1-13 下丘脑 - 垂体 - 睾丸轴调节示意图

由于睾酮对下丘脑和腺垂体存在负反馈抑制作用，因某些原因（健身、塑型等）滥用雄激素可能造成睾丸生精障碍。临床上对于因雄激素减退所致性功能障碍又有生育要求的男性，并不是直接补充雄激素，而是使用具有 LH 作用的人绒毛膜促性腺激素（human chorionic gonadotropin，hCG）或芳香化酶抑制剂类的药物。

2. 睾丸内的局部调节

睾丸的功能除受到下丘脑和垂体的调控外，睾丸内各种细胞分泌的局部调节因子，如生长因子、胰岛素样因子、免疫因子也以自分泌或旁分泌的形式参与睾丸功能的调控。

（四）睾丸分泌的其他激素

1. 抑制素

抑制素（inhibin）是由睾丸支持细胞分泌的一种分子量约 32000 的糖蛋白激素，由 α 和 β 两个亚单体组成，β 亚单位有 $β_A$ 和 $β_B$ 之分，抑制素也有抑制素 A（$αβ_A$）和抑制素 B（$αβ_B$）两种。抑制素可选择性作用于腺垂体，对 FSH 的合成和分泌具有很强的抑制作用，而生理剂量的抑制素对 LH 的分泌却无明显影响。

2. 激活素

性腺还存在与抑制素结构近似但作用相反的物质，即由抑制素的两种 β 亚单位组成的同二聚体（$β_Aβ_A$、$β_Bβ_B$）或异二聚体（$β_Aβ_B$），称为激活素（activin），可促进腺垂体 FSH 的分泌。

（俎树禄　扈燕来　刘尚明）

第二节　输精管道

一、附睾

附睾（epididymis）呈新月形，位于睾丸的后外侧，由睾丸输出小管和迂曲的附睾管组成，紧贴睾丸上端和后缘。附睾分为上端膨大的附睾头、中部的附睾体和下端的附睾尾（图 9-1-2、图 9-2-1）。睾丸输出小管进入附睾盘曲形成附睾头，而后汇合成一条附睾管；附睾管长约 6 m，迂曲盘回形成附睾体和尾；附睾尾向后上弯曲移行为输精管。睾丸输出小管是与睾丸网连接的 8 ～ 12 根弯曲小管，上皮由高柱状纤毛细胞及低柱状细胞相间排列构成，故管腔不规则。高柱状细胞游离面有大量纤毛，纤毛摆动可促使精子向附睾管运行。低柱状细胞含大量溶酶体及吞饮小泡，可吸收和消化管腔内物质。输出小管远端与附睾管相连，附睾管管腔规则，腔内充满精子和分泌物。附睾管上皮为假复层纤毛柱状上皮，由主细胞和基细胞组成。主细胞在附睾管起始段为高柱状，而后逐渐变低，至末段转变为立方体。细胞表面有成簇排列的粗而长的静纤毛，细胞有分泌和吸收功能。基细胞矮小，呈锥形，位于上皮深层。上皮外侧有薄层平滑肌和富含血管的疏松结缔组织。肌层产生蠕动性收缩，将精子向尾部推动（图 9-2-1）。

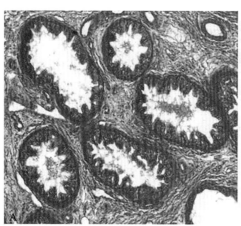
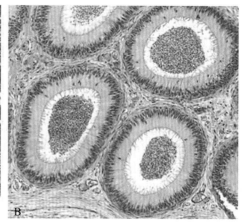

图 9-2-1　附睾光镜图

A. 输出小管；B. 附睾管

精子在附睾内停留 8 ～ 17 天，并经历一系列成熟变化，获得运动能力，达到功能上的成熟。这不仅依赖于雄激素的存在，而且与附睾上皮细胞分泌的肉毒碱、甘油磷酸胆碱和唾液酸等密切相关。附睾暂时储存精子，分泌附睾液营养精子，促进精子进一步成熟。附睾的功能异常也会影响精子的成熟，导致不育。血 - 附睾屏障（blood-epididymis barrier）位于主细胞近腔面的紧密连接处、能保护成熟中的精子不受外界干扰，并将精子与免疫系统隔离。

二、输精管

输精管（ductus deferens）是附睾管的直接延续，长度约 50 cm，一般左侧较右侧稍长；管壁较厚，由黏膜、肌层和外膜组成，肌层较发达；管径约 3 mm，管腔窄小。黏膜表面为较薄的假复层柱状上皮，固有层结缔组织中弹性纤维丰富。肌层厚，由内纵行、中环行和外纵行排列的平滑肌纤维组成（图 9-2-2）。在射精时，肌层强力收缩，将精子快速排出。活体触摸时，呈坚实的圆索状。输精管依其行程可分为四部（图 9-0-1）：①睾丸部：始于附睾尾，最短，较迂曲，沿睾丸后缘、附睾内侧行至睾丸上端。②精索部：介于睾丸上端与腹股沟管皮下环之间，在精索内位于其他结构的后内侧，此段位置表浅，位于阴囊的皮下，易于触及，为结扎输精管的理想部位。③腹股沟管部：全程位于腹股沟管的精索内。④盆部：为输精管最长一段，经腹环出腹股沟管后，弯向内下，越过髂外动、静脉，沿盆侧壁腹膜外行向后下，跨过输尿管末端前内方至膀胱底的后面和直肠前面；两侧输精管在此逐渐接近，膨大形成输精管壶腹（ampulla of deferent duct）（图 9-2-3）。输精管壶腹末端变细，穿过前列腺，与精囊的输出管汇合成射精管（图 9-0-1、图 9-1-2、图 9-2-4）。

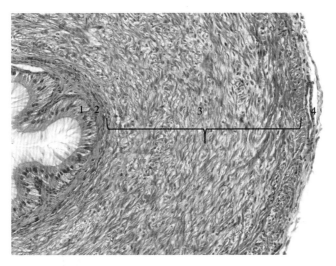

图 9-2-2　输精管光镜图

1.假复层柱状上皮；2.固有层；3.肌层；4.外膜

三、精索

精索（spermatic cord）是位于睾丸上端和腹股沟管腹环之间的一对柔软的圆索状结构。精索内主要结构有输精管和睾丸动脉、蔓状静脉丛、输精管血管、神经、淋巴管和腹膜鞘突的残余（鞘韧带）等。精索表面包有三层被膜，从内向外依次为精索内筋膜、提睾肌和精索外筋膜（图 9-1-1）。

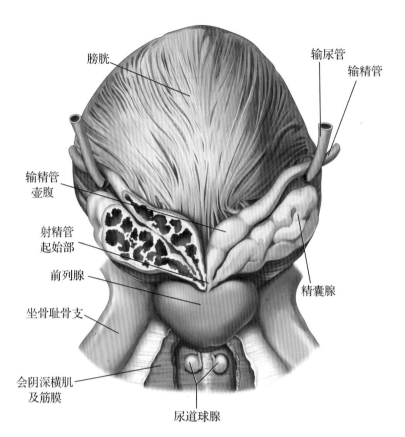

膀胱

输尿管

输精管

输精管
壶腹

射精管
起始部

前列腺

坐骨耻骨支

精囊腺

会阴深横肌
及筋膜

尿道球腺

图 9-2-3 膀胱、前列腺、精囊和尿道球腺（后面观）

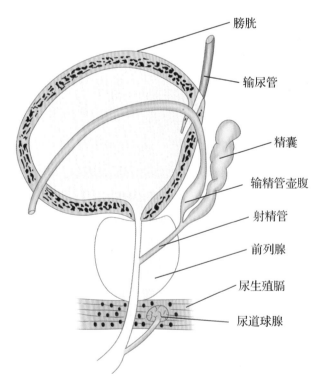

膀胱

输尿管

精囊

输精管壶腹

射精管

前列腺

尿生殖膈

尿道球腺

图 9-2-4 前列腺和射精管（纵切面）

四、射精管

射精管（ejaculatory duct）由输精管的末端与精囊的输出管汇合而成，长约2 cm，向前下穿前列腺实质，开口于尿道前列腺部（图9-2-4）。射精管管壁有平滑肌纤维，能够产生有力的收缩，帮助精液的排出。

（俎树禄　刘尚明　扈燕来）

第三节　附属腺

一、精囊

精囊（seminal vesicle）又称精囊腺，是一对盘曲的长椭圆形囊状器官，表面凹凸不平，位于膀胱底的后方，输精管壶腹的下外侧，左右各一，由迂曲的管道组成，其输出管与输精管壶腹的末端汇合成射精管（图9-2-3、图9-2-4）。

精囊黏膜向腔内突起形成高大的皱襞，黏膜表面是假复层柱状上皮，细胞质内含有许多分泌颗粒和黄色的脂色素。黏膜外有薄的平滑肌层和结缔组织外膜。精囊分泌弱碱性的淡黄色液体，内含果糖、前列腺素等成分，参与精液的组成，其中果糖为精子的运动提供能量。

二、前列腺

（一）前列腺的结构

前列腺（prostate）是由腺组织和平滑肌组织构成的实质性器官，环绕于尿道起始段。表面包有一层薄的纤维肌性组织，称前列腺囊（图9-3-2）；前列腺囊的外面包有盆脏筋膜形成的前列腺鞘，鞘与囊之间有前列腺静脉丛。前列腺位于膀胱与尿生殖膈之间，前列腺上端与膀胱颈、精囊腺和输精管壶腹相邻（图9-2-3）；前列腺的前方为耻骨联合，后方为直肠壶腹（图9-3-1）。前列腺的分泌物是精液的主要组成部分。

前列腺形似栗子，重8 ~ 20 g，质韧，色淡红；上端宽大为前列腺底，横径约4 cm，前后径约2 cm，垂直径约3 cm。下端尖细为前列腺尖，与尿生殖膈相贴。底与尖之间的部分为前列腺体。前列腺体的后面平坦，中间有一纵行浅沟，称前列腺沟（prostatic sulcus），正常前列腺直肠指诊可触及此沟；前列腺肥大时，此沟变浅或消失。男性尿道在前列腺底近前缘处进入，经前列腺实质前部下行，由前列腺尖穿出（图9-3-1）。在近前列腺底的后缘处，射精管穿入前列腺，斜向前下方，开口于尿道前列腺部后壁的精阜上。前列腺的输出管开口于尿道前列腺部后壁尿道嵴两侧（图9-2-3、图9-2-4）。

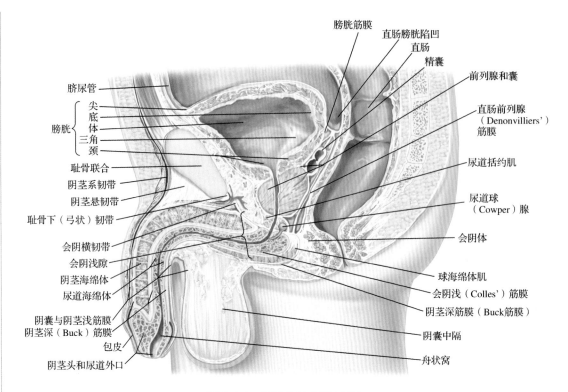

图 9-3-1　男性盆腔（侧面观）

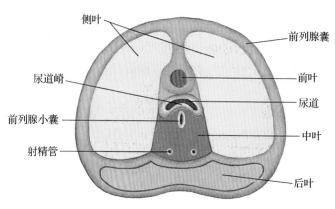

图 9-3-2　前列腺分叶

前列腺分为五叶：前叶、中叶、后叶和两侧叶（图 9-3-2），前叶很小，位于尿道前方和左、右侧叶之间；中叶呈楔形，位于尿道和射精管之间；左、右侧叶分别位于尿道、中叶和前叶两侧；后叶位于中叶和侧叶的后方，是前列腺肿瘤易发部位。

前列腺的被膜与支架组织均由富含弹性纤维和平滑肌纤维的结缔组织组成。腺实质主要由 30 ~ 50 个复管泡状腺组成，有 15 ~ 30 条导管开口于尿道精阜的两侧。腺实质可分三个带：尿道周带（又称黏膜腺），最小，位于尿道黏膜内；内带（又称黏膜下腺），位于黏膜下层；外带（又称主腺），构成前列腺的大部（图 9-3-3）。腺分泌部由单层立方、单层柱状及假复层柱状上皮交错构成，故腺腔很不规则。假复层上皮处可见有柱状分泌细胞（secretory cell）以及紧贴基膜、体积较小的基（底）细胞（basal cell）。腔内可见分泌物浓缩形成的圆形嗜酸性板层状小体，称前列腺凝

Note

固体（prostatic concretion），其随年龄的增长而增多，甚至可以钙化成为前列腺结石（图9-3-4）。从青春期开始，前列腺在雄激素的刺激下分泌活动增强，分泌物为稀薄的乳白色液体，富含酸性磷酸酶和纤维蛋白溶酶，还有柠檬酸和锌等物质。

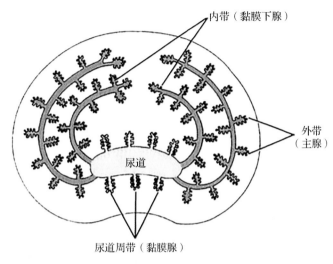

图 9-3-3 前列腺的分带

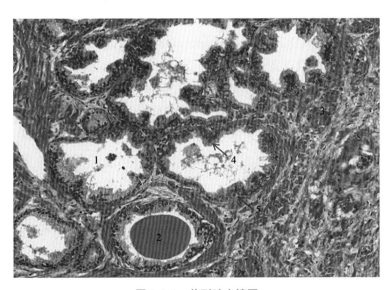

图 9-3-4 前列腺光镜图

1.腺泡；2.前列腺凝固体；3.平滑肌；4.分泌细胞；5.基（底）细胞

儿童期前列腺较小，腺部不甚明显；青春期前列腺迅速生长发育成熟；中年以后腺部逐渐退化，结缔组织增生，常形成老年性前列腺肥大。前列腺肥大多发生在中叶和侧叶黏膜腺和黏膜下腺，压迫尿道，造成排尿困难甚至尿潴留。前列腺癌主要发生在腺的外周带。

（二）前列腺疾病

病例 9-2　前列腺增生

　　患者王某，男性，60岁。出现尿流变细、频尿、夜尿增多、排尿困难等症状，进行性加重。随到医院进行检查。患者就医后进行了前列腺特异抗原（prostatic specific antigen, PSA）检测和前列腺 B 超检查，血 PSA 在正常水平，B 超显示：前列腺增生。

　　患者在医生指导下，服用了 5α- 还原酶抑制剂（非那雄胺）治疗，每日口服 1 片，连续治疗 3 个月。经治疗后患者症状明显改善，前列腺 B 超检查也显示前列腺大小明显减小，建议患者继续服药，并定期复查。

　　请思考以下问题：

　　（1）患者前列腺增生的原因是什么？

　　（2）为什么要进行 PSA 检查？

　　（3）药物治疗的原理是什么？

1. 前列腺增生症

（1）概述：良性前列腺增生（benign prostatic hyperplasia）又称结节状前列腺增生（nodular hyperplasia）或前列腺肥大（hypertrophy），以前列腺腺体和间质不同程度的增生为特征，发生和雄激素有关，青春期前切除睾丸的男性不会罹患该病。此外，年龄相关的雌激素水平升高可通过增加实质细胞双氢睾酮受体表达，提高双氢睾酮促进前列腺增生的作用。

前列腺增生症是 50 岁以上中老年男性的常见疾病，约 70% 的 60 岁男性可查见不同程度的组织学上的前列腺增生，但其中仅有约 50% 的患者有尿频、尿急、尿疼等临床症状。

（2）病理变化：肉眼观，呈结节状增大，重者可达 300 g，颜色和质地与增生的成分有关，以腺体增生为主的呈淡黄色，质地较软，切面可见大小不一的蜂窝状腔隙，挤压可见奶白色前列腺液体流出；而以纤维平滑肌增生为主者，色灰白，质地较韧，和周围正常前列腺组织界限不清。

镜下，前列腺增生的成分主要由腺体、纤维和平滑肌组成，各种成分所占比例因人而异。增生的腺体相互聚集或在增生的间质中散在随机排列，腺体的上皮由两层细胞构成，内层为腺上皮呈柱状，外层为肌上皮呈立方或扁平状，周围有完整的基膜包绕，腔内常含有淀粉小体（图 9-3-5）。

（3）临床病理联系：前列腺增生常发生在前列腺的中央区和移行区，容易产生尿道前列腺部受压而导致的尿道梗阻症状，患者可有排尿困难，尿流变细、滴尿、尿频和夜尿增多，时间久者，继而产生尿潴留和膀胱扩张，尿液潴留可进一步诱发尿路感染或肾盂积水，严重者最后可致肾衰竭。前列腺增生极少发生恶变。

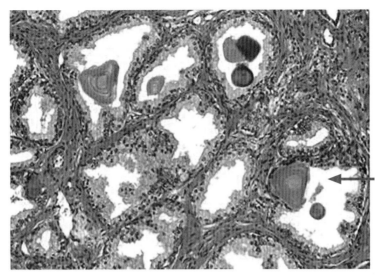

图 9-3-5　良性前列腺增生

可见腺体数目增加，腺体扩张，腺上皮呈双层排列，腔内常含有淀粉小体（箭头所示）

2. 前列腺癌

（1）概述：前列腺癌（prostatic cancer）是源自前列腺上皮的恶性肿瘤，多发在 50 岁以后，发病率随年龄增加逐步提高。其发病率和死亡率在欧美国家仅次于肺癌，居所有癌肿的第二位。亚洲地区的发病率则较低，但近年来呈逐渐上升趋势。去势手术（切除睾丸）或服用雌激素可抑制肿瘤生长，说明雄激素和前列腺癌的发生相关。和正常前列腺一样，前列腺癌上皮细胞也具有雄激素受体，激素和受体结合，可促进肿瘤生长。

（2）病理变化：肉眼观察，约 70% 的肿瘤发生在前列腺的周围区，灰白结节状，质韧硬，和周围前列腺组织界限不清。镜下，多数为分化较好的腺癌，肿瘤腺泡较规则，排列拥挤，可见背靠背现象。腺体由单层细胞构成，外层的基底细胞缺如及核仁增大是高分化腺癌的主要诊断依据（图 9-3-6）。前列腺癌并不全是高分化癌，在低分化癌中，癌细胞排列成条索、巢状或片状。

（3）临床病理联系：5% ~ 20% 的前列腺癌可发生局部浸润和远处转移，常直接向精囊和膀胱底部浸润，后者可引起尿道梗阻。血道转移主要转移到骨，尤以脊椎骨最常见，其次为股骨近端、盆骨和肋骨。男性肿瘤骨转移应首先怀疑前列腺癌转移的可能，偶见内脏的广泛转移。淋巴转移首先至闭孔淋巴结，随之到内脏淋巴结、胃底淋巴结、髂内淋巴结、骶骨前淋巴结和主动脉旁淋巴结。

早期前列腺癌一般无症状，常在因前列腺增生的切除标本中，或在死后解剖中偶然发现。因为大多数前列腺癌呈结节状位于被膜下，肛诊检查可直接扪及。正常前列腺组织可分泌前列腺特异性抗原（prostatic specific antigen，PSA），但前列腺的 PSA 的分泌量明显增高时，应高度疑为癌，亦对鉴别原发于前列腺的肿瘤和转移癌有帮助。必要时，可行前列腺组织穿刺，由组织病理检查确诊。

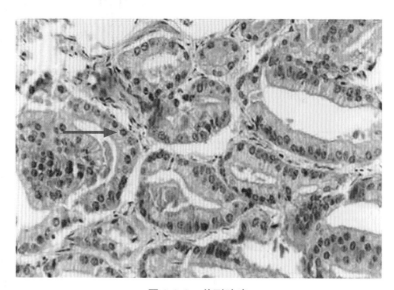

图 9-3-6　前列腺癌

可见腺体由单层细胞构成，外层的基底细胞缺如，核仁增大（箭头所示）

三、尿道球腺

尿道球腺（bulbourethral gland）是一对豌豆大的球形腺体，位于会阴深横肌内，属于复管泡状腺，为单层立方上皮或单层柱状上皮，腺的输出管开口于尿道球部（图 9-2-3、图 9-2-4）。尿道球腺的分泌物参加精液的组成，有利于精子的活动；腺体分泌的黏液于射精前排出，以润滑尿道。

精液（semen）由输精管道各部及附属腺，特别是前列腺和精囊的分泌物组成，内含精子。精液呈乳白色，弱碱性。健康成年男性一次射精约 2 ~ 5 ml，每毫升精液0.2 亿 ~ 2 亿个精子；如果每毫升的精子数低于 1500 万个，则为少精症，可致男性不育症。

（俎树禄　扈燕来　郝春燕　刘尚明）

第四节　外生殖器

一、阴茎

（一）阴茎的结构

阴茎（penis）为男性交媾器官，分为头、体和根三部分。阴茎根埋藏于阴囊和会阴部皮肤深面，固定在耻骨下支和坐骨支。中部为阴茎体呈圆柱形，被韧带悬于耻骨

Note

联合的前下方，为可动部。阴茎前端膨大称阴茎头（glans penis），尖端有呈矢状位裂隙的尿道外口（external orifice of urethra），头与体交界的狭窄处称为阴茎颈。

阴茎由两条阴茎海绵体和一条尿道海绵体组成，呈圆柱状（图 9-4-1）。阴茎海绵体（cavernous body of penis）为两端尖细的圆柱体，位于阴茎的背侧，左、右各一，两者紧密相连，前端嵌入阴茎头后面的凹陷内。阴茎海绵体后端称阴茎脚（crus of penis），分别附于两侧的耻骨下支和坐骨支。尿道海绵体（cavernous body of urethra）位于阴茎海绵体的腹侧，尿道贯穿其全长，前端膨大为阴茎头；后端扩大为尿道球（bulb of urethra），位于两侧的阴茎脚之间，外面包绕球海绵体肌，固定在尿生殖膈的下面。每个海绵体外面都被覆一层坚韧的纤维膜，称为海绵体白膜。海绵体内部由许多海绵体小梁和与血管相通的腔隙组成。当腔隙充血时，阴茎即变粗变硬而勃起。

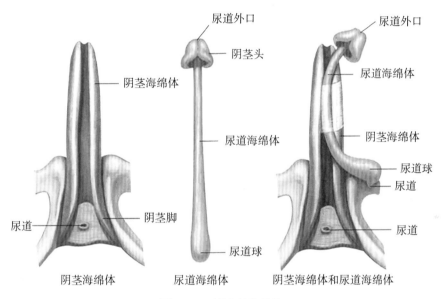

图 9-4-1　阴茎的海绵体

阴茎的三个海绵体外面包裹深筋膜、浅筋膜和皮肤。深筋膜在阴茎前端逐渐变薄消失，在阴茎根处，深筋膜形成富含弹性纤维的阴茎悬韧带（suspensory ligament of penis），将阴茎悬吊于耻骨联合前面。浅筋膜疏松无脂肪组织，皮肤薄而柔软，颜色较深，富有伸展性。在阴茎颈前方皮肤形成双层游离的环形皱襞包绕阴茎头，称为阴茎包皮（prepuce of penis），包皮内层和阴茎头之间的窄隙称包皮腔，腔内常有包皮垢。包皮与阴茎头腹侧中线处连有一条皮肤皱襞，称包皮系带（frenulum of prepuce）。做包皮环切术时勿损伤该系带，以免影响阴茎的勃起（图 9-4-5）。

幼儿包皮较长，包裹整个阴茎头。随着年龄的增长，包皮逐渐向后退缩，包皮口逐渐扩大，阴茎头显露于外。成年后，如果包皮不能退缩完全暴露阴茎头，称为包皮过长；包皮口过小，包皮完全包着阴茎头称为包茎。

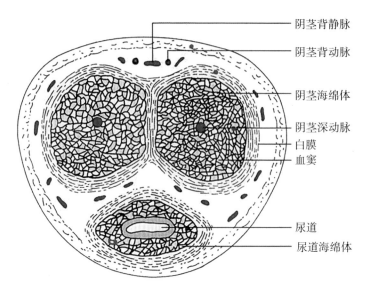

图 9-4-2 阴茎中部水平切面模式图

（二）阴茎肿瘤

1. 概述

阴茎鳞状细胞癌是起源于阴茎鳞状上皮的恶性肿瘤，多发于 40 ~ 70 岁的男性。发病与 HPV 有一定关系，包皮环切可保持生殖器局部的卫生，减少含有 HPV 和其他致癌物质的包皮垢，降低 HPV 的感染概率，有效地防止阴茎癌的发生。

2. 病理变化

阴茎鳞状细胞癌通常发生在阴茎龟头或包皮内接近冠状沟的区域，肉眼观呈乳头型或扁平型，乳头型似尖锐湿疣，或呈菜花样外观；扁平型局部黏膜表面灰白、增厚，表面可见裂隙，逐渐可出现溃疡。镜下为分化程度不一的鳞状细胞癌，一般分化较好，有明显的角化（图 9-4-3）。

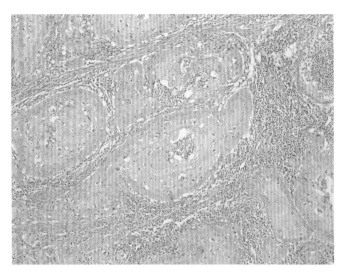

图 9-4-3 阴茎鳞状细胞癌

癌组织一般分化较好，有明显的角化

疣状癌（verrucous carcinoma）为发生在男性或女性外阴黏膜的高分化鳞状细胞癌，低度恶性。肿瘤向外呈乳头状生长，仅在局部呈舌状向下推进性浸润（图9-4-4），极少发生转移。因大体观和镜下观均和尖锐湿疣相似，外观似疣状而得名。

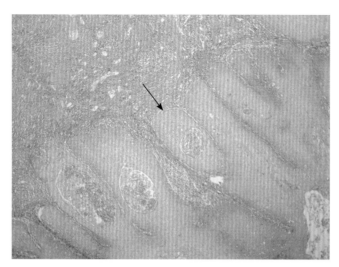

图9-4-4　阴茎疣状癌

癌组织呈舌状向下推进性浸润（箭头所示），肿瘤细胞分化良好

3. 临床病理联系

阴茎鳞状细胞癌进展缓慢，可局部转移，除非有感染或溃疡形成，一般无痛感，常可伴有出血。早期肿瘤可转移至腹股沟和髂内淋巴结，除非到晚期，广泛播散极其少见，5年生存率可达70%。

二、阴囊

阴囊（scrotum）是位于阴茎后下方的皮肤囊袋，由皮肤和肉膜组成（图9-4-5）。皮肤薄而柔软，颜色较深，有少量阴毛；其皮脂腺分泌物有特殊气味。肉膜（dartos coat）为浅筋膜，与腹前外侧壁的Scarpa筋膜和会阴部的Colles筋膜相延续；内含有平滑肌纤维，随外界温度变化而舒缩，以调节阴囊内的温度，有利于精子的发育与生存。阴囊皮肤表面沿中线有纵行的阴囊缝，对应的肉膜向深部发出阴囊中隔（septum of scrotum）将阴囊分为左、右两腔，容纳两侧的睾丸、附睾及精索等。阴囊深面有包被睾丸和精索的被膜，由外向内依次为：精索外筋膜（external spermatic fascia）为腹外斜肌腱膜表面的薄层深筋膜的延续；提睾肌（cremaster）来自腹内斜肌和腹横肌的肌纤维束；精索内筋膜（internal spermatic fascia）为腹横筋膜的延续；睾丸鞘膜（tunica vaginalis），来自腹膜，分为壁层和脏层；壁层紧贴精索内筋膜内面，脏层包贴睾丸和附睾表面；两层在睾丸后缘处返折移行；两者之间的腔隙即为鞘膜腔，内有少量浆液。

Note

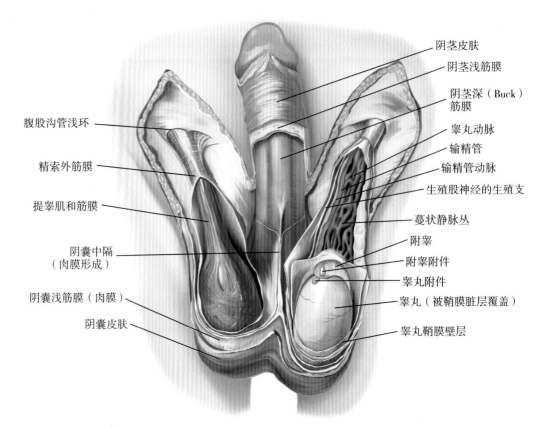

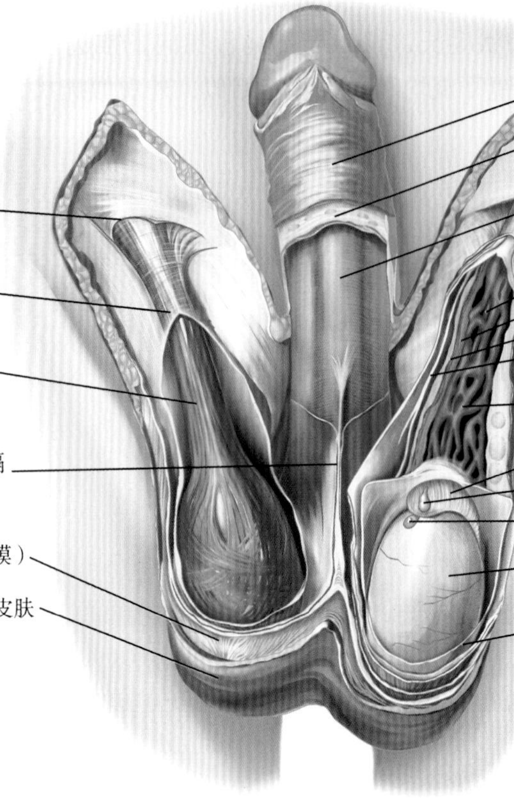
阴茎皮肤
阴茎浅筋膜
阴茎深（Buck）筋膜
睾丸动脉
输精管
输精管动脉
生殖股神经的生殖支
蔓状静脉丛
附睾
附睾附件
睾丸附件
睾丸（被鞘膜脏层覆盖）
睾丸鞘膜壁层
腹股沟管浅环
精索外筋膜
提睾肌和筋膜
阴囊中隔（肉膜形成）
阴囊浅筋膜（肉膜）
阴囊皮肤

图 9-4-5　阴囊结构及内容模式图

三、男性尿道

男性尿道（male urethra）有排精和排尿功能，起自膀胱的尿道内口（internal urethral orifice），止于阴茎头的尿道外口。成人尿道管径平均 5 ~ 7 mm，长 16 ~ 22 cm；分前列腺部、膜部和海绵体部三部分（图 9-4-6）。

（一）前列腺部

前列腺部（prostatic part）为尿道穿过前列腺的部分，长约 3 cm，后壁有一纵行隆起称为尿道嵴（urethral crest），嵴中部隆起称为精阜（seminal colliculus），精阜中央小凹称为前列腺小囊（prostatic utricle），两侧各有一个细小的射精管口。精阜两侧的尿道黏膜上有许多细小的前列腺输出管的开口。

（二）膜部

膜部（membranous part）为尿道穿过尿生殖膈的部分，长约 1.5 cm，周围有属于横纹肌的尿道外括约肌环绕，该肌有控制排尿的作用。膜部位置比较固定，当骨盆骨折时，易损伤此部。临床上将尿道前列腺部和膜部合称为后尿道。

（三）海绵体部

海绵体部（cavernous part）为尿道穿过尿道海绵体的部分，长 12 ~ 17 cm，临床上称为前尿道。在尿道海绵体尿道球内的尿道最宽，称尿道球部（bulbous portion of urethra），尿道球腺开口于此。阴茎头内的尿道扩大成尿道舟状窝（navicular fossa of urethra）。

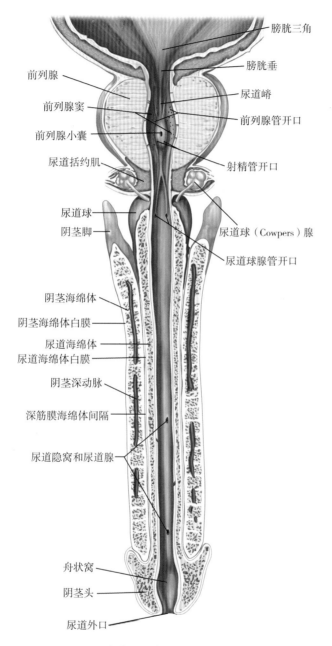

图 9-4-6　膀胱和男性尿道（前面观）

尿道有三个狭窄、三个膨大和两个弯曲。三个狭窄分别是尿道内口、尿道膜部和尿道外口；外口最窄，呈矢状裂隙。尿道结石易嵌顿在这些狭窄部位。三个膨大是尿道前列腺部、尿道球部和舟状窝。两个弯曲是凸向下后方、位于耻骨联合下方 2 cm 处恒定的耻骨下弯（subpubic curvature），包括尿道的前列腺部、膜部和海绵体部的起始段，和凸向上前方、位于耻骨联合前下方阴茎根与阴茎体之间的耻骨前弯（prepubic curvature），阴茎勃起或将阴茎向上提起时，此弯曲变直而消失（图9-4-6）。临床上行膀胱镜检查或导尿时应注意这些解剖特点。

（俎树禄　郝春燕　王志勇）

第十章 卵巢的结构与功能

■ **卵巢的解剖和组织学结构**
　◎ 卵巢的解剖
　◎ 卵巢的组织学结构
■ **卵泡发育、卵子形成**
　◎ 卵巢的周期性变化
　◎ 卵泡发生与募集
　◎ 卵泡发育与成熟
　◎ 排卵
　◎ 黄体的形成与退化

■ **卵巢的内分泌**
　◎ 雌激素的合成、运输、代谢与作用
　◎ 孕激素的生物合成、运输、代谢与作用
　◎ 卵巢分泌功能的调控
■ **卵巢肿瘤的病理学特征**
　◎ 卵巢上皮性肿瘤
　◎ 卵巢性索间质肿瘤
　◎ 卵巢生殖细胞肿瘤

　　女性生殖系统（female reproductive system）包括内、外生殖器及其相关组织。其中女性外生殖器（external genitalia）指生殖器的外露部分，又称外阴（vulva），位于两股内侧间，前为耻骨联合，后为会阴，包括阴阜（mons pubis）、大阴唇（labium majus）、小阴唇（labium minus）、阴蒂（clitoris）和阴道前庭（vaginal vestibule）。女性内生殖器（female internal genital organ）位于真骨盆内，包括卵巢（ovary）、输卵管（uterine tube）、子宫（uterus）和阴道（vagina）（图 10-0-1）。其中，卵巢和输卵管合称为子宫附件（uterine adnexa）。本章主要介绍卵巢的结构与功能，其余部分将在第十二章介绍。

第一节　卵巢的解剖和组织学结构

　　卵巢为女性的性腺，其主要功能为产生与排出卵子、分泌甾体激素，使女性具备正常的生理特征和生育能力。从青春期开始到绝经期前，在下丘脑 - 垂体 - 卵巢轴的调节下，卵巢在形态和功能上呈现周期性变化，而卵巢分泌的甾体激素除使子宫内膜发生周期性变化外，同时可以调节机体多种组织与器官的生理活动。若卵巢发生病理改变，可使卵子形成障碍和激素分泌异常，从而导致女性不孕。

Note

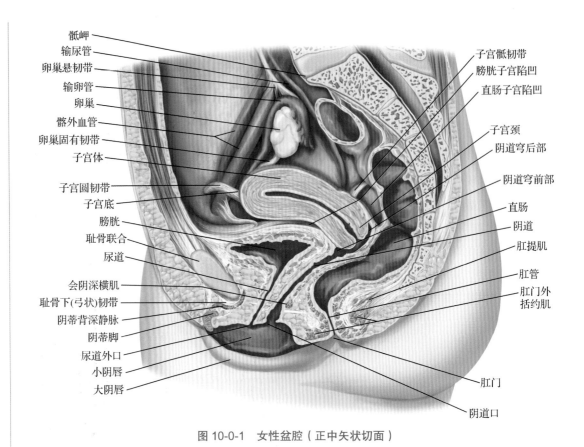

图 10-0-1　女性盆腔（正中矢状切面）

一、卵巢的解剖

（一）位置和形态

卵巢是一对扁椭圆形的实质性器官，位于子宫两侧，盆腔侧壁髂内、外动脉分叉处的卵巢窝内。卵巢呈灰白色，分为内、外侧面，上、下端和前、后缘。其中内侧面朝向盆腔，与小肠为邻；外侧面与盆腔侧壁卵巢窝内的腹膜相贴。上端与输卵管末端接触，称为输卵管端；下端借卵巢固有韧带连于子宫，称为子宫端。前缘借卵巢系膜连至子宫阔韧带，称卵巢系膜缘，前缘中部有卵巢门（hilum of ovary），神经血管通过卵巢悬韧带经卵巢系膜在此出入卵巢；后缘游离，称独立缘。

卵巢的大小、形态随年龄而异。青春期前卵巢较小，表面光滑。青春期开始排卵后，卵巢表面出现瘢痕。生育期妇女卵巢最大，约为 4 cm × 3 cm × 1 cm，重 5 ~ 6 g；绝经后卵巢逐渐萎缩变小变硬，妇科检查时不易触到。

（二）固定卵巢的韧带

卵巢主要由外侧的卵巢悬韧带（suspensory ligament of ovary）、内侧的卵巢固有韧带（proper ligament of ovary）和卵巢系膜固定于盆壁与子宫之间（图 10-0-1）。卵巢悬韧带又可称为骨盆漏斗韧带（infundibulopelvic ligament），是由腹膜形成的皱襞，起自小骨盆侧缘，向内下至卵巢的输卵管端，韧带内含有卵巢血管、淋巴管、神经丛、

Note

结缔组织及平滑肌纤维。该韧带是临床手术寻找卵巢血管的标志。卵巢固有韧带自卵巢子宫端连至子宫与输卵管结合处的后下方。卵巢还通过由子宫阔韧带后层形成的卵巢系膜将卵巢固定于子宫阔韧带上。

在这些韧带的固定下，卵巢通常不易出现较大的活动或扭转。当卵巢发生囊肿或肿瘤时，卵巢的韧带和系膜被拉长，易引起卵巢囊肿或肿瘤的扭转。

（三）卵巢的血管、淋巴引流和神经

1. 卵巢动脉

卵巢动脉（ovarian artery）起自腹主动脉（左卵巢动脉可来自左肾动脉），在腹膜与腰大肌之间斜行向外下方进入骨盆缘处，跨过输尿管和髂总动脉下段，转向内侧进入卵巢悬韧带，在输卵管下方进入子宫阔韧带，再走向背侧，进入卵巢系膜，从卵巢门进入髓质（图 10-1-1）。卵巢动脉在进入卵巢之前还发出分支供应输卵管，并与子宫动脉的卵巢支相吻合。同时，卵巢也受到子宫动脉卵巢支的供应。

2. 卵巢静脉

卵巢静脉（ovarian vein）自卵巢门发出后形成蔓状静脉丛，与卵巢动脉伴行，走向腹膜后间隙。右卵巢静脉注入下腔静脉，左卵巢静脉多数注入左肾静脉。左侧卵巢的病变经其静脉转移时，可沿左肾静脉与椎静脉丛的交通而到达脑和脑膜等处。

3. 淋巴引流

卵巢的淋巴管伴随卵巢血管向上行，回流到肾血管平面上的主动脉旁淋巴结和主动脉前淋巴结（腰淋巴结）。

4. 神经支配

卵巢的交感神经来自腹主动脉丛（发自脊髓第 10 胸节），副交感神经来自盆内脏神经。交感与副交感神经一起组成卵巢丛，伴随卵巢动脉，到达卵巢。卵巢的内脏传入纤维沿交感神经返回到脊髓第 10 胸节。

二、卵巢的组织学结构

卵巢表面被覆有单层扁平上皮或立方上皮，称为表面上皮（superficial epithelium），与腹膜脏层的间皮相延续。上皮下方为薄层的致密结缔组织，称为白膜。白膜下为实质，其周围部为皮质，中央部为髓质，两者之间没有明显的分界线。皮质是卵巢的主体，主要含有不同发育阶段的卵泡、黄体和白体等结构。髓质范围较小，与卵巢门相连，由疏松结缔组织及丰富的血管、神经、淋巴管构成，卵巢门部的结缔组织中含有少量的平滑肌束和门细胞（图 10-1-2）。门细胞（hilus cell）是一种内分泌细胞，具有分泌类固醇激素细胞的超微结构特点，可分泌雄激素，如果门细胞增生或发生肿瘤，患者可出现男性化症状。

位于卵巢皮质的卵泡呈球形，由一个卵母细胞（oocyte）和包绕在其周围的卵泡细胞（follicular cell）组成。根据处在不同发育阶段的卵泡结构特点，卵泡可以分为原始卵泡、生长卵泡和成熟卵泡（图 10-1-2）。其中生长卵泡包括初级卵泡和次级卵泡。各种卵泡的组织学结构详见本章第二节卵泡发育、卵子形成。

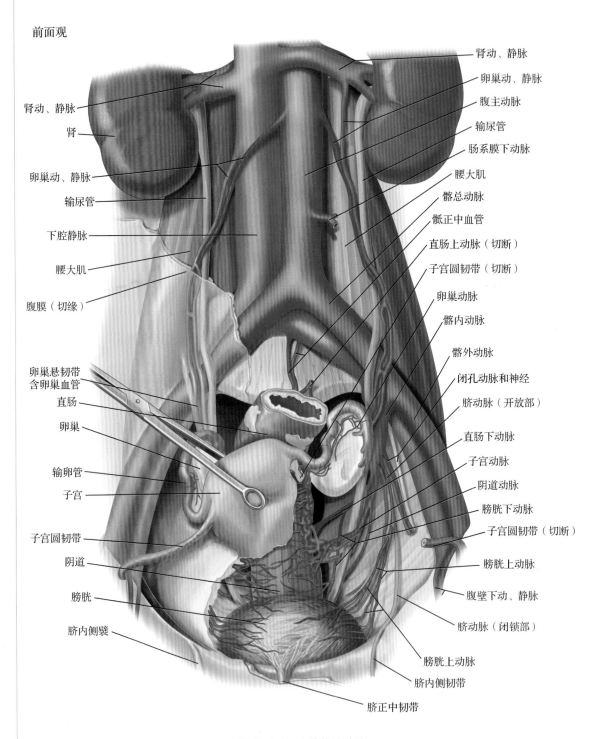

前面观

肾动、静脉

肾

卵巢动、静脉

输尿管

下腔静脉

腰大肌

腹膜（切缘）

卵巢悬韧带
含卵巢血管

直肠

卵巢

输卵管

子宫

子宫圆韧带

阴道

膀胱

脐内侧襞

肾动、静脉

卵巢动、静脉

腹主动脉

输尿管

肠系膜下动脉

腰大肌

髂总动脉

骶正中血管

直肠上动脉（切断）

子宫圆韧带（切断）

卵巢动脉

髂内动脉

髂外动脉

闭孔动脉和神经

脐动脉（开放部）

直肠下动脉

子宫动脉

阴道动脉

膀胱下动脉

子宫圆韧带（切断）

膀胱上动脉

腹壁下动、静脉

脐动脉（闭锁部）

膀胱上动脉

脐内侧韧带

脐正中韧带

图 10-1-1　女性盆腔动脉

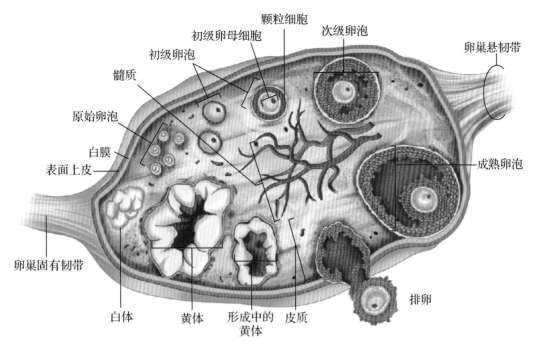

图 10-1-2　卵巢结构示意图

（洪凡真　扈燕来　郭雨霁）

第二节　卵泡发育、卵子形成

一、卵巢的周期性变化

从青春期到更年期前的生育期内，卵巢在脑垂体周期性分泌的促性腺激素的作用下，在每个月经周期的开始有 15 ~ 20 个原始卵泡发育为成熟卵泡，但通常只有一个卵泡发育成熟并排出一个卵细胞。女性一生中排卵 400 ~ 500 个，其余卵泡均在发育的不同阶段退化为闭锁卵泡。到更年期时卵巢内仅剩几百个卵泡。绝经期以后，卵巢一般不再排卵，结缔组织增生，卵巢体积缩小。因此，从青春期到绝经期前，卵巢在形态和功能上发生的周期性变化称为卵巢周期（ovarian cycle）。

二、卵泡发生与募集

（一）卵泡发生

卵泡发生（folliculogenesis）指从募集一个或多个原始卵泡开始，到排卵或者卵泡闭锁终止。卵泡发生可分为两个阶段，第 1 阶段为腔前或促性腺激素不依赖的阶段，其特征是初级卵母细胞的生长和分化；第 2 阶段为有腔或促性腺激素依赖的阶段，其特征是卵泡本身体积的迅速增大。腔前卵泡阶段由局部产生的生长因子通过自分泌或旁分泌的形式来调节。有腔卵泡阶段既有卵泡刺激素（FSH）和黄体生成素（LII）的调节，又有细胞因子的调节。细胞因子既可以刺激细胞的增殖，又可以调节促性腺激素的作用。

卵泡发生的过程起始于卵巢的皮质内，是一个通过细胞增殖和细胞分化，连续获得更高水平组织结构的过程。卵泡发生包括四个主要的发育事件，分别是原始卵泡的募集、腔前卵泡的发育、有腔卵泡的选择和生长及卵泡的闭锁。

（二）卵泡募集

原始卵泡解除抑制状态并开始生长，称卵泡募集（follicular recruitment）。胎儿时期的部分原始卵泡在其形成后不久即被募集，启动生长。卵泡募集一直持续到更年期之后，直至原始卵泡全部消失。颗粒细胞的形状从扁平变成立方体，并获得有丝分裂能力，是卵泡募集的组织学特点，同时还会出现基因的激活和初级卵母细胞的生长。

（三）卵泡选择和生长

同一批启动发育的卵泡发育速度各不相同，一些卵泡的颗粒细胞增殖能力强，表达更多 FSH 受体。在 FSH 的作用下，这些卵泡产生的雌激素可直接或间接增强 FSH 的作用来刺激其颗粒细胞增生，卵泡迅速生长。当血液中雌激素水平达到一定水平时，则反馈性抑制下丘脑和垂体功能，使血液中 FSH 水平下降，此时当卵泡中含有增殖能力较低并且表达 FSH 受体较少的颗粒细胞时，该卵泡则会因发育受阻而退化。由于卵泡对 FSH 敏感性的差异，一个周期内，在若干发育的卵泡中一般只有一个最敏感的卵泡可以发育成为较大的优势卵泡（dominant follicle）并排卵。在垂体促性腺激素作用下，优势卵泡在月经周期增生期内迅速发育成熟并排卵，其余均先后退化。

（四）卵泡闭锁

胎儿出生后，卵巢中有数以百万计的原始卵泡。在个体发育过程中，卵巢内大多数卵泡不能发育成熟，在发育的不同阶段逐渐退化，称为闭锁卵泡（atretic follicle）。卵泡的退化从胎儿期即开始，一直持续到更年期。来源于不同发育阶段的闭锁卵泡有不同的结构：原始卵泡和初级卵泡退化时，卵母细胞形态变得不规则，染色质固缩成块状，卵泡细胞体积缩小，排列疏松、分散，最终两种细胞均凋亡、自溶和消失；次级卵泡和成熟卵泡闭锁时，卵母细胞自溶消失，透明带崩解为不规则的嗜酸性环状物，卵泡壁塌陷，膜细胞体积增大，呈多边形上皮样细胞，胞质中充满脂滴，形似黄体细胞并被结缔组织和血管分隔成细胞团索，称为间质腺（interstitial gland）（图 10-2-1）。间质腺能分泌雌激素。人的间质腺不发达，兔和猫等动物的卵巢中有较发达的间质腺。间质腺最后会退化，由结缔组织替代。

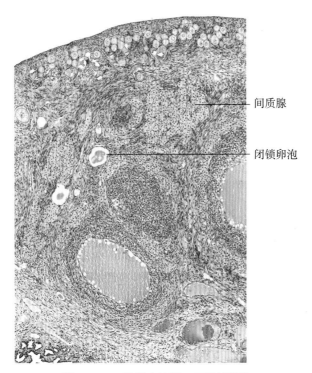

图 10-2-1　卵巢光镜图，示闭锁卵泡

三、卵泡发育与成熟

卵泡的发育是一个连续的生长过程，由原始卵泡（primordial follicle）发育为初级卵泡（primary follicle）、次级卵泡（secondary follicle）和成熟卵泡（mature follicle）的生理过程，称卵泡发育，其中初级卵泡和次级卵泡合称为生长卵泡（growing follicle）。

（一）原始卵泡

原始卵泡呈球形，由一个初级卵母细胞和外周单层扁平的卵泡细胞构成，位于卵巢皮质浅层，体积小，数量多，是处于静止状态的卵泡（图 10-1-2、图 10-2-2）。

初级卵母细胞为圆形，直径 30 ~ 40 μm，核大而圆，染色质稀疏，核仁大而明显，胞质嗜酸性（图 10-2-2）。电镜下，胞质内含有丰富的细胞器，核周围可见层状排列的滑面内质网，称为环层板。初级卵母细胞在胚胎时期由卵原细胞分裂分化形成，进入减数分裂的双线期后，在其周围的颗粒细胞分泌的卵母细胞成熟抑制因子的作用下，并不立即向减数分裂中期继续发展，而是长期停滞于第一次减数分裂前期，这个现象称为减数分裂的停滞。直至青春期排卵前，第一次减数分裂才继续进行。这种减数分裂的停滞现象是初级卵母细胞所特有的。

卵泡细胞围绕在初级卵母细胞周围，为一层扁平的细胞，体积小，核扁圆，着色深，与周围的结缔组织间有薄层的基膜，卵泡细胞与卵母细胞之间有丰富的缝隙连接，卵泡细胞具有支持和营养卵母细胞的作用（图 10-2-2）。

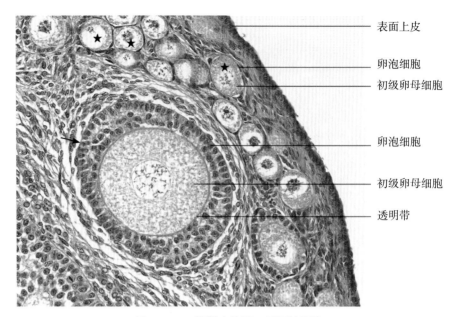

图 10-2-2　卵巢光镜图，示原始卵泡

★示原始卵泡，箭头示初级卵泡

（二）初级卵泡

　　青春期开始，原始卵泡生长启动，在脑垂体分泌的 FSH 作用下生长发育形成初级卵泡（图 10-2-2、图 10-2-3、图 10-1-3）。初级卵泡逐渐由卵巢皮质的浅层向深部移动，其主要结构变化特点如下。

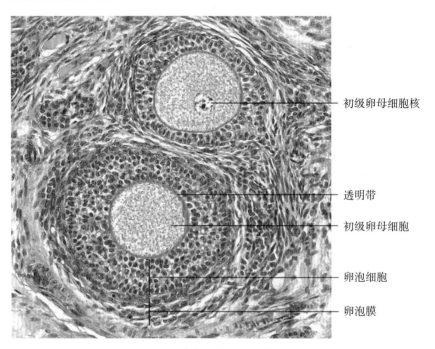

图 10-2-3　卵巢光镜图，示初级卵泡

1. 初级卵母细胞生长

初级卵母细胞体积增大，核也增大。胞质中细胞器增多，胞质浅层出现皮质颗粒，

是一种溶酶体，在受精时有重要作用（图 10-2-3）。

2. 卵泡细胞增生

卵泡细胞由扁平状变成立方形或者柱状，由单层逐渐增殖成复层（5～6层）（图 10-2-3）。

3. 透明带出现

初级卵母细胞与最内层的卵泡细胞间出现一条均质状的、折光性强的嗜酸性膜状结构，称为透明带（zona pellucida）（图 10-2-3、图 10-2-4）。透明带由 3 种糖蛋白构成，分别为 ZP1、ZP2 和 ZP3，由初级卵母细胞和卵泡细胞共同分泌产生。其中 ZP3 为精子受体，在受精过程中，ZP3 对精卵的相互识别和特异性结合具有重要作用。电镜下可见初级卵母细胞的微绒毛和卵泡细胞的突起伸入透明带，两者间有缝隙连接。借助缝隙连接，卵泡细胞向卵母细胞传递营养物质和与卵母细胞相关的信息分子。

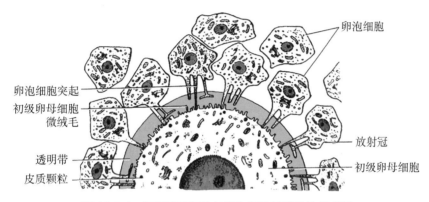

图 10-2-4　初级卵母细胞与卵泡细胞超微结构模式图

4. 卵泡膜发育

随着初级卵泡的体积增大，卵泡逐渐移向皮质深部。卵泡周围的结缔组织内的梭形基质细胞增殖分化，形成卵泡膜（follicular theca），与卵泡细胞间以基膜相隔（图 10-2-3）。

5. 促性腺激素受体出现

初级卵泡发育后期，卵泡细胞和卵泡膜基质细胞开始分别表达 FSH 受体和 LH 受体，两种细胞相互作用共同合成雌激素。雌激素对卵泡细胞有正反馈作用，刺激卵泡的生长。

（三）次级卵泡

初级卵泡受 FSH 作用，继续生长发育，卵泡细胞间出现液腔，此时的生长卵泡称为次级卵泡，其直径可达 10～20 mm（图 10-2-5）。其主要结构特点如下：

1. 卵泡腔和卵丘形成

当卵泡细胞增殖到 6～12 层时，在卵泡细胞间逐渐出现大小不等的含液体的腔隙，继而合成一个大腔，称为卵泡腔（follicular cavity）。卵泡腔内的卵泡液含有促性腺激素、雌激素和多种生物活性物质，对卵泡的生长发育和成熟有重要的调节作用。由于卵泡腔不断扩大，初级卵母细胞和周围的卵泡细胞被挤到卵泡腔的一侧，形成一个圆形隆起的结构，突入卵泡腔，称为卵丘（cumulus oophorus）。

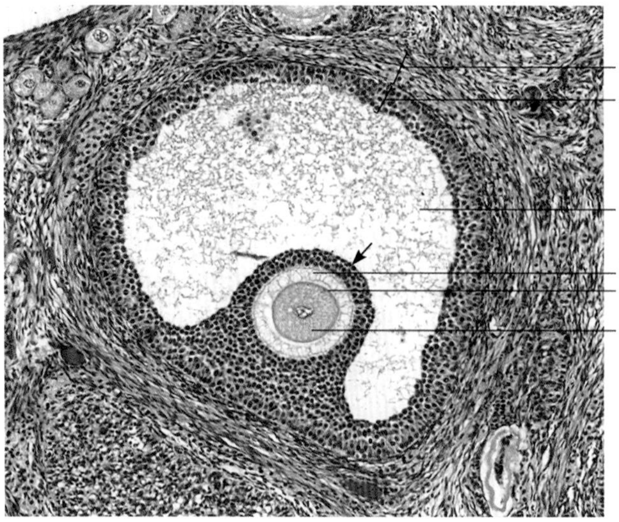

图 10-2-5　卵巢光镜图，示次级卵泡

箭头示卵丘

2. 放射冠和颗粒层形成

当初级卵母细胞体积达最大（为 125 ~ 150 μm）时，周围包绕的透明带增厚，紧靠透明带的一层高柱状卵泡细胞呈放射状排列，称放射冠（corona radiata）。分布在卵泡腔周围的卵泡细胞排列紧密，呈颗粒状，称颗粒层，构成卵泡壁，此处的卵泡细胞改称为颗粒细胞（granulosa cell）。

3. 卵泡膜分化

从初级卵泡晚期即开始，卵泡膜逐渐分化为内、外两层：内膜层含较多的毛细血管和呈多边形或梭形、具有分泌类固醇激素的膜细胞；外膜层胶原纤维多，血管少，并有少量环形平滑肌。随着卵泡的增大和颗粒细胞的增多，雌激素的分泌增加，进一步促进卵泡 FSH 受体的增加，卵泡对 FSH 更加敏感，甚至在 FSH 相对稳定时卵泡也能生长。

（四）成熟卵泡

次级卵泡发育到最后阶段，卵泡腔内的卵泡液体积增加到最大，卵泡突出到卵巢表面，这时的卵泡称成熟卵泡（图 10-1-2）。每个月经周期一般只有 1 个卵泡成熟，该卵泡体积很大，直径可达 20 mm 以上，并向卵巢表面突出。在 LH 峰出现的同时，初级卵母细胞恢复减数分裂，排卵前 36 ~ 48 h，初级卵母细胞完成第 1 次减数分裂，产生 1 个次级卵母细胞和 1 个第一极体，后者位于次级卵母细胞与透明带之间的卵周间隙内，次级卵母细胞随即进入第 2 次减数分裂，停滞于分裂中期。

初级卵泡、次级卵泡的共同特点是生长发育较快，细胞分裂迅速，体积增大明显，持续的时间较长，通常称生长卵泡。次级卵泡和成熟卵泡的共同特点是有卵泡腔，称为有腔卵泡（antral follicle），该期的变化有赖于促性腺激素的分泌。卵泡的发育速度缓慢，从一个原始卵泡发育为成熟卵泡的整个过程大约需要 85 天。

四、排卵

成熟卵泡的卵泡壁破裂，次级卵母细胞和其周围的透明带、放射冠和卵泡液从卵巢排出的过程称为排卵（ovulation）（图 10-1-3）。生育期妇女，一般每隔 28 天左右排一次卵，两侧卵巢左右交替排卵。通常一次只排一个卵，偶见排两个或两个以上者。正常排卵出现在月经周期的第 14 天左右。

（一）排卵类型

根据卵巢排卵的特点和黄体的功能，排卵可分为自发性排卵、诱发排卵和超排卵 3 种。自发性排卵（spontaneous ovulation）是指卵泡发育成熟后，自行破裂排卵，形成黄体。诱发性排卵（induced ovulation）指在有排卵障碍的患者中采用药物或手术的方法诱发卵巢的排卵功能，一般以诱导单卵泡或少数卵泡的发育为目的。超排卵（superovulation）又称控制性卵巢刺激（controlled ovarian simulation），指以药物的手段在可控制的范围内诱发多卵泡的发育和成熟。

（二）排卵过程

在 LH 分泌高峰的作用下，成熟卵泡向卵巢表面移动和突出，隆起部分的卵泡壁、白膜和表面上皮变薄，称卵泡小斑（follicular stigma）（图 10-2-6）。卵泡小斑处的组织被蛋白水解酶和胶原酶等降解和消化，卵泡膜外层平滑肌收缩，导致卵泡破裂，出现排卵孔，次级卵母细胞及周围的放射冠、透明带和卵泡液从卵巢排出。卵巢表面的破裂口于排卵后 2 ~ 4 天即可修复。排卵后，覆盖于卵巢表面的输卵管漏斗部伞端将会拾入排出的卵子。次级卵母细胞于排卵后 24 h 内如未与精子相遇并发生受精，将退化消失；如果受精，则继续完成第 2 次减数分裂，产生一个体积大的成熟卵细胞（ovum）和一个体积小的第二极体。经过两次减数分裂，形成的卵细胞的染色体数目由原来的 23 对减半为 23 条（23, X）。

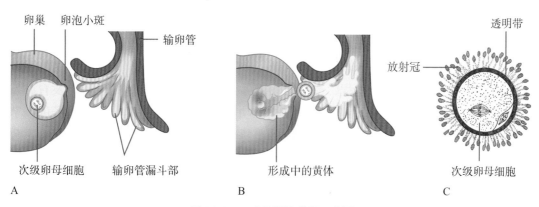

图 10-2-6　成熟卵泡排卵示意图

A 排卵前，卵泡小斑形成；B 排卵；C 排出的次级卵母细胞

五、黄体的形成与退化

排卵后，残留在卵巢内的卵泡壁连同壁上的血管向卵泡腔内塌陷，在 LH 作用下，逐渐发育成一个体积较大富有血管的内分泌细胞团，新鲜时呈黄色，称黄体（corpus luteum）（图 10-1-2、图 10-2-7）。颗粒层的卵泡细胞衍化为颗粒黄体细胞（granulosa lutein cell），又称粒黄体细胞，其胞体大，染色浅，为多边形，主要分泌孕激素；膜细胞衍化为膜黄体细胞（theca lutein cell），较粒黄体细胞少，体积小，胞质和胞核染色较深，主要位于黄体周边，与粒黄体细胞协同作用分泌雌激素（图 10-2-7）。两种黄体细胞均具有分泌类固醇类激素细胞的超微结构特点。

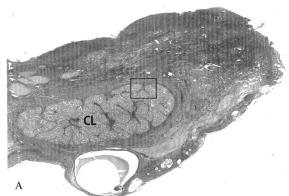
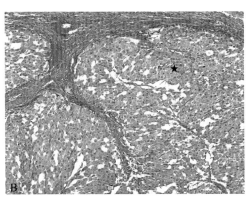

图 10-2-7　卵巢光镜图，示黄体

A 低倍；B 高倍；CL 黄体；黑色星号示颗粒黄体细胞；黄色星号示膜黄体细胞

黄体的发育取决于排出的卵子是否受精。如卵子未受精，黄体维持 12 ～ 14 天后即退化，称为月经黄体。如排出的卵子受精，在胎盘分泌的绒毛膜促性腺激素的作用下，黄体将继续发育，直径可达 40 ～ 50 mm，称为妊娠黄体，可维持约 6 个月或更长时间。妊娠黄体除了分泌大量的孕激素和雌激素外，其粒黄体细胞还分泌松弛素。松弛素可抑制子宫平滑肌收缩，维持妊娠；分娩时，松弛素又可使子宫颈扩大，耻骨联合松弛。两种黄体最终都退化，黄体细胞变小，细胞内出现空泡，继而凋亡、自溶，细胞残留物被巨噬细胞吞噬；成纤维细胞增多，生成大量胶原纤维，形成结缔组织取代黄体，成为白色瘢痕样结构，称为白体（corpus albicans），白体被吸收消失需数月或数年。

卵子形成是一个复杂的过程，受多方面因素调控。其中，卵泡的生长与发育、发生与募集、选择与闭锁和卵母细胞自身结构、功能的变化以及激素、细胞因子的调节在卵子成熟过程中起着非常重要的作用。卵巢排卵后形成黄体，黄体分泌的激素不仅影响与调节子宫内膜的周期性变化，对胚泡的植入及胚胎的早期发育等都有重要作用。

（洪凡真　郭雨霁）

第三节　卵巢的内分泌

卵巢除了具有生殖功能外，还具有重要的内分泌功能，即通过合成分泌雌激素（estrogen）和孕激素（progesterone）调控女性生殖功能。雌激素和孕激素均属于脂溶性类固醇激素，可自由通过细胞膜，进入细胞内。两者的受体均为细胞内受体。当雌激素和孕激素与其相应的细胞内受体结合形成复合物后，便转移到细胞核内，调节靶基因的转录，产生生物学效应。卵巢的内分泌功能呈周期性，并受下丘脑 - 垂体 - 卵巢轴的调节。

病例 10-1　多囊卵巢综合征

小林，女，24 岁，出现多毛，痤疮，月经异常 9 年。其面部、下颌和乳晕周围均存在较粗的体毛，阴毛浓密，呈男性型（从耻骨区一直延伸到肚脐）。其面部及背部皮脂分泌增加，出现痤疮、粉刺。11 岁月经初潮，月经周期无规律。不抽烟、不喝酒，未服用过任何药物。现计划在 1 年内结婚。其母亲和姑姑患有 2 型糖尿病。体格检查：体重 85 kg，身高 163 cm，体重指数为 32 kg/m²。检眼底检查、视野和眼球运动均正常。

请思考以下问题：

（1）鉴别诊断是什么？

（2）应通过哪些检查来确诊？

（3）如何治疗？

（4）小林夫妇以后会不会不孕？

一、雌激素的合成、运输、代谢与作用

（一）雌激素的生物合成、运输与代谢

1. 雌激素的生物合成与分泌

雌激素主要由卵巢合成分泌，卵巢合成的雌激素主要有三种形式：雌二醇（estradiol，E_2）、雌酮（estrone，E_1）和雌三醇（estriol，E_3）。其中雌二醇是雌激素的代表。排卵前的雌激素主要由卵泡分泌，主要为雌二醇及少量雌酮；排卵后由膜黄体细胞分泌。卵巢雌激素的合成在卵泡膜细胞和颗粒细胞共同参与下完成。卵泡膜细胞在 LH 作用下产生的雄烯二酮和睾酮，通过扩散透过基膜进入颗粒细胞；颗粒细胞在 FSH 的作用下，其芳香化酶活性增强；芳香化酶进而使雄烯二酮转变为雌酮，睾酮转变为雌二醇。这种合成方式称为雌激素合成的"两细胞学说"（图 10-3-1）。

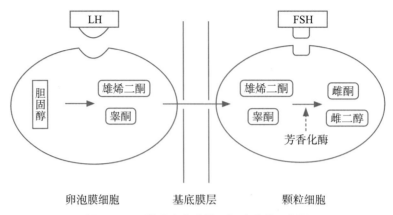

图 10-3-1　雌激素合成的两细胞学说示意图

雌激素的分泌具有周期性。在卵泡开始发育时，雌激素分泌很少；随着卵泡渐趋成熟，雌激素分泌逐渐增加，于排卵前形成第 1 高峰，排卵后分泌稍减少，在排卵后 7～8 天黄体成熟时，形成第 2 高峰，其峰值低于第 1 高峰。黄体萎缩时，雌激素水平急剧下降，在月经前达最低水平。

2. 雌激素的运输

血液中的雌二醇只有 2% 以游离状态存在，其余 98% 则与血液中的蛋白质结合。只有游离的雌激素才能被组织摄取而具有活性。类固醇激素的这一特点可使组织中游离状态的激素水平保持平衡，起到缓释作用，从而延长激素生理效应的发挥，同时也可以防止此类激素在肝脏中被迅速分解。

3. 雌激素的代谢

雌二醇的代谢产物为雌酮及其硫酸盐、雌三醇、2- 羟基雌酮等，其中雌三醇为雌二醇和雌酮的共同代谢产物，生物活性最弱。这些代谢产物与葡萄糖醛酸或硫酸结合经肾脏排出，部分经胆汁排入肠道内，经过重吸收入肝，即肝肠循环。

（二）雌激素的作用

雌激素是促进女性生殖器官正常发育、第二性征的出现和维持其正常功能的主要激素。雌激素对生殖器官的效能，常与孕酮共同协调完成。此外，雌激素对机体的物质代谢也有明显影响。

1. 促进女性生殖器官的发育

雌激素可协同 FSH 促进卵泡发育，诱导排卵前 LH 峰的出现而诱发排卵，是卵泡发育、成熟、排卵不可缺少的调节因素。雌激素也能促进子宫发育，使子宫内膜发生增生期变化；在妊娠晚期，降低子宫平滑肌的收缩阈值，有利于缩宫素等促进收缩子宫的激素发挥作用。雌激素能增加子宫颈黏液的分泌，促进输卵管上皮增生、分泌及输卵管运动，有利于精子与卵子的运行。雌激素还可使阴道黏膜上皮细胞增生、角化，糖原含量增加，使阴道分泌物呈酸性而增强阴道的抗菌能力。若青春期前雌激素分泌过少，则生殖器官不能正常发育，卵泡发育停止而闭锁；雌激素分泌过多则可出现早熟现象。

2. 促进女性第二性征和性欲的产生

雌激素可促进乳房的发育，刺激乳腺导管和结缔组织的增生，产生乳晕；也可促使脂防沉积于乳房、臀部等部位，毛发呈女性分布，音调较高、出现并维持女性第二性征。

3. 对代谢的影响

雌激素可广泛影响代谢过程，对蛋白质脂肪、骨和水盐代谢都能产生影响；可促进生殖器官的细胞增殖分化，加速蛋白质合成，促进生长发育。降低血浆低密度脂蛋白而增加高密度脂蛋白含量，有一定的抗动脉硬化作用；能增强成骨细胞活动和钙磷沉积，促进骨的成熟及骨骺愈合；高浓度的雌激素可因使醛固酮分泌增多而导致水、钠潴留等。

4. 调节腺垂体激素分泌

雌激素通过对下丘脑的正负反馈调节，控制腺垂体促性腺激素的分泌。在一个月经周期中，血中雌二醇浓度形成两次分泌高峰。排卵前雌激素的高峰对下丘脑、腺垂体的分泌有正反馈调节作用，能促进下丘脑 GnRH 分泌和腺垂体 FSH 和 LH 的分泌，尤其是促进 LH 的分泌形成高峰；黄体期出现的雌激素高峰，则反馈性地抑制垂体激素的分泌。

5. 对中枢神经系统的影响

研究发现雌激素促进神经细胞的生长分化与再生，促进神经胶质细胞的发育与突触的形成，促进乙酰胆碱、5-羟色胺、多巴胺等神经递质的合成。雌激素还可作用于下丘脑的体温调节中枢，可降低基础体温。

二、孕激素的生物合成、运输、代谢与作用

（一）孕激素的生物合成、运输与代谢

1. 孕激素的生物合成与分泌

孕激素（progestin）主要包括孕酮（progesterone，P）、20α-羟孕酮和17α-羟孕酮。孕酮也称黄体酮，其生物活性为最强。排卵前，卵泡颗粒细胞和膜细胞即可分泌少量孕酮。排卵后黄体细胞在分泌雌激素的同时，还大量分泌孕酮。妊娠2个月左右，胎盘开始合成大量孕酮。此外，肾上腺皮质也能分泌少量孕激素。孕激素以胆固醇为前体，主要在颗粒黄体细胞合成。颗粒黄体细胞在 LH 作用下合成孕酮，此过程需要胆固醇侧链裂解酶（P_{450}scc）和3β-羟类固醇脱氢酶（3β-HSD）的参与。前者是限速酶，后者是关键酶，抑制后者的活性可明显降低体内孕酮水平，产生抗孕激素作用。孕激素于排卵后开始增加，在排卵后7～8天黄体成熟时，分泌量达高峰，以后逐渐下降，到月经来潮时恢复到排卵前水平。

2. 孕激素的运输

分泌到血液中的孕酮只有2%以游离状态存在，其余则与血液中白蛋白结合。

3. 孕激素的代谢

孕酮主要在肝内降解为孕二醇，然后随尿、粪排出体外。

（二）孕激素的作用

在正常体内，靶细胞内孕酮受体的含量受雌激素调节，因此，孕酮在雌激素作用的基础上，与其相互协同或拮抗，作用于生殖活动。孕激素主要作用于子宫内膜和子宫平滑肌等部位，为受精卵着床做准备，并维持妊娠的功能。

1. 调节腺垂体激素的分泌

排卵前，孕酮可协同雌激素诱发 LH 分泌出现高峰，而排卵后则对腺垂体促性腺激素的分泌起负反馈抑制作用。

2. 影响生殖器官的生长发育和功能活动

孕酮可使处于增生期的子宫内膜进一步增厚，并进入分泌期，从而为受精卵的生存和着床提供适宜的环境。在妊娠期，孕酮使子宫平滑肌细胞发生超极化，降低对缩宫素的敏感性，抑制子宫平滑肌的收缩，使子宫平滑肌松弛，抑制母体对胎儿的排斥反应，有利于安宫保胎；使宫颈口闭合，宫颈黏液分泌减少变稠，黏蛋白分子交织成网，形成黏液栓，阻止精子穿行。对卵巢，通过抑制 LH 高峰的形成，抑制排卵，以保证妊娠期间不会发生再次受孕。此外，孕酮还具有使阴道上皮细胞角化减少、加快上皮细胞的脱落等作用。

3. 促进乳腺腺泡的发育

在雌激素作用的基础上，孕酮可促进乳腺腺泡的发育和成熟，并与缩宫素等激素一起，为分娩后泌乳做准备。

4. 升高女性基础体温

大脑皮层、下丘脑等脑区存在孕激素受体，孕激素可以通过中枢神经系统产生升温作用，调节女性的基础体温。女性的基础体温在卵泡期较低，排卵日最低，排卵后可升高 0.5℃左右，直至下次月经来临。临床上常将基础体温的变化作为判断排卵的标志之一。在女性绝经期后或卵巢摘除后，基础体温的特征性变化消失。

三、卵巢分泌功能的调控

卵巢的内分泌功能受下丘脑 - 垂体 - 卵巢轴的调节。下丘脑神经内分泌细胞释放的促性腺激素释放激素（gonadotrophin releasing hormone，GnRH），经垂体 - 门静脉系统运输至腺垂体，促使腺垂体嗜碱性细胞释放卵泡刺激素（FSH）与黄体生成激素（LH）。两者直接调控卵巢的生殖和内分泌功能。卵巢分泌的激素在影响子宫内膜的同时，对下丘脑 GnRH 和垂体 FSH 和 LH 的分泌进行反馈性调控，卵巢激素反馈作用于中枢使下丘脑 GnRH 和垂体促性腺激素合成或分泌增加时，称正反馈；反之，使下丘脑 GnRH 和垂体促性腺激素合成或分泌减少者，称负反馈。下丘脑、垂体和卵巢激素之间的相互关系，构成下丘脑 - 垂体 - 卵巢轴（图 10-3-2）。

青春期前，下丘脑 GnRH 神经元尚未发育成熟，对卵巢激素的反馈抑制高度敏感，故下丘脑 GnRH、垂体 FSH 和 LH 的分泌及卵巢功能都处于抑制状态。到青春期，随着下丘脑 GnRH 神经元发育成熟，对卵巢激素的敏感性下降，下丘脑 GnRH 以及垂体 FSH 和 LH 的分泌都随之相应增加，卵泡开始发育、排卵，形成黄体，卵巢功能出现

Note

相应的周期变化。

垂体分泌的 FSH 直接刺激卵泡的早期发育，促进雌二醇合成与分泌，调节优势卵泡选择和非优势卵泡闭锁；在卵泡期晚期与雌激素协同，诱导颗粒细胞生成 LH 受体，为排卵及黄体形成做准备。LH 在卵泡期刺激卵泡膜细胞合成雄激素，为雌二醇的合成提供底物；排卵前促使卵母细胞进一步成熟及排卵；在黄体期维持黄体功能，促进孕激素、雌激素合成与分泌。

除了 FSH 和 LH 对卵巢功能的调控外，卵巢分泌的激素对下丘脑和垂体的功能具有反馈性调控的作用（图 10-3-2）。在卵泡期，血中雌激素会抑制下丘脑 GnRH、垂体 FSH 和 LH 的分泌（负反馈）。随卵泡发育，雌激素水平逐渐升高，负反馈作用渐加强，FSH 浓度下降；当卵泡发育接近成熟时，卵泡分泌的雌激素达高峰，刺激下丘脑 GnRH 和垂体 LH、FSH 大量释放（正反馈），形成排卵前 LH、FSH 峰；排卵后，卵巢进入黄体期，分泌雌激素和孕激素，两者联合作用使 FSH、LH 合成和分泌受抑制，进而抑制卵泡发育；若未受孕，卵巢黄体萎缩，血中雌孕激素浓度下降，两者联合对 LH 和 FSH 的抑制作用逐渐解除，LH、FSH 回升，卵泡又开始发育，新的卵巢周期开始。上述过程周而复始。

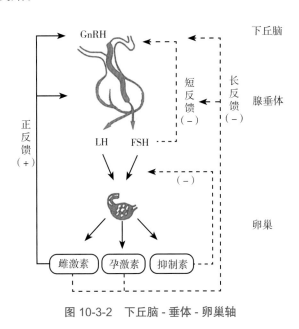

图 10-3-2　下丘脑 - 垂体 - 卵巢轴

病例 10-1 解析

（1）诊断与鉴别诊断

小林的症状表明性激素分泌紊乱。此类疾病可分为雄性激素过多或雌性激素降低。女性激素降低的原因可以进一步分为垂体/下丘脑疾病或卵巢功能衰竭。该患者的症状表明男性激素分泌过多。最常见的原因是多囊卵巢综合征，罕见的原因包括分泌雄激素的卵巢或肾上腺肿瘤，或先天性肾上腺增生。每 100 名有性激素分泌紊乱症状的女性患者中，有 98 名患有多囊卵巢综合征，只有 2% 的患者会患上其他疾病之一。

小林在月经周期第 21 天的早上抽血检查，同时进行了卵巢超声。

催乳素和雌二醇水平正常，因此她的疾病不太可能是垂体或下丘脑引起的。17α-羟孕酮浓度正常，因此暂不考虑该患者先天性肾上腺增生。肾上腺或卵巢恶性肿瘤的血清睾酮水平通常较高（为 0.5 nmol/L），该患者暂不考虑。库欣综合征是由于皮质醇过量所致，肾上腺雄激素的产生也可能增加。因此，库欣综合征可能会引起类似的症状。但是该患者血清皮质醇水平正常，因此暂不考虑该诊断。该检查结果在多囊卵巢综合征中很常见。男性激素（雄烯二酮）升高或在正常范围的上限（睾酮和 DHEAS），且性激素结合蛋白（sex hormone-binding globulin，SHBG）浓度较低，较低的血清 SHBG 水平会加剧男性激素的失衡。多囊卵巢综合征患者的 LH/FSH 比值明显较高。超声结果支持诊断。

多囊卵巢综合征的病因尚不清楚，但可能与体重增加、胰岛素抵抗和糖尿病风险有关。多囊卵巢综合征的定义是存在雄激素过多症状，在排除其他疾病的情况下，血清雄激素水平升高。

（2）治疗

小林的症状、检查结果和未来治疗计划如何？多囊卵巢综合征目前尚无治愈方法，原因尚不清楚。甚至还不清楚卵巢是否为雄激素水平增加的唯一来源。肾上腺和卵巢静脉导管研究表明，卵巢和肾上腺均可产生雄激素，这使得手术治疗不切实际。多毛症和痤疮等问题可以通过联合用药来控制：雌二醇可以平衡雄激素，雄激素阻滞药或抑制药可以降低雄激素对皮肤的影响。然而，小林计划在一年内结婚，这种综合治疗将起到口服避孕药的作用，并可能损害男性胎儿的性发育。因此，如果计划一年内怀孕，则需要使用其他治疗方法。

（3）小林夫妇以后会不会不孕?

小林的月经周期无规律，因此也没有规律的排卵，她的黄体酮水平在月经周期的第 21 天早上未检测到，表明可能会降低生育率。然而，生育率很难预测，因为一些重度多囊卵巢综合征患者仍会间歇性排卵。因此，如果小林夫妇不想怀孕，应该建议他们采取避孕措施。为了诱导排卵，小林需要节食和制订锻炼计划，来改善她的体重和胰岛素抵抗。二甲双胍可以降低胰岛素抵抗，并可能改善排卵。氯米芬（一种部分雌激素受体激动药）与二甲双胍合用可有效刺激排卵。小林夫妇很可能通过内分泌药物治疗就能怀孕，甚至也可以借助辅助生育技术受孕。

（洪凡真）

第四节　卵巢肿瘤的病理学特征

病例 10-2

林女士，35 岁，查体妇科 B 超发现右卵巢一大小约 6 cm×4 cm×3.5 cm 的囊实性占位，肿瘤内未见明显血流，入院手术治疗，术中见肿瘤包膜完整，切开呈囊实性，内见大量油脂及毛发，镜下如图 10-4-1 所示。

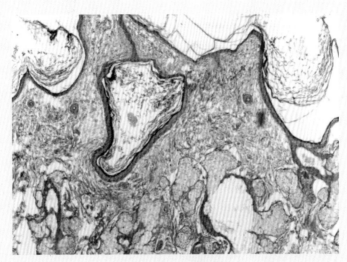

图 10-4-1 肿瘤切片

请思考以下问题

（1）可能的诊断是什么？

（2）本病有哪些病理学特征?

卵巢肿瘤（ovarian tumor）是妇科常见疾病，也是女性生殖系统的常见肿瘤，近年来发病有明显增高趋势。卵巢肿瘤种类繁多，结构复杂，依照其组织发生分为卵巢上皮性肿瘤（ovarian epithelial tumor）、卵巢性索间质肿瘤（ovarian sex cord stromal tumor）和卵巢生殖细胞肿瘤（ovarian germ cell tumor）三大类。以下介绍几种常见的卵巢肿瘤。

一、卵巢上皮性肿瘤

卵巢上皮性肿瘤是最常见的卵巢肿瘤，占所有卵巢肿瘤的 60% ~ 70%，可分为良性、恶性和交界性。交界性卵巢上皮性肿瘤是指形态和生物学行为介于良性和恶性之间，具有低度恶性潜能的肿瘤。一般认为绝大多数上皮肿瘤来源于覆盖在卵巢表面的腹膜间皮细胞，由胚胎时期覆盖在生殖嵴表面的体腔上皮转化而来。其在胚胎期参与米勒管的形成，米勒管逐渐分化形成输卵管、子宫、卵巢和阴道。当卵巢生长发育时，表面的上皮可向卵巢实质伸展，形成腺体和囊肿。在一定条件下，这些腺体和囊肿可形成肿瘤，呈现米勒管的各种不同细胞形态的变化，如类似输卵管上皮的浆液性纤毛柱状上皮，类似子宫内膜腺体的非纤毛柱状上皮和类似子宫颈黏液腺体的黏液柱状上皮。依据上皮的类型分为浆液性、黏液性和子宫内膜样。

（一）卵巢浆液性肿瘤

1. 浆液性囊腺瘤

浆液性囊腺瘤（serous cystadenoma）占卵巢良性肿瘤的 25%。多为单侧，囊性，直径 > 1 cm，表面光滑，壁薄，囊内充满淡黄色清亮液体。镜下见囊壁为纤维结缔组织，内衬浆液性单层柱状上皮，常伴简单的乳头结构形成（图 10-4-2）。当肿瘤上皮间质成分占优势时，称为腺纤维瘤。

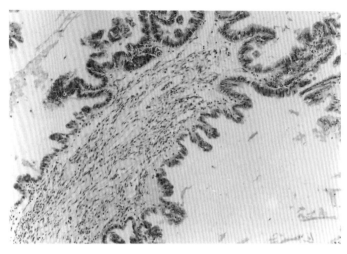

图 10-4-2　浆液性囊腺瘤

囊壁为纤维结缔组织，内衬浆液性单层柱状上皮，有简单的乳头形成

2. 交界性浆液性肿瘤

交界性浆液性肿瘤（serous borderline tumor）多为囊性，直径常 > 1 cm，囊内壁至少局部呈乳头状生长，少许病例可为卵巢表面乳头。镜下见逐级分支的乳头，浆液性上皮复层化，细胞核有异型，核分裂少见。预后良好。但若在镜下见到以细长无分支的乳头为特征的微乳头变异，则预后较差，与低级别浆液性癌相似。

3. 浆液性癌

浆液性癌（serous carcinoma）占卵巢癌的 75%。体积常较大，可为囊性、多房、囊实性或实性。实性区切面灰白色，质脆，多有出血、坏死。囊内充满质脆乳头，内液清亮、浑浊或血性液体。根据细胞核分级以及核分裂计数，可分为高级别和低级别浆液性癌两类。高级别癌为最常见的组织学类型，约占卵巢癌的 70%。镜下以伴裂隙样空腔的实性生长为主，也可形成乳头、筛孔等结构。细胞核级别高，核分裂象常见（ > 12 个 /10HPF）。预后极差。低级别浆液性癌约为高级别浆液性癌的 5%，以伴间质浸润的乳头状生长为主，细胞核级别低，核分裂象 < 12 个 /10HPF（常 < 5 个 /10HPF）。预后远好于高级别癌。

（二）卵巢黏液性肿瘤

1. 黏液性囊腺瘤

黏液性囊腺瘤（mucinous cystadenoma）占卵巢良性肿瘤的 20%、黏液性肿瘤的 80%。多为单侧，圆形或卵圆形，体积较大，表面光滑，灰白色。切面常为多房，囊腔内充满胶冻样黏液，囊内很少有乳头生长（图 10-4-3）。镜下见囊壁为纤维结缔组织，内衬单层黏液柱状上皮；可见杯状细胞及嗜银细胞。

2. 黏液性交界性肿瘤

黏液性交界性肿瘤（mucinous borderline adenoma）一般较大，几乎均为单侧，瘤体较大，通常直径 > 10 cm，表面光滑，切面常为多房或海绵状，囊壁增厚，可有细小、

Note

质软乳头形成。镜下见胃肠型细胞复层排列，细胞有异型，可形成绒毛状或纤细丝状乳头。

3. 黏液性癌

黏液性癌（mucinous carcinoma）绝大多数为转移性癌，卵巢原发性黏液癌不常见，占卵巢癌的 3% ~ 4%。瘤体巨大，单侧，表面光滑，切面多房或实性，可有出血、坏死。镜下见异型黏液性上皮排列成腺管状或乳头状，出现融合性或毁损性间质浸润。

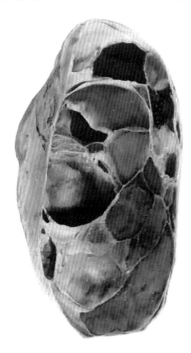

图 10-4-3 黏液性囊腺瘤

肿瘤表面光滑，切面常为多房，囊腔内充满胶冻样黏液

（三）子宫内膜样肿瘤

子宫内膜样肿瘤（endometrioid tumor）良性肿瘤较少见，多为单房，表面光滑，囊壁衬以单层柱状上皮，类似正常子宫内膜，间质内可有含铁血黄素的吞噬细胞。交界性肿瘤也很少见。子宫内膜样癌（endometrioid carcinoma）占卵巢癌的 10% ~ 15%。肿瘤多为单侧，较大，切面囊性或实性，有乳头生长，囊液多为血性。镜下特点与子宫内膜样腺癌相似，多为高分化腺癌，常伴鳞状细胞分化。

二、卵巢性索间质肿瘤

卵巢性索间质肿瘤来源于原始性腺中的性索和间质组织，占卵巢肿瘤 5% ~ 8%。由性索演化形成的肿瘤为粒层细胞瘤或支持细胞瘤，由间质演化形成的肿瘤为卵泡膜细胞瘤或间质细胞瘤。肿瘤可以由单一细胞构成，也可由不同细胞混合构成。此类肿瘤常有内分泌功能，故又称为卵巢功能性肿瘤。

Note

（一）颗粒细胞 - 间质细胞瘤

由性索的颗粒细胞及间质的衍生成分如成纤维细胞及卵泡膜细胞组成。

1. 粒层细胞瘤

粒层细胞瘤（granulosa cell tumor）分为成人型和幼年型两种病理类型。成人型粒层细胞瘤占所有卵巢肿瘤的 1%，占粒层细胞瘤的 95%，为低度恶性肿瘤，可发生于任何年龄，高峰为 45 ～ 55 岁。肿瘤分泌雌激素，青春期前患者可出现性早熟，生育年龄患者出现月经紊乱，绝经后患者则有不规则阴道流血，常合并子宫内膜增生，甚至子宫内膜癌。肿瘤多为单侧，圆形或椭圆形，呈分叶状，表面光滑，实性或部分囊性；切面组织脆而软，伴出血坏死灶。镜下见颗粒细胞环绕行成小圆形囊腔、菊花样排列，中心含嗜伊红物质及核碎片（Call-Exner 小体）（图 10-4-4）。瘤细胞呈小多边形，偶呈圆形或圆柱形，胞质嗜淡伊红或中性，细胞膜界限不清，核圆，核膜清楚。预后较好，5 年生存率为 80% 以上，但有晚期复发倾向。

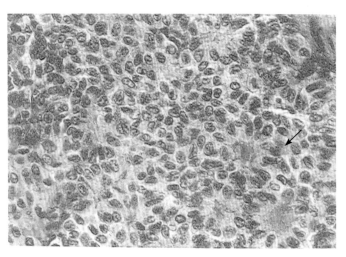

图 10-4-4　粒层细胞瘤

颗粒细胞环绕行成小圆形囊腔、菊花样排列，中心含嗜伊红物质及核碎片（Call-Exner 小体）

幼年型粒层细胞瘤少见，仅占粒层细胞瘤的 5%。主要发生在青少年，98% 为单侧。多数患者在初诊时为早期，肿瘤局限于一侧卵巢，故预后良好。若肿瘤破裂、腹腔积液细胞学阳性或肿瘤生长突破卵巢，则术后复发风险较高。镜下见肿瘤呈卵泡样结构、结节或弥散状生长，肿瘤细胞胞质丰富，缺乏核沟，核分裂常见，明显的核异型占 10% ～ 15%。

2. 卵泡膜细胞瘤

卵泡膜细胞瘤（theca cell tumor）常与粒层细胞瘤同时存在，但也可单一成分，多为良性。良性多为单侧，圆形、卵圆形或分叶状，表面被覆薄的有光泽的纤维包膜。切面为实性、灰白色。镜下瘤细胞呈短梭形，胞质富含脂质，细胞交错排列呈旋涡状，瘤细胞团为结缔组织分隔。常合并子宫内膜增生甚至子宫内膜癌。恶性少见，预后比卵巢上皮性癌好。

3. 纤维瘤

纤维瘤（fibroma）占卵巢肿瘤 2% ~ 5%，多见于中年妇女，单侧居多，中等大小，实性、质地硬韧，表面光滑或结节状，切面灰白色。镜下由梭形细胞组成，排列呈编织状。纤维瘤伴有腹腔积液和（或）胸腔积液者，称为梅格斯综合征（Meigs syndrome），手术切除肿瘤后，胸腔积液、腹腔积液自行消失。

（二）支持 - 间质细胞瘤

支持 - 间质细胞瘤（sertoli-leydig cell tumor），罕见，多发生在 40 岁以下妇女。单侧居多，通常较小，可局限在卵巢门区或皮质区，实性，表面光滑而滑润，有时呈分叶状，切面灰白色伴囊性变，囊内壁光滑，含血性浆液或黏液。镜下见不同分化程度的支持细胞及间质细胞。高分化者属良性，中低分化为恶性，占 10%。可具有男性化特征，少数无内分泌功能者雌激素升高，5 年生存率为 70% ~ 90%。

三、卵巢生殖细胞肿瘤

卵巢生殖细胞肿瘤为来源于原始生殖细胞的一组肿瘤，占卵巢肿瘤的 20% ~ 40%。多发生于年轻妇女及幼女，青春期前患者占 60% ~ 90%，绝经后患者仅占 4%。除了成熟畸胎瘤等少数组织类型外，大多类型为恶性肿瘤。

（一）畸胎瘤

畸胎瘤（teratoma）为最常见的生殖细胞肿瘤，由多胚层组织构成。肿瘤多数成熟、囊性，少数未成熟、实性。肿瘤的良、恶性及恶性程度取决于组织分化程度。

1. 成熟性畸胎瘤

成熟性畸胎瘤（mature teratoma）又称为皮样囊肿，为良性肿瘤，占卵巢肿瘤的 10% ~ 20%、生殖细胞肿瘤的 85% ~ 97%、卵巢畸胎瘤的 95% 以上。可发生于任何年龄，以 20 ~ 40 岁居多。多为单侧，双侧占 10% ~ 17%。中等大小，呈圆形或卵圆形，壁光滑、质韧。多为单房，腔内充满油脂和毛发，有时可见牙齿或骨质（图 10-4-5）。囊壁内层可见复层鳞状上皮，囊壁常见小丘样隆起向腔内突出并常有毛发被覆，称为"头节"。肿瘤可含外、中、内胚层组织。偶见向单一胚层分化，形成高度特异性畸胎瘤，如卵巢甲状腺肿，分泌甲状腺激素，可出现甲亢症状。囊性成熟性畸胎瘤恶变率为 2% ~ 4%，多见于绝经后妇女；其内的鳞状细胞恶变为鳞状细胞癌最为常见，预后差。

2. 未成熟性畸胎瘤

未成熟性畸胎瘤（immature teratoma）为恶性肿瘤，占卵巢畸胎瘤的 1% ~ 3%。多见于年轻患者，平均年龄 11 ~ 19 岁。肿瘤多为实性，可有囊性区域。含 2 ~ 3 个胚层，由分化程度不同的未成熟胚胎组织构成，主要为原始神经组织。肿瘤恶性程度根据未成熟组织所占比例、分化程度及神经上皮含量而定。该肿瘤复发及转移率均高，但复发后再次手术可见到未成熟肿瘤组织向成熟转化，即恶性程度逆转现象，这是其独有的特征。

Note

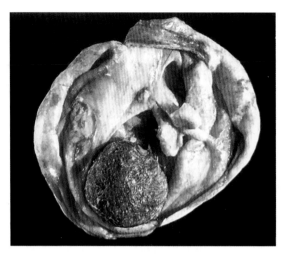

图 10-4-5　成熟性畸胎瘤

单房，腔内充满油脂和毛发，囊壁见小丘样隆起向腔内突出伴毛发被覆，称为"头节"

（二）无性细胞瘤

无性细胞瘤（dysgerminoma）为恶性肿瘤，占卵巢恶性肿瘤的 1% ~ 2%。好发于青春期及生育期妇女。中度恶性，单侧居多，右侧多见。肿瘤为圆形或椭圆形，中等大，实性，触之如橡皮样。表面光滑或呈分叶状，切面淡棕色。镜下见圆形或多角形大细胞，细胞核大，胞质丰富，瘤细胞呈片状或条索状排列，有少量纤维组织相隔，间质中常有淋巴细胞浸润，对放疗敏感。

（三）卵黄囊瘤

卵黄囊瘤（yolk sac tumor）为恶性肿瘤，较罕见，占卵巢恶性肿瘤的 1%。来源于胚外结构卵黄囊，其组织结构与大鼠胎盘的内胚窦特殊血管周围结构（Schiller-Duval 小体）相似，又名内胚窦瘤（endodermal sinus tumor）。常见于儿童及年轻妇女。多为单侧，较大，圆形或卵圆形。切面部分囊性，组织质脆，多有出血坏死区，呈灰红或灰黄色，易破裂。镜下见疏松网状和内胚窦样结构。瘤细胞扁平、立方、柱状或多角形，分泌甲胎蛋白（α-fetoprotein，AFP），故患者血清 AFP 升高是诊断及病情监测的肿瘤标志物。恶性程度高，生长迅速，易早期转移，但该肿瘤对化疗十分敏感，现经手术及联合化疗治疗，生存期明显延长。

（洪凡真　郝春燕）

第十一章　女性生殖管道与疾病

女性生殖管道包括输卵管、子宫和阴道。输卵管为卵子与精子结合的场所，也是运送受精卵至子宫的管道；子宫是产生月经和孕育胎儿的器官；阴道是连接子宫和外生殖器的肌性管道，是女性的性交器官，也是排出月经和胎儿娩出的管道。女性生殖管道，尤其是子宫，其形态、大小、位置和结构，随年龄、月经周期和妊娠而改变。子宫和子宫颈是多种妇科疾病常见好发部位。

第一节　输卵管

输卵管具有极其复杂而精细的生理功能，对摄卵、精子获能、卵子受精、受精卵输送及早期胚胎的生存和发育起着重要作用。随着胚胎移植和试管婴儿等生殖辅助技术的发展，输卵管在生殖过程中的重要性也越来越突出。

一、输卵管的位置与形态

输卵管左、右各一，细长而弯曲，长 10 ~ 14 cm，从卵巢上端连于子宫底的两侧，位于子宫阔韧带上缘内（图 11-1-1）。其内侧端与子宫相连，开口于子宫腔，称为输卵管子宫口（uterine orifice of uterine tube）；外侧端游离达卵巢的上方，开口于腹

Note

膜腔，称为输卵管腹腔口（abdominal orifice of uterine tube）。输卵管全长由内侧向外侧可分为 4 部分，分别为输卵管子宫部、输卵管峡部、输卵管壶腹部和输卵管漏斗部。

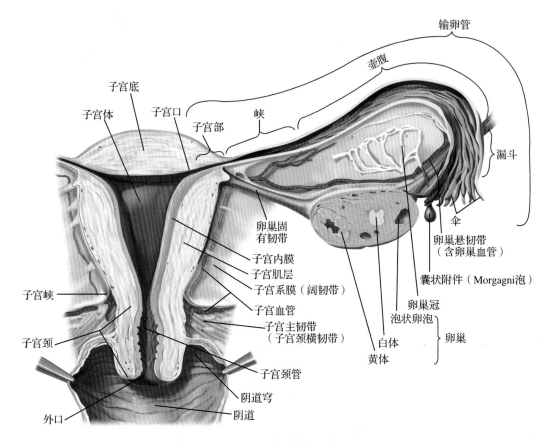

图 11-1-1　子宫及其附件（冠状切面）

（一）输卵管子宫部

输卵管子宫部（uterine part of uterine tube）为输卵管穿过子宫壁的一段，长约 1 cm，直径较细，约为 1 mm。

（二）输卵管峡部

输卵管峡部（isthmus of uterine tube）为输卵管子宫部外侧的一段，长 2 ~ 3 cm，此部短而直，壁厚且腔窄，水平向外延伸为输卵管的壶腹部，是女性绝育术输卵管结扎常选用的部位（图 11-1-1）。

（三）输卵管壶腹部

输卵管壶腹部（ampulla of uterine tube）在输卵管峡部的外侧，是输卵管 4 个部分中最长的一段，约占输卵管全长的 2/3，长 5 ~ 8 cm，粗而弯曲，管壁较薄，管腔宽大，血管分布丰富，在卵巢的上端移行为漏斗部（图 11-1-1）。卵子多在此受精，与精子结合形成受精卵。

（四）输卵管漏斗部

输卵管漏斗部（infundibulum of uterine tube）为输卵管末端的膨大部分，呈漏斗状，向后下弯曲覆盖在卵巢的后缘和内侧面。漏斗部末端的中央有输卵管腹腔口，开口于腹膜腔，卵巢排出的卵子由此进入输卵管（图 11-1-1）。女性腹膜腔经输卵管腹腔口、输卵管、输卵管子宫口、子宫腔和阴道与外界间接相通。输卵管腹腔口的周缘有许多细长的指状突起，呈伞状，称为输卵管伞（fimbria of uterine tube），是引导卵子进入输卵管腹腔口的通路。

二、输卵管的血管、淋巴引流和神经

（一）动脉

流经输卵管的动脉有卵巢动脉和子宫动脉分支分布，这些动脉走行在输卵管系膜内，互相吻合（图 11-1-2）。输卵管子宫部和峡部由子宫动脉的分支营养，输卵管壶腹部和漏斗部由卵巢动脉的分支营养。

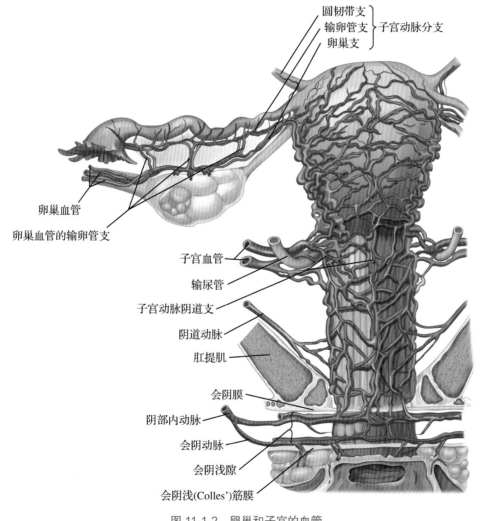

图 11-1-2 卵巢和子宫的血管

（二）静脉

流经输卵管的静脉与相应的动脉伴行、输卵管的静脉内侧注入子宫静脉，外侧注入卵巢静脉（图 11-1-2）。

（三）淋巴管

输卵管的淋巴管伴随输卵管的静脉走行，大部分回流到主动脉旁和主动脉前淋巴结（腰淋巴结），小部分汇入髂内、外淋巴结。

（四）神经支配

输卵管的神经由来自卵巢丛和盆丛的交感神经和副交感神经支配，内脏传入纤维进入脊髓第 11 胸节至第 2 腰节。

三、输卵管的组织学结构与功能

输卵管的管壁由内向外依次分为黏膜层、肌层和浆膜层。黏膜形成许多纵行伴有分支的皱襞，以壶腹部最为发达，因而管腔极其不规则（图 11-1-3）。黏膜上皮为单层柱状上皮，由纤毛细胞和分泌细胞组成。纤毛细胞在漏斗部和壶腹部最多，峡部和子宫部则逐渐减少。纤毛向子宫方向的摆动有助于卵子和受精卵的运送；分泌细胞虽无纤毛，但有微绒毛，其分泌物构成输卵管液，在纤毛表面形成黏稠的膜，不但对卵细胞有营养作用，而且还有助于卵子的输送和防止病菌从子宫经输卵管入腹腔。肌层为内环、外纵两层平滑肌，其中峡部最厚，漏斗部最薄。浆膜由间皮和富含血管的疏松结缔组织构成。

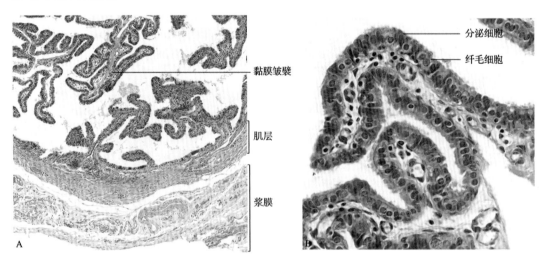

图 11-1-3　输卵管光镜图

A 低倍；B 高倍

受精卵能够沿着输卵管被输送到子宫，一方面是由于输卵管的蠕动作用；另一方面是由于纤毛的运动，此外，输卵管腔内的液体流动也起一定作用。正常情况下，女性的生殖管道是腹膜腔通向外界的唯一通道，此通道也是腹膜腔感染的潜在途径。女性的盆腔炎和原发性腹膜炎可由外阴部的逆行性感染引起。同时感染还可引起输卵管炎症并引发输卵管内腔黏连、狭窄或闭锁，从而造成输卵管妊娠或不孕。

（洪凡真　扈燕来　郭雨霁）

第二节　子宫的结构与功能

一、子宫的结构

子宫为中空性肌性器官，是孕育胚胎、胎儿和产生月经的器官。

（一）位置和形态

子宫位于骨盆中央，前为膀胱，后为直肠；两侧有输卵管和卵巢，朝向盆腔的侧壁；下端接阴道。未妊娠时，子宫底位于骨盆入口平面以下，子宫颈下端位于坐骨棘平面上方。成年子宫呈前倾前屈位。妊娠期子宫的形态和位置变化较大，妊娠期子宫的子宫底最高可抵达剑突下（图 10-1-1）。

子宫是有腔壁厚的肌性器官，呈前后略扁的倒置梨形，长 7 ~ 8 cm，宽 4 ~ 5 cm，厚 2 ~ 3 cm，重 40 ~ 50 g，容量约 5 ml。由上而下分为底、体、峡和颈 4 部分（图 11-2-1）。

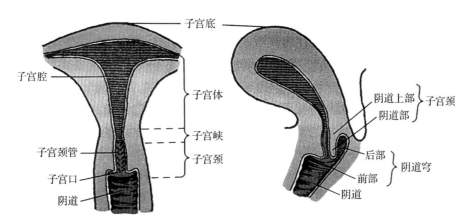

图 11-2-1　子宫分部示意图

子宫底（fundus of uterus）是位于输卵管子宫口以上的部分，钝圆而游离，与回肠祥和乙状结肠相毗邻。

子宫体（body of uterus）较宽，位于子宫上部，为子宫底与子宫峡之间部分。

子宫峡（isthmus of uterus）为子宫体下部与子宫颈阴道上部相接处较狭细部分。非妊娠时，子宫峡不明显，长约 1 cm；妊娠期，子宫峡可随子宫底的上升而逐渐伸展变长，形成子宫下段；妊娠末期，可延长至 7 ~ 11 cm，峡壁逐渐变薄，横行弧状切开子宫下段时，肌肉损伤及出血较少，故产科常在此处进行剖宫产术。

子宫颈（neck of uterus）是子宫下端较狭窄而呈圆柱状的部分，成人长 2.5 ~ 3.0 cm，其下部 1/3 段伸入阴道内，称子宫颈阴道部（vaginal part of cervix）；上部 2/3 段位于阴道以上，称子宫颈阴道上部（supravaginal part of cervix）。子宫颈阴道部是子宫颈癌的好发部位。子宫体与子宫颈的比例因年龄和卵巢功能而异，青春期前为 1∶2，生育期妇女为 2∶1，绝经后为 1∶1。

子宫内腔较狭窄，可分为上下两部分：上部位于子宫体内，称子宫腔（cavity of uterus），呈底在上、前后略扁的倒三角形。子宫两端与输卵管相接处称子宫角。下部在子宫颈内，呈梭形，称子宫颈管（canal of cervix of uterus）。其向上通子宫腔，下口通阴道，称子宫口。未产妇的子宫口多为圆形，边缘光滑整齐；经产妇的子宫口为横裂状（图 11-2-2）。子宫口的前、后缘分别称为前唇和后唇。

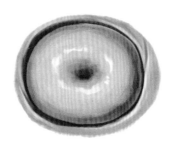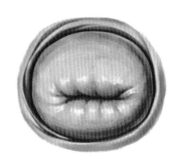

图 11-2-2　未产妇（左）和经产妇（右）子宫口

（二）连接子宫的韧带

子宫主要靠周围的韧带、下方的阴道、尿生殖膈、盆膈和盆底肌肉及其周边的结缔组织等结构维持其正常位置（图 11-2-3），任何原因引起的盆底组织结构破坏或功能障碍均可导致子宫脱垂。子宫的韧带如下。

1. 子宫阔韧带

子宫阔韧带（broad ligament of uterus）位于子宫的两侧，是双层腹膜形成的腹膜皱襞（图 11-2-3、图 11-2-4）。子宫阔韧带内侧缘在子宫侧缘处移行为子宫前、后面的腹膜；外侧缘向两侧延伸为盆腔侧壁的腹膜；上缘游离，包裹输卵管，其外侧 1/3 移行为卵巢悬韧带；下缘移行为盆底的腹膜。子宫阔韧带根据其附着，可分为三部分。输卵管系膜是位于卵巢系膜、卵巢固有韧带与输卵管之间的部分；卵巢系膜是卵巢前缘与子宫阔韧带后叶之间的部分，是由后叶向后包裹卵巢形成；阔韧带的其余部分称为子宫系膜。阔韧带的前后两叶之间除上缘有输卵管之外，还有子宫圆韧带、卵巢、卵巢固有韧带、子宫的血管、神经、淋巴管和结缔组织等。子宫阔韧带可限制子宫向两侧移动。

2. 子宫圆韧带

子宫圆韧带（round ligament of uterus）是由平滑肌纤维和结缔组织纤维构成的一对圆索状结构，起自子宫体前面的上外侧，输卵管子宫口的下方，穿经腹股沟管，由皮下环穿出，止于阴阜和大阴唇的皮下（图 11-2-3）。子宫圆韧带是维持子宫前倾位的主要结构。

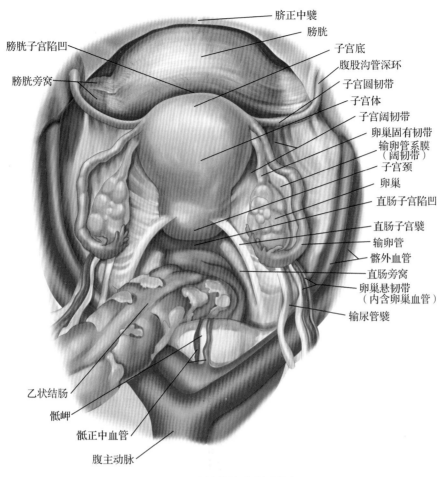

图 11-2-3　女性盆腔（上面观）

3. 子宫主韧带

子宫主韧带（cardinal ligament of uterus）由结缔组织纤维束和平滑肌纤维组成，位于子宫阔韧带的基底部，由子宫颈两侧缘延伸至盆腔侧壁，较强韧，是维持子宫颈正常位置和防止子宫向下脱垂的主要结构（图 11-1-1）。

4. 子宫骶韧带

子宫骶韧带（uterosacral ligament）是由结缔组织和平滑肌纤维构成的扁索状结构，起自子宫颈后面的上外侧，止于骶骨的前面（图 11-1-1、图 11-2-4）。其表面有腹膜覆盖，形成弧形的直肠子宫襞。子宫骶韧带的作用是向后上方牵引子宫颈，与子宫圆韧带协同维持子宫前倾前屈位。

（三）子宫的血管、淋巴引流和神经

1. 供应子宫的动脉

来自子宫动脉（图 11-1-2）。子宫动脉起自髂内动脉，沿盆侧壁向前内下行至子宫阔韧带基部，约在子宫颈两侧 2 cm 处呈十字交叉跨过输尿管的前上方，到达子宫颈阴道上部，在此发出降支（阴道支）与阴道动脉的升支吻合，供应子宫颈阴道部和阴道的上部（图 11-1-2）。子宫动脉主干在子宫阔韧带两层之间，沿子宫壁外侧迂曲

Note

上行到子宫角处，行程中发出宫底支分布于子宫底部。子宫动脉的终支（卵巢支）与卵巢动脉吻合，营养卵巢。子宫动脉还发出输卵管支分布于输卵管（图 11-1-2）。

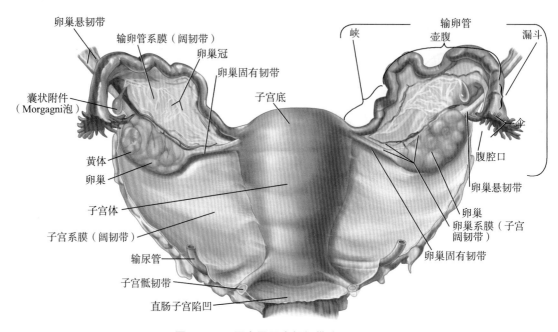

图 11-2-4　子宫及子宫阔韧带（后面观）

子宫动脉的分支还可以供应子宫内膜。子宫动脉进入子宫壁后，分支走行至肌层的中间层，由此发出许多与子宫腔面垂直的放射状小动脉。在进入内膜之前，每条小动脉分为两支：一支短而直，营养基底层，不受性激素的影响，称之为基底动脉；另一支称螺旋动脉，在子宫内膜内呈螺旋状走行，螺旋动脉对性激素的刺激敏感，反应迅速。

2. 子宫的静脉

在子宫下部两侧组成子宫静脉丛，从子宫静脉丛发出子宫静脉，与同名动脉伴行，注入髂内静脉。子宫阴道静脉丛一般没有瓣膜，其中的血液可向各个方向缓慢流动，因此子宫的恶性病变，如绒毛膜上皮癌，可沿该静脉丛向下转移到阴道壁内（图 11-1-2）。

3. 子宫的淋巴引流

子宫底的淋巴管与卵巢和输卵管的淋巴管一起沿卵巢血管大部分注入腰淋巴结，小部分注入髂内、外淋巴结；子宫底的一部分和子宫体上部的淋巴管沿子宫圆韧带回流到腹股沟浅淋巴结的上部。子宫体下部和子宫颈的淋巴有三个回流途径：沿子宫动、静脉行向两侧，向外侧经子宫阔韧带注入髂外淋巴结，向后外侧注入髂内淋巴结；经子宫主韧带注入闭孔淋巴结；向后沿直肠子宫襞回流到骶淋巴结（图 11-2-5）。

4. 子宫的神经

子宫的神经来自腹下丛的盆丛，更主要的是来自位于子宫阔韧带基底部的子宫阴道丛（图 11-2-6）。其中交感神经节前纤维来自脊髓的第 12 胸节至第 2 腰节；副交感神经来自盆丛，其节前纤维来自脊髓的第 2、3 和 4 骶节，在子宫颈旁节内换神经元。

子宫体部的内脏感觉纤维经交感神经传导到脊髓第 12 胸节至第 2 腰节；子宫颈的感觉纤维经盆内脏神经传导到脊髓第 2 ~ 4 骶节。

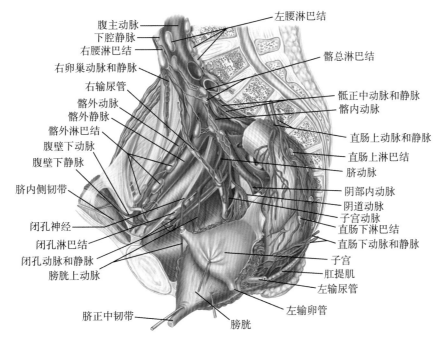

图 11-2-5　女性盆部淋巴结

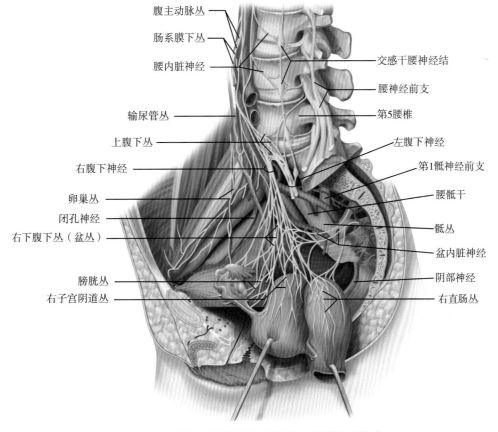

图 11-2-6　女性盆腔的神经（直肠和子宫拉向下方）

（四）子宫壁的组织学结构

子宫壁由外向内可分外膜、肌层和内膜三层。

1. 外膜

子宫浆膜层为覆盖宫底部及其前后面的脏腹膜。在子宫前面，近子宫峡部处的腹膜向前反折覆盖膀胱，形成膀胱子宫陷凹（vesicouterine pouch）。在子宫后面，腹膜沿子宫壁向下，至子宫颈后方及阴道后穹隆再折向直肠，形成直肠子宫陷凹（rectouterine pouch），也称道格拉斯陷凹（Douglas pouch）。是女性腹膜腔在直立位时的最低部位，故腹膜腔内的积液多聚积于此（图 11-1-1）。

2. 肌层

子宫肌层（myometrium）很厚，由平滑肌和肌纤维间结缔组织组成（图 11-2-7A、B）。肌层自内向外大致可分三层，即黏膜下层、中间层和浆膜下层。黏膜下层和浆膜下层主要由纵行的平滑肌束组成；中间层较厚，由环行和斜行肌束组成，并含有丰富的血管。子宫平滑肌纤维在妊娠时增生肥大，可增长数十倍。雌激素有促使平滑肌细胞数量增加的作用。孕酮能使平滑肌细胞体积增大，并有抑制平滑肌收缩的功能。分娩后子宫平滑肌纤维逐渐变小，恢复原状，部分平滑肌纤维自溶分解而被吸收。肌层的收缩活动，有助于精子向输卵管运行、经血排出以及胎儿娩出。

3. 内膜

子宫内膜（endometrium）由单层柱状上皮和固有层组成（图 11-2-7A、D）。上皮由纤毛细胞和分泌细胞构成。固有层较厚，除含有较多网状纤维、淋巴细胞、巨噬细胞、肥大细胞、浆细胞以及丰富的血管、淋巴管和神经外，还有大量的分化程度较低的梭形或星形细胞，称为基质细胞，其核大而圆，胞质较少，可合成和分泌胶原蛋白，并随妊娠及月经周期变化而增生与分化。固有层内还有子宫腺，为内膜上皮向固有层内凹陷而成的单管状腺，其末端常有分支。腺上皮主要是分泌细胞，纤毛细胞少。

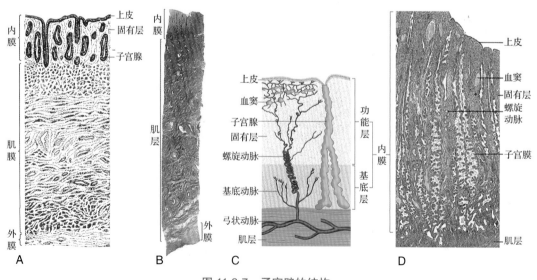

图 11-2-7　子宫壁的结构

A 子宫壁结构模式图；B 子宫壁光镜图；C 子宫内膜结构模式图；D 子宫内膜光镜图

子宫底部和体部的内膜，按其结构和功能特点可分为深浅两层：浅层为功能层，每次月经来潮时发生脱落，受精卵在此层植入；深层称为基底层，在月经和分娩时均不脱落，有较强的增生和修复能力，能产生新的功能层。

二、月经周期及激素的作用

自青春期开始，子宫底部和体部的内膜功能层出现周期性变化，即每28天左右发生一次内膜剥脱出血、增生、修复过程，称为月经周期（menstrual cycle）。规律性月经周期的建立是女性性功能成熟的标志。月经第一次来潮称为月经初潮（menarche），初潮年龄可受多种因素的影响，如环境气候及健康状况等，一般在13～15岁，也有可能在10～12岁或推迟到17～18岁。子宫内膜这种周期性变化受下丘脑 - 垂体 - 卵巢轴的调节。

（一）子宫内膜的周期性变化

每个月经周期是从月经第1天起至下次月经来潮前1天止，可分为月经期、增生期和分泌期3个时期。通常第1～4天为月经期，第5～14天为增生期，排卵日发生在第14天，第15～28天为分泌期。

1. 月经期

月经期（menstrual phase）为月经周期的开始阶段，即子宫内膜开始脱落、出血到内膜功能层脱落结束。由于排出的卵子未受精，卵巢内的月经黄体退化，雌激素和孕激素含量骤然下降，引起子宫内膜功能层的螺旋动脉收缩，从而使内膜缺血功能层发生萎缩、坏死（图11-2-8、图11-2-9）。继而螺旋动脉又突然短暂地扩张致使功能层的血管破裂，血液流出并积聚在内膜浅部，最后与剥落的内膜一起经阴道排出，即为月经（menstruation）。在月经期之末，内膜基底层残留的子宫腺上皮就开始增生，使子宫内膜表面上皮逐渐修复并转入增生期。

月经血呈暗红色，血量过多时为鲜红。血内含有退变的内膜碎片、宫颈黏液、脱落的阴道上皮细胞。月经血的主要特点是不凝固，其主要原因为破坏后的内膜释放出多种活性物质，能将经血内纤溶酶原激活为纤溶酶，使已凝固的纤维蛋白裂解成流动的分解产物；内膜内还含有破坏其他凝血因子的活化酶，影响血液凝固，从而使月经血呈液体状态排出。

2. 增生期

增生期（proliferative phase）是由于卵巢内若干卵泡迅速生长发育、雌激素增加所致，又称卵泡期。在生长卵泡分泌的雌激素作用下，剥脱后的子宫内膜由基底层增生修补，并逐渐增厚到2～4 mm；固有层内的基质细胞分裂增殖，产生大量的纤维和基质。增生早期，子宫腺短，直而细，较稀疏；增生中期子宫腺增多、增长并稍弯曲，腺细胞胞质内核糖体、粗面内质网、高尔基复合体增多，线粒体增大，胞质内出现糖原；增生晚期的子宫腺继续增长且更弯曲，腺腔扩大，腺细胞顶部有分泌颗粒，核下区糖原集聚，在HE染色切片上因糖原被溶解，显示核下空泡的特点；增生末期，子宫腺开始分泌，腺腔变宽；同时螺旋动脉亦伸长和弯曲（图11-2-8、图11-2-9）。至月经周期第 14 天时，通常卵巢内有一个卵泡发育成熟并排卵，子宫内膜随之转入分泌期。

3. **分泌期**

分泌期（secretory phase）是卵巢排卵后黄体形成所致，故此期又称黄体期。在黄体分泌的孕激素和雌激素作用下，子宫内膜继续增生变厚，可达 5 ~ 7 mm，此期子宫腺进一步变长、弯曲、腺腔扩大，糖原由腺细胞核下区转移到细胞核上区，并以顶浆分泌方式排入腺腔，腺腔内充满含有糖原等营养物质的黏稠液体。固有层内组织液增多呈水肿状态。螺旋动脉继续增长变得更弯曲，并伸入内膜浅层。基质细胞继续分裂增殖，胞质内充满糖原和脂滴，称前蜕膜细胞。妊娠时，此细胞继续发育增大变为蜕膜细胞。如未妊娠，内膜功能层脱落，转入下一周期的月经期（图 11-2-8、图 11-2-9）。

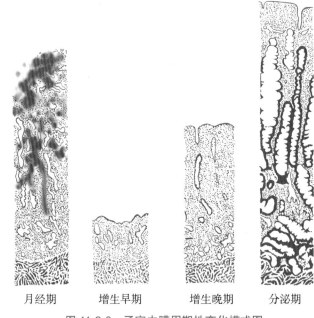

月经期　　　增生早期　　　增生晚期　　　分泌期

图 11-2-8　子宫内膜周期性变化模式图

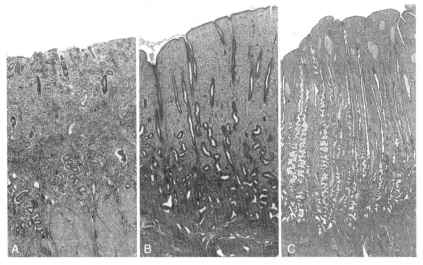

图 11-2-9　子宫内膜周期性变化的光镜图

A 月经期；B 增生期；C 分泌期

Note

更年期的卵巢功能衰退，月经周期不规则，子宫内膜发生局限性变化，子宫腺可出现不规则增生。绝经后，子宫内膜周期性变化停止。子宫内膜失去卵巢激素的作用，逐渐萎缩。

（二）月经周期的神经内分泌调节

子宫内膜的周期性变化受下丘脑 - 垂体 - 卵巢轴调节（图 11-3-2）。下丘脑神经内分泌细胞产生的促性腺激素释放激素（GnRH）使腺垂体促性腺细胞分泌 FSH 和少量 LH 入血，通过血液循环作用于靶器官卵巢。FSH 可促进卵泡生长、成熟并分泌大量雌激素。卵巢分泌的雌激素可使子宫内膜转入增生期。当血中的雌激素达到一定浓度时，对下丘脑和腺垂体产生反馈作用，抑制 FSH 的分泌，促进 LH 的分泌。当 LH 和 FSH 的水平达到一定比例关系时，卵巢排卵并形成黄体。黄体产生孕激素和雌激素，使子宫内膜进入分泌期。当血中的孕激素增加到一定浓度时，又反馈作用于下丘脑和垂体，抑制 LH 的释放，于是黄体退化，血中孕激素和雌激素减少，子宫内膜进入月经期。由于血中雌激素、孕激素的减少，反馈性地作用于下丘脑使腺垂体释放的 FSH 又开始增加，卵泡又开始生长发育，重复另一周期，如此周而复始（图 11-2-10）。

（三）月经周期中其他生殖器官的变化

1. 输卵管

在月经周期中，输卵管黏膜上皮在卵巢激素的影响下随月经周期而发生周期性变化。在子宫内膜增生期，卵巢内卵泡生长发育，雌激素增加，输卵管黏膜上皮细胞变高，纤毛细胞与分泌细胞数量之比增加；临近排卵时，黏膜增厚，分泌细胞顶部胞质内分泌颗粒聚集。在子宫内膜分泌期，卵巢排卵，黄体形成，孕激素分泌增加，纤毛细胞数量减少，纤毛细胞与分泌细胞数量之比降低，但纤毛活动明显增强；分泌细胞以顶浆分泌的方式释放其分泌物，黏膜厚度因此变低，至分泌期末期，黏膜厚度仅为临近排卵时的一半。

精子从子宫腔进入输卵管后，其运行受输卵管蠕动和输卵管系膜活动的影响，而这些活动也受卵巢激素的控制。排卵期，由于高水平雌激素的影响，输卵管蠕动的方向由近端向远端，推动精子由子宫角向输卵管壶腹部移动，同时，峡部内膜分泌增加，其液体向腹腔方向移动，从而有助于精子的运行。当卵巢排出卵子后，输卵管漏斗部便拾捡卵子，并使之飘浮于输卵管液中。输卵管壶腹部大量的皱襞有利于精子与卵子在此停留、受精。然后，受精卵在孕激素作用下，借助于输卵管的蠕动性收缩和纤毛的摆动，向子宫腔运行。

2. 子宫颈

子宫颈黏膜无周期性剥落，但其分泌物的性质却随着卵巢活动周期发生变化。排卵时，宫颈在雌激素作用下，分泌增多，分泌物黏稠度降低，有利于精子穿过。黄体形成时，孕激素可抑制宫颈上皮细胞分泌，分泌物黏稠度增加，使精子难以通过。妊娠时，其分泌物的黏稠度更高，起到阻止精子和微生物进入子宫的屏障作用。

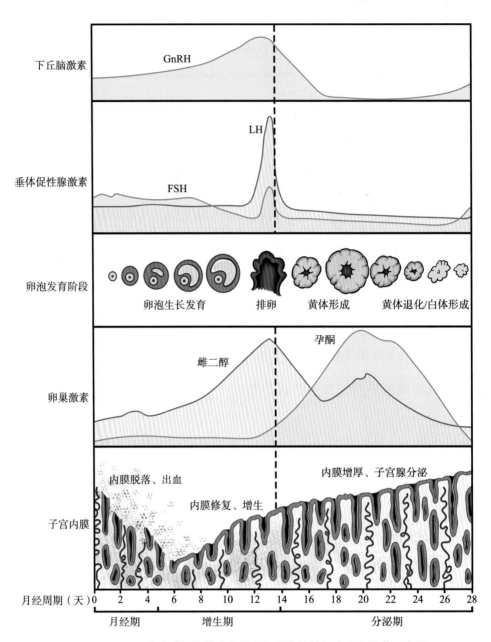

图 11-2-10　子宫内膜周期性变化及月经周期的神经内分泌调节示意图

3. 阴道

在卵巢分泌的雌激素作用下，阴道上皮细胞内聚集大量糖原。浅层细胞脱落后，糖原在阴道杆菌作用下转变为乳酸，使阴道保持酸性，有一定的抗菌作用。老年或其他原因导致雌激素水平下降时，阴道上皮细胞内的糖原减少，阴道液的 pH 上升，使细菌容易生长繁殖，发生阴道感染。阴道上皮的脱落和新生与卵巢活动周期有密切的关系，因而根据阴道脱落上皮细胞类型不同可推知卵巢的功能状态。

4. 乳房

雌激素促进乳腺管增生，而孕激素则促进乳腺小叶及腺泡生长。某些女性在经前期有乳房肿胀和疼痛感，可能是由乳腺管的扩张、充血以及乳房间质水肿所致。雌孕激素撤退，月经来潮后上述症状大多消退。

三、妊娠与分娩过程中激素的作用

妊娠的维持有赖于腺垂体、卵巢和胎盘分泌的各种激素的相互配合，而胎盘是妊娠期重要的内分泌器官，它所分泌的激素对于维持妊娠，以及引起妊娠期间母体和胎儿的相应变化具有重要作用。

胎盘是介于母体和胎儿两个不同个体之间的重要器官，参与母胎之间物质的交换及妊娠时期的内分泌调节。随着胎儿的分娩，胎盘剥离、娩出。因而胎盘是妊娠后出现的临时性内分泌腺，绒毛膜滋养层细胞是激素合成的主要场所，子宫蜕膜细胞也参与激素的合成及代谢，可产生类固醇激素、多肽和蛋白质类激素及各种代谢酶类。受精后 6 天左右，胚泡滋养层细胞开始分泌人绒毛膜促性腺激素（human chorionic gonadotropin，hCG），并随着妊娠的进展而逐渐增多。hCG 刺激卵巢黄体转化为妊娠黄体，继续分泌更多的孕激素和雌激素，以适应妊娠的需要。绒毛膜组织随妊娠的发展持续发育，形成胎盘，履行母体与胎儿之间不断加强的物质交换。与此同时，胎盘组织大量分泌类固醇激素、蛋白质激素和肽类激素，调节母体与胎儿的代谢活动。妊娠的 8 ~ 10 周，维持妊娠的激素逐渐由妊娠黄体分泌过渡到由胎盘分泌，胎盘成为维持妊娠发展最重要的器官。

（一）人绒毛膜促性腺激素与妊娠维持

hCG 是一种由胎盘绒毛的合体滋养层细胞分泌的糖蛋白激素，胚泡一旦着床，滋养层细胞即开始分泌 hCG，妊娠早期即可在孕妇血或尿中检测到，临床上常把 hCG 检测作为早期妊娠的诊断指标。孕 8 ~ 10 周达峰值，最高可达到 110 000 mlU/mL。正常妊娠 hCG 高峰持续不超过 10 天，以后迅速下降，孕 21 周时水平最低。hCG 的功能有：①维持月经黄体寿命，使月经黄体增大成为妊娠黄体，增加甾体激素分泌以维持妊娠。②促进雄激素芳香化转化为雌激素，同时能刺激孕酮的形成。③抑制植物血凝素对淋巴细胞的刺激作用，hCG 能吸附于滋养细胞表面，以免胚胎滋养层被母体淋巴细胞攻击。④刺激胎儿睾丸分泌睾酮，促进男胎性分化。⑤能与母体甲状腺细胞 TSH 受体结合，刺激甲状腺活性。

（二）孕酮与妊娠维持

孕酮是一种重要的类固醇激素，由颗粒黄体细胞和胎盘合体滋养细胞合成与分泌，在哺乳动物的妊娠维持过程中起重要作用。人妊娠第 3 ~ 4 个月，黄体功能开始下降，逐渐由胎盘代替其功能。胎盘利用母体胆固醇合成孕烯醇酮，再转变为孕酮，其中 90% 进入母体，10% 进入胎儿血液循环，用于合成其他类固醇激素。孕激素在雌激素协同作用下对妊娠期子宫内膜、子宫肌层、乳腺以及母体其他系统的生理变化起重要作用。

（三）雌激素与妊娠维持

在孕 6 周以前雌酮和雌二醇由卵巢分泌，7 周后胎盘组织参与其作用，孕期雌激素分泌随妊娠月份持续增长，孕末期尿中雌激素的排泄量，相当于月经周期黄体期的100倍，双胎、多胎妊娠时升高更为明显。妊娠期产生的雌激素主要是雌三醇，其在孕期可能有抗雌二醇作用，与雌二醇竞争细胞膜受体，降低子宫对缩宫素的敏感性，抑制子宫自发收缩；与雌酮、雌二醇协同维持子宫相对静止，参加脐血调节，降低脐带的血管张力，促进胎儿宫内发育。较高水平的雌激素可使机体产生免疫抑制状态，因而不易引起排斥反应。雌三醇是由胎儿、胎盘共同参与合成的，故检测雌三醇可用来作为判断胎儿是否存活的标志。雌激素浓度的上升可能与妊娠维持有关。

（四）促性腺激素释放激素与妊娠维持

在妊娠过程中，促性腺激素释放激素（GnRH）由胎盘合成和分泌。GnRH 能刺激 hCG/LH 的分泌，而且 GnRH 的拮抗剂也能阻止 hCG 的产生。GnRH 刺激 hCG 的分泌呈剂量依赖性，通过旁分泌发挥其功能。GnRH 可能通过调节 hCG 的分泌影响妊娠黄体的功能。妊娠过程中，许多因子对 GnRH 的分泌有促进作用。细胞滋养层合成的抑制素和激活素，可能通过调节 GnRH 的活性调节胎盘的 hCG 分泌。PGE_2、$PGF_{2\alpha}$ 和肾上腺素也能促进胎盘细胞释放 GnRH。

（五）催乳素与妊娠维持

人胎盘催乳素（human placental lactogen，hPL）是一种单链多肽激素，其结构与人生长激素相似，故又名人绒毛膜生长催乳素，与生长激素有交叉反应，具有生长激素的某些生物活性。hPL 由合体滋养层细胞合成，合成后释放入绒毛间隙，进入母体血液，极少进入胎血循环。血浆 hPL 水平与胎盘体积及胎儿体重呈正相关，因而能间接反映胎儿的发育情况。hPL 可通过多种补偿作用维持黄体的功能，使黄体能产生妊娠所需的孕酮。

（洪凡真　郭雨霁　王志勇）

第三节　子宫体疾病

病例 11-1

患者魏女士，56 岁，已绝经 2 年，近日来阴道少量不规则流血，遂来院就诊，妇科 B 超示子宫底内膜局灶不规则增厚，约 15 mm，血流丰富；收入院治疗，术后镜下显示如图 11-3-1 所示。

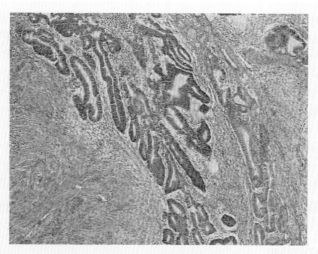

图 11-3-1 术后境下图

请思考以下问题：

（1）可能的诊断是什么？

（2）请分析本病的病因及其发病机制。

一、子宫内膜异位症

子宫内膜异位症（endometriosis）是指子宫内膜腺体和间质出现在子宫内膜以外的部位，大多发生在卵巢和子宫，其余依次发生于以下组织或器官：子宫阔韧带、直肠阴道陷窝、盆腔腹膜、腹部手术瘢痕、脐部、阴道、外阴和阑尾等。子宫内膜腺体及间质异位于子宫肌层中（距子宫内膜基底层 2 mm 以上），称作子宫腺肌病（adenomyosis）（图 11-3-2）。子宫内膜异位症的临床症状常表现为痛经或月经不调。

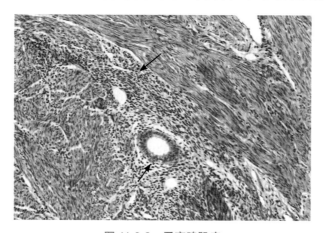

图 11-3-2 子宫腺肌病

子宫内膜腺体及间质出现于子宫肌层

病因未明，有以下几种学说：月经期子宫内膜经输卵管反流至腹腔器官；子宫内膜因手术种植在手术切口或经血流播散至远处器官；异位的子宫内膜由体腔上皮化生而来。

病理变化：肉眼观为点灶状紫红或棕黄色结节，质软似桑葚，病灶出血区机化可与周围器官发生纤维性黏连。如发生在卵巢，反复周期性出血致使卵巢体积增大，形成囊腔，内含黏稠的咖啡色液体，称巧克力囊肿。

镜下，可见正常的子宫内膜腺体、子宫内膜间质及含铁血黄素；病程较长时，可仅见增生的纤维组织和吞噬含铁血黄素的巨噬细胞

二、子宫内膜增生症

子宫内膜增生症（endometrial hyperplasia）是由于内源性或外源性雌激素水平增高引起的子宫内膜腺体或间质增加，临床主要表现为功能性子宫出血，育龄期和更年期妇女均可发病。子宫内膜增生、非典型增生和子宫内膜癌，无论是形态学还是生物学都为一连续的演变过程。

基于细胞形态和腺体结构增生和分化程度的不同，分型如下。

（一）子宫内膜不伴不典型增生

子宫内膜不伴不典型性增生（endometrial hyperplasia without atypia）表现为子宫内膜腺体数量增加，某些腺体扩张成小囊，腺体与子宫内膜间质的比例大于 1∶1。腺体和间质的比例多少不一，腺体可拥挤呈背靠背图像。衬覆腺体的上皮一般复层柱状，无异型性，细胞形态和排列与增殖期子宫内膜相似（图 11-3-3）。1% ~ 3% 的患者可进展为高分化子宫内膜样腺癌。

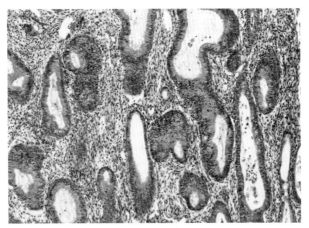

图 11-3-3　子宫内膜增生不伴不典型性

子宫内膜腺体数量增加，腺体扩张成小囊，衬覆腺体的上皮无异型性

（二）子宫内膜不典型增生 / 子宫内膜样上皮内瘤变

子宫内膜不典型增生 / 子宫内膜样上皮内瘤变（atypical hyperplasia/endometrial intraepithelial neoplasia, AH/EIN）是宫内膜样癌的前驱病变，在子宫内膜增生的背景下，腺上皮排列拥挤，腺上皮细胞具有异型性，细胞极性紊乱，体积增大，核浆比例增加，核染色质浓聚，核仁明显，常伴有鳞状细胞化生（图 11-3-4）。分子生物学研究发现，此型患者往往具有 *PAX2* 失活，*PTEN*、*KRAS*、*CTNNB1* 突变等基因异常。在被诊断

Note

为 EIN 的患者中，约有 1/3 在诊断时伴有腺癌或在 1 年内发展为腺癌。

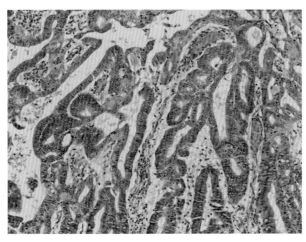

图 11-3-4　子宫内膜不典型增生

子宫内膜增生，腺体结构紊乱，腺上皮细胞异型增生，细胞极性紊乱，核浆比例增加，核染色质浓聚

三、子宫肿瘤

（一）子宫内膜腺癌

子宫内膜腺癌（endometrial adenocarcinoma）是来源于子宫内膜上皮细胞的恶性肿瘤，多见于绝经期和绝经期后妇女，55 ~ 65 岁为发病高峰。近年来由于子宫颈癌发病率降低，我国人口平均寿命延长，以及更年期激素替代疗法的应用，子宫内膜腺癌发病率呈上升趋势。

1. 发病原因

子宫内膜腺癌绝大多数组织学类型为子宫内膜样腺癌，与子宫内膜增生和雌激素长期持续作用有关，肥胖、糖尿病、不孕和吸烟均是其高危因素。近年来接受不孕症治疗的患者呈增加趋势，某些含雌激素药物的不规范使用，导致年轻患者的子宫内膜样腺癌发病率有所上升。由此导致的子宫内膜样腺癌，部分患者经大剂量高效孕激素内分泌治疗后，可以不同程度地逆转，为此类患者的治疗增加了处理方式；另外有些围绝经期的中老年妇女，不科学地使用雌、孕激素替代疗法或者食用某些含雌激素的保健品，也不同程度上提高了子宫内膜样腺癌的发病率。

另有部分子宫内膜腺癌发生于绝经后，患者平均年龄偏大，肿瘤组织形态和卵巢高级别浆液性癌相似，称为子宫内膜浆液性癌，常有肿瘤抑制基因 *p53* 突变，*p53* 免疫组化呈弥漫性强阳性。其次为子宫透明细胞癌，两者预后均较子宫内膜样腺癌差。

2. 病理变化

肉眼观，子宫内膜腺癌分为弥漫型和局限型。弥漫型表现为子宫内膜弥漫性增厚，表面粗糙不平，常有出血坏死，并不同程度浸润子宫肌层（图 11-3-5）。局限型多位于子宫底或子宫角，常呈息肉或乳头状生长突向宫腔。如果癌组织小而表浅，可在诊断性刮宫时全部刮出，在切除的子宫内找不到癌组织。

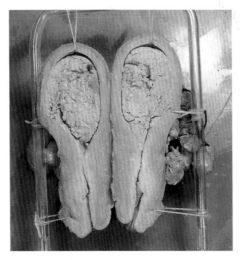

图 11-3-5   子宫内膜腺癌（弥漫型）

切面见癌组织灰白色，质实，充满宫旁

镜下，根据癌组织内子宫内膜腺体所占的比例和细胞的分化程度，子宫内膜样癌分为高、中、低分化，以高分化腺癌居多。

（1）高分化腺癌：腺体成分所占比例＞95%，腺体排列拥挤、紊乱，细胞轻—中度异型，形态似增生期的子宫内膜腺体。

（2）中分化腺癌：腺体成分占50%～94%，腺体不规则，排列紊乱，细胞向腺腔内生长可形成乳头或筛状结构，并见实性癌灶，癌细胞异型性明显，核分裂象易见。

（3）低分化腺癌：腺体成分所占比例＜50%，癌细胞分化差，腺样结构显著减少，多呈实体片状排列，核异型性明显，核分裂象多见。约1/3的子宫内膜样腺癌伴有鳞状细胞分化。子宫浆液性癌镜下细胞异型明显，核浆比显著增加，核染色质丰富。

3. 扩散

子宫内膜腺癌以直接蔓延为主，预后主要与子宫壁的浸润深度相关，晚期可经淋巴道转移，血道转移比较少见。

（1）直接蔓延：向上可达子宫角，继而至输卵管、卵巢和其他盆腔器官；向下至宫颈管和阴道；向外可侵透肌层达浆膜而蔓延至输卵管、卵巢，并可累及腹膜和大网膜。

（2）淋巴道转移：宫底部的癌多转移至腹主动脉旁淋巴结；子宫角部的癌可经圆韧带的淋巴管转移至腹股沟淋巴结；累及宫颈管的癌可转移至宫旁、髂内髂外和髂总淋巴结。

（3）血行转移：晚期可经血道转移至肺、肝及骨骼。

4. 临床病理联系

早期，患者可无任何症状，最常见的临床表现是阴道不规则流血，部分患者可有阴道分泌物增多，呈淡红色。如继发感染，分泌物呈脓性，有腥臭味；晚期，癌组织侵犯盆腔神经，可引起下腹部及腰骶部疼痛等症状。

根据癌组织的累及范围，子宫内膜癌临床分期如下：Ⅰ期：癌组织局限于子宫体；Ⅱ期，癌组织累及子宫颈；Ⅲ期：癌组织向子宫外扩散，尚未侵入盆腔外组织；Ⅳ期，癌组织已超出盆腔范围，累及膀胱和直肠黏膜。Ⅰ期患者手术后的5年生存率接近

90%，Ⅱ期降至 30% ~ 50%，晚期患者则低于 20%。

（二）子宫平滑肌肿瘤

子宫平滑肌瘤（leiomyoma of uterus）是女性生殖系统最常见的肿瘤，30 岁以上妇女的发病率高达 75%。部分肿瘤在绝经期以后可逐渐萎缩，雌激素可促进其生长，发病有一定的遗传倾向。

1. 病理变化

肉眼观，多数肿瘤发生于子宫肌层，也可位于黏膜下或浆膜下，脱垂于子宫腔或子宫颈口，肌瘤小者仅镜下可见，大者可超过 30 cm。单发或多发，多者达数十个，称多发性子宫平滑肌瘤。肿瘤表面光滑，边界清楚，但无包膜（图 11-3-6），切面灰白，质韧，编织状或旋涡状；有时，肿瘤可出现均质的透明、黏液变性或钙化。

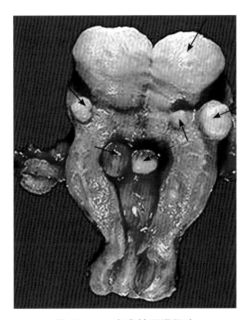

图 11-3-6　多发性平滑肌瘤

肿瘤位于子宫内膜下、肌层内；境界清楚，切面灰白，质韧，编织状

镜下，瘤细胞与正常子宫平滑肌细胞相似，梭形、束状或旋涡状排列，细胞质红染，核呈长杆状，两端钝圆，核分裂象少见，缺乏异型性。肿瘤与周围正常平滑肌界限清楚（图 11-3-7）。

平滑肌瘤极少恶变，多数子宫平滑肌肉瘤从开始即为恶性，如肿瘤组织出现坏死、边界不清、细胞异型，核分裂增多，应考虑为平滑肌肉瘤（leiomyosarcoma）。

2. 临床病理联系

最主要的症状是由黏膜下平滑肌瘤引起的出血，或压迫膀胱引起的尿频。血流阻断可引起突发性疼痛。其次，平滑肌瘤可导致自然流产，胎儿先露异常和绝经后流血。

平滑肌肉瘤切除后有很高的复发倾向，一半以上可通过血流转移到肺、骨、脑等远隔器官，也可在腹腔内播散。

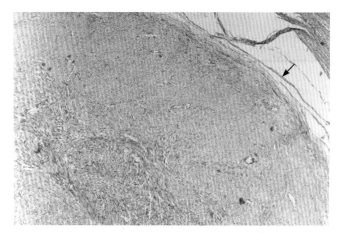

图 11-3-7　子宫平滑肌瘤

细胞束状或旋涡状排列，瘤细胞呈长梭形，肿瘤组织与周围正常组织境界清

第四节　滋养层细胞疾病

病例 11-2

林女士，39 岁，女，绝经 10 周 +5 天，因阴道少量不规则出血来院就诊。妇科检查示阴道后壁见紫蓝色出血结节，血液样本显示 hCG 显著增加，B 超示宫内妊娠，子宫下段后壁回声不规则，血流丰富。胎儿约 8 周 +6 天大小，未见胎心管搏动。因此，收住院治疗。入院后完成各项检查，次日行清宫手术。术后组织送病理，病理显微镜见图 11-4-1。

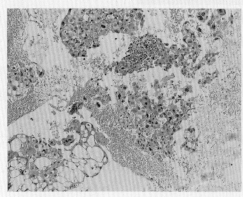
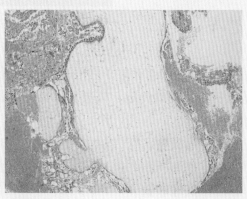

图 11-4-1　病理切片

（1）你的诊断？
（2）简述该病的发病机制及病理变化。

滋养层细胞疾病（gestational trophoblastic diseases，GTD）包括葡萄胎、侵蚀性葡萄胎、绒毛膜癌和胎盘部位滋养细胞肿瘤，其共同特征为滋养层细胞异常增生，患者血清和尿液中人绒毛膜促性腺激素（hCG）高于正常妊娠，可作为临床诊断随访观察和评价疗效的辅助指标。

一、葡萄胎

葡萄胎（hydatidiform mole）又称水泡状胎块，是胎盘绒毛的一种良性病变，可发生于育龄期的任何年龄，以 20 岁以下和 40 岁以上女性多见，这可能与卵巢功能不足或衰退有关。本病发生有明显地域性差别，欧美国家比较少见，约 2000 次妊娠中有一次发病，而东南亚地区的发病率比欧美国家高 10 倍左右。该病在我国亦比较常见，23 个省、市和自治区调查统计表明发病率为 1/150 次妊娠。

葡萄胎分为完全性和部分性，若所有绒毛均呈水泡状，称之为完全性葡萄胎（complete hydatidiform mole）；部分绒毛呈水泡状，仍保留部分正常绒毛，伴有或不伴有胎儿或其附属器官者，称为不完全性或部分性葡萄胎（partial hydatidiform mole）。绝大多数葡萄胎发生于子宫内，个别病例也可发生在子宫外异位妊娠的所在部位。

（一）病因和发病机制

病因未明，近年来葡萄胎染色体研究表明，80% 以上完全性葡萄胎为 46, XX，可能在受精时，父方的单倍体精子 23X 在丢失了所有的母方染色体的空卵中自我复制而成纯合子 46, XX，两组染色体均来自父方；缺乏母方功能性 DNA。其余 10% 的完全性葡萄胎为空卵，在受精时和两个精子结合（23X，23Y），染色体核型为 46, XY，上述情况提示完全性葡萄胎均为男性遗传起源，由于缺乏卵细胞的染色体，故胚胎不能发育（图 11-4-2）。

部分性葡萄胎的核型绝大多数为 69, XXX 或 69, XXY，极偶然的情况下为 92, XXXY，由带有母方染色体的正常卵细胞（23X）和一个没有发生减数分裂的双倍体精子（46XY）或两个单倍体精子（23X 或 23Y）结合所致（图 11-4-2）。

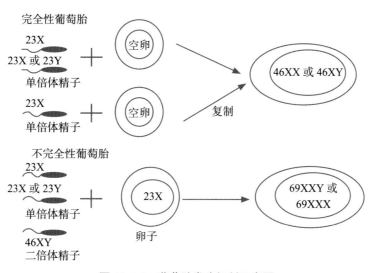

图 11-4-2　葡萄胎发病机制示意图

（二）病理变化

肉眼观，病变局限于宫腔内，不侵入肌层，胎盘绒毛高度水肿，形成透明或半透明的薄壁水泡，内含清亮液体，有蒂相连，形似葡萄（图 11-4-3）。

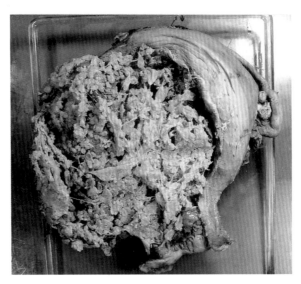

图 11-4-3　葡萄胎

子宫体积增大，子宫腔内充满大小不等的透明水泡

镜下，葡萄胎有以下三个特点：①绒毛因间质高度疏松水肿黏液变性而增大。②绒毛间质内血管消失，或见少量无功能的毛细血管，内无红细胞。③滋养层细胞有不同程度增生，增生的细胞包括合体细胞滋养层细胞（syncytiotrophoblast cell）和细胞滋养层细胞（cytotrophoblast cell），两者以不同比例混合存在，并有轻度异型性。滋养层细胞增生为葡萄胎的最重要特征（图 11-4-4）。

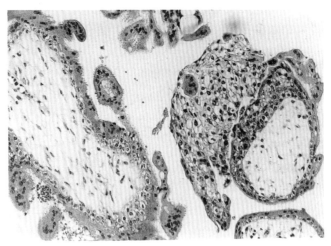

图 11-4-4　葡萄胎

胎盘绒毛显著肿大，间质水肿，血管消失，滋养层细胞明显增生

细胞滋养层细胞位于正常绒毛内层，呈立方或多边形，细胞界限清晰，胞质淡染，单核，核圆居中；合体滋养层细胞位于正常绒毛的外层，细胞体积大而不规则，细胞

界限不清，胞质嗜碱深染，多核，核分布不规则。正常绒毛在妊娠 3 个月后，绒毛表面滋养层细胞仅剩合体滋养层细胞，而葡萄胎时这两种细胞皆可持续存在，并活跃增生，失去正常排列，呈多层或成片聚集。

（三）临床病理联系

患者多在妊娠的第 11 ~ 25 周出现症状，由于胎盘绒毛水肿致子宫体积明显增大，超出相应月份正常妊娠子宫体积。因胚胎早期死亡，虽然子宫体积超过正常 5 个月妊娠，但听不到胎心，亦无胎动。由于滋养层细胞增生，患者血和尿中绒毛膜促性腺激素（hCG）明显增高，是协助诊断的重要指标。滋养层细胞侵袭血管能力很强，故子宫反复不规则流血，偶有葡萄状物流出。如疑为葡萄胎时，大多数患者可经超声检查确诊。

葡萄胎经彻底清宫后，绝大多数能痊愈。约有 10% 患者可转变为侵蚀性葡萄胎，2% 左右可恶变为绒毛膜上皮癌。因葡萄胎有恶变潜能，应彻底清宫，密切随访观察，定期监测血清 hCG。

伴有部分性葡萄胎的胚胎通常在妊娠的第 10 周左右死亡，在流产或刮宫的组织中可查见部分胚胎成分，其生物学行为亦和完全性葡萄胎有所不同，极少演化为绒毛膜上皮癌。

二、侵蚀性葡萄胎

侵蚀性葡萄胎（Invasive mole）是介于葡萄胎和绒毛膜上皮癌之间的交界性肿瘤。侵蚀性葡萄胎和良性葡萄胎的主要区别是水泡状绒毛侵入子宫肌层（图 11-4-5），引起子宫肌层出血坏死，甚至向子宫外侵袭累及阔韧带，或经血管栓塞至阴道、肺和脑等远隔器官。绒毛不会在栓塞部位继续生长并可自然消退，和转移有显著区别。

镜下，滋养层细胞增生程度和异型性比良性葡萄胎明显。常见出血坏死，其中可查见水泡状绒毛或坏死的绒毛，有无绒毛结构是本病与绒毛膜上皮癌的主要区别。

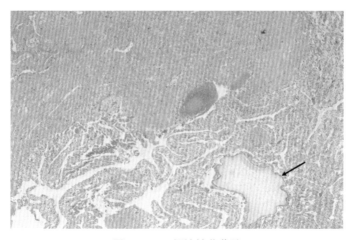

图 11-4-5　侵蚀性葡萄胎

水泡状绒毛侵入子宫肌层，大多数侵蚀性葡萄胎对化疗敏感，预后良好

三、绒毛膜癌

绒毛膜癌（choriocarcinoma）简称绒癌，是起源于妊娠绒毛滋养层细胞的高度侵袭性恶性肿瘤，绝大多数与妊娠有关，少数可发生于性腺或其他组织的多潜能细胞，约 50% 继发于葡萄胎，25% 继发于自然流产，20% 发生于正常分娩后，5% 发生于早产和异位妊娠等；20 岁以下及 40 岁以上女性为高危人群。

（一）病理变化

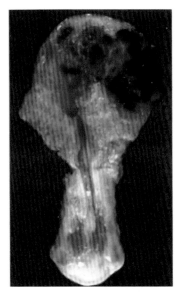

图 11-4-6　子宫绒毛膜癌

癌组织位于子宫底部，呈暗紫红色，
结节状，可见出血坏死

肉眼观，癌结节呈单个或多个，位于子宫的不同部位，大者可突入宫腔，常侵入深肌层甚而穿透宫壁达浆膜外。由于明显出血坏死，癌结节质软，暗红或紫蓝色（图 11-4-6）。镜下，瘤组织由分化不良的似细胞滋养层细胞和似合体细胞滋养层细胞两种瘤细胞组成，细胞异型性明显，核分裂象易见，两种细胞混合排列成巢状或条索状，偶见个别癌巢主要由一种细胞组成。肿瘤自身无间质血管，依靠侵袭宿主部位血管获取营养，故癌组织和周围正常组织有明显出血坏死。有时癌细胞大片坏死，仅在边缘部查见少数残存的瘤细胞（图 11-4-7）。瘤细胞不形成绒毛和水泡状结构，这一点和侵蚀性葡萄胎明显不同。

除子宫外，和葡萄胎一样，异位妊娠的相应部位也可发生绒毛膜癌。

绒毛膜癌侵袭破坏血管能力很强，除在局部破坏蔓延外，极易经血道转移，以肺最常见（90% 以上），其次为脑、胃肠道、肝和阴道壁等。少数病例在原发灶切除后，转移灶可自行消退。

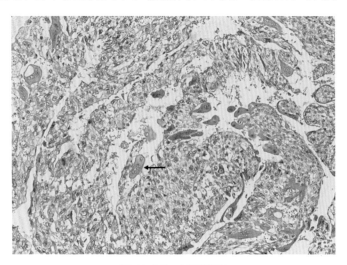

图 11-4-7　绒毛膜癌

由细胞滋养层和合体滋养层（箭头所示）两种瘤细胞组成，细胞异型性明显，肿瘤内无间质和血管

Note

（二）临床病理联系

临床主要表现为葡萄胎流产和妊娠数月甚至数年后，阴道出现持续不规则流血、子宫增大，血或尿中 hCG 显著升高。血道转移是绒毛膜癌的显著特点，出现在不同部位的转移灶可引起相应症状，如有肺转移，可出现咯血；脑转移可出现头痛、呕吐、瘫痪及昏迷；肾转移可出现血尿等症状。

绒毛膜癌是恶性程度很高的肿瘤，治疗以往以手术为主，多在 1 年内死亡。自应用化疗后，大多数患者可治愈，即便已发生转移的病例治愈率也可达 70%，甚至治愈后可正常妊娠。

四、胎盘部位滋养细胞肿瘤

胎盘部位滋养细胞肿瘤（placental site trophoblastic tumor）源自胎盘绒毛外中间型滋养层细胞，相当少见，核型多为双倍体，46XX，常在妊娠几个月时发病。

（一）病理变化

肉眼观，肿瘤位于胎盘种植部位，呈结节状，棕黄色，切面肿瘤侵入子宫肌层，与周围组织界限不清，肌层的浸润程度不一，少数情况下，肿瘤可穿透子宫全层，一般无明显出血。

镜下，在正常妊娠过程中，中间型滋养层细胞的功能是将胚体固定在肌层表面。当中间型滋养层细胞呈肿瘤增生时，浸润的方式和胎盘附着部位的正常滋养叶上皮相似，仍然位于滋养层上皮生长旺盛的典型部位。一般无坏死和绒毛。与绒毛膜上皮癌不同的是，胎盘部位滋养细胞肿瘤由单一增生的胎盘中间型滋养层细胞组成，而绒毛膜上皮癌由两种细胞构成，免疫组织化学染色大多数中间型滋养层细胞人胎盘催乳素阳性；而仅少部分细胞 hCG 阳性。

少数情况下，肿瘤细胞可出现异型，细胞丰富密集，核分裂象多见，并伴有较广泛的坏死，呈恶性组织学表现。

（二）临床病理联系

胎盘部位滋养细胞肿瘤虽然在局部呈浸润性生长，但一般较局限，临床表现多为良性，10% 的病例可发生转移，偶致患者死亡。若 hCG 待续阳性，则预后和绒毛膜上皮癌相似。

（郝春燕）

第五节　子宫颈疾病

　　子宫颈壁由外向内分为纤维膜、肌层和黏膜。纤维膜为纤维性结缔组织；肌层平滑肌较少且分散，结缔组织较多；黏膜形成许多大而分支的皱襞，相邻皱襞之间的裂隙形成腺样的隐窝，在切面上形似分支管样腺，因此也可称为子宫颈腺。黏膜上皮为单层柱状，由少量纤毛细胞和较多分泌细胞以及储备细胞构成（图 11-5-1）。上皮纤毛向阴道摆动，可促使相邻分泌细胞的分泌物排出并使分泌物流向阴道。宫颈阴道部的黏膜光滑，上皮为复层扁平，细胞内含有丰富的糖原。宫颈外口处，单层柱状上皮移行为复层扁平上皮，此处是宫颈癌好发部位。

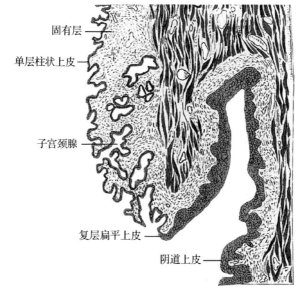

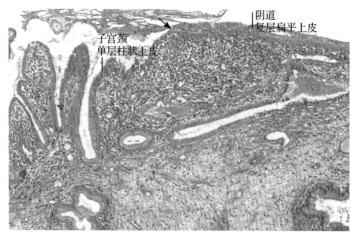

图 11-5-1　成人子宫颈与阴道交界部仿真图（A）及光镜图（B）

箭头示复层扁平上皮与单层柱状上皮移行处

病例 11-3

　　李女士，27 岁，已婚；近日来自觉白带增多，外阴瘙痒，遂来院就诊，妇科查体并行阴道镜检查，醋酸试验可见少量薄白上皮，于病变处取组织送病理；病理镜下如图 11-5-2 所示。

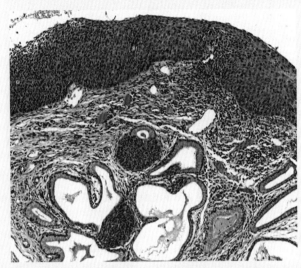

图 11-5-2　病理切片

　　（1）如何诊断？
　　（2）简述本病的病因及病理改变。

一、慢性子宫颈炎

　　子宫颈可发生急性或慢性炎症，以慢性炎症居多，慢性子宫颈炎（chronic cervicitis）是育龄期女性最常见的妇科疾病。

　　子宫颈管内表面被覆黏液柱状上皮，并向子宫颈间质下延伸形成子宫颈腺。黏液柱状上皮在子宫颈外口移行为无角化的鳞状上皮，交界处为子宫颈上皮发生疾病的常见部位。青春期尤其是妊娠期女性由于激素作用，子宫颈管柱状上皮常下移替代子宫颈阴道部的鳞状上皮。子宫颈和阴道黏膜鳞状上皮受卵巢分泌的雌激素刺激，吸纳糖原趋于成熟。脱落上皮含有的糖原使阴道内细菌易于生长并降低阴道内的 pH，子宫颈管柱状上皮对化学环境的变化和细菌感染较为敏感，可化生为鳞状上皮。虽然鳞状上皮柱状上皮交界可上下游移，但其位置和相关的疾病一般在子宫颈外口附近。

　　慢性子宫颈炎常由链球菌、肠球菌、大肠杆菌和葡萄球菌引起，特殊的病原微生物包括沙眼衣原体（Chlamydia trachomatis）、淋球菌（Neisseria gonorrhoeae）、乳头状瘤病毒（human papilloma virus，HPV）和单纯疱疹病毒（herpes simplex virus，HSV）。上述病原微生物感染多由性传播引起，以沙眼衣原体最为常见。子宫颈的单纯疱疹病毒感染可在分娩过程中传播给胎儿，引起胎儿系统性感染。此外，分娩、机械损伤也是慢性子宫颈炎的诱发因素。临床上主要表现为白带增多。

　　镜下，子宫颈黏膜充血水肿，间质内有淋巴细胞、浆细胞和单核细胞等慢性炎细胞浸润（图 11-5-3）。可伴有子宫颈腺上皮的增生和鳞状上皮化生。

慢性子宫颈炎根据其临床病理特点，分为以下几种类型。

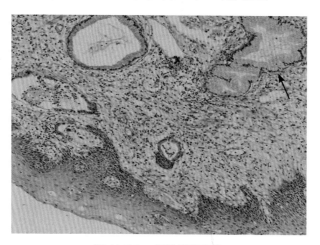

图 11-5-3　慢性子宫颈炎

子宫颈黏膜腺体增生，间质内见以淋巴细胞、浆细胞为主的慢性炎细胞浸润

（一）宫颈柱状上皮异位

糜烂是指宫颈阴道部鳞状上皮坏死脱落，形成浅表的缺损，称为子宫颈真性糜烂，较少见。临床上常见的宫颈柱状上皮异位（cervical columnar ectopy）实际上是子宫颈损伤的鳞状上皮被子宫颈管黏膜柱状上皮增生下移取代。由于柱状上皮较薄，上皮下血管较易显露而呈红色，病变黏膜呈边界清楚的红色糜烂样区，实际上不是真性糜烂，而是成年女性的正常表现。随后，柱状上皮又可被化生的鳞状上皮所取代，称为糜烂愈复。

（二）子宫颈息肉

子宫颈息肉（cervical polyp）是由子宫颈黏膜上皮、腺体和间质结缔组织局限性增生形成的息肉状物（图 11-5-4），常伴有充血、水肿及炎细胞浸润。肉眼观呈灰白色，表面光滑，有蒂。如表面糜烂或溃疡形成，可致阴道流血。子宫颈息肉属良性病变，

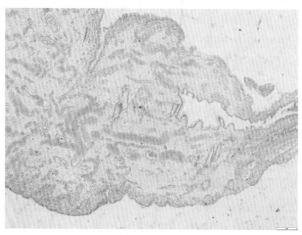

图 11-5-4　子宫颈息肉

子宫颈息肉由子宫颈黏膜上皮、腺体和疏松的间质结缔组织增生构成

切除即可治愈，极少恶变。

（三）宫颈腺囊肿

子宫颈腺上皮可因炎症刺激，伴有增生及鳞状上皮化生。如增生的鳞状上皮覆盖和阻塞子宫颈管腺体的开口，使黏液潴留，腺体逐渐扩大呈囊，形成宫颈腺囊肿，又称纳博特囊肿。

二、宫颈上皮内病变和宫颈癌

20 世纪 50 年代以前，宫颈癌（cervical carcinoma）曾是女性最常见的恶性肿瘤。近年来由于液基薄层细胞学检查（thin-prep cytology test，TCT）的推广和普及，使许多癌前病变和早期癌得到早期发现，浸润癌发生率较过去明显减少，5 年生存率和治愈率显著提高。但宫颈癌仍是女性肿瘤死亡的主要原因之一。宫颈癌多发生于40 ～ 60 岁的女性，近年来有年轻化的趋势。

宫颈癌的病因和发病机制尚未完全明了，一般认为与早婚、多产、子宫颈裂伤、局部卫生不良等多种因素有关，流行病学调查显示过早开始性生活和性生活紊乱与子宫颈癌发生密切相关。按照 HPV 与癌症发生危险性的高低分为低危型和高危型，如HPV-16、HPV-18 等与宫颈癌发生密切相关，属高危型病毒；而 HPV-6、HPV-11 与扁平湿疣、尖锐湿疣等生殖道的疣类病变等的发生有关，属低危型病毒。

p16 基因是一种新型抑癌基因，其编码产物 *p16* 蛋白可抑制视网膜母细胞瘤蛋白（retinoblastoma protein）pRb 磷酸化，阻止细胞由 G1 期进入 S 期。而高危型 HPV 病毒基因 *E7* 的产物可与 pRb 结合使 *p16* 基因失活，导致原本正常的 *p16* 蛋白反馈性过度表达，使上皮细胞周期发生紊乱，并使其具有永生性的特点而进一步启动癌变过程。因此 *p16* 蛋白是高危型 HPV 基因表达和活动的指标，也是早期发现子宫颈病变的重要辅助标志。

（一）宫颈鳞状上皮内病变

宫颈鳞状上皮内病变（cervical squamous intraepithelial lesion，SIL）属于癌前病变，是指子宫颈被覆的鳞状上皮部分被不同异型增生的细胞所取代，表现为出现凹空细胞或鳞状上皮细胞大小形态不一、核浆比例增大，核增大深染，核分裂象增多，细胞极性紊乱。依据其病变程度不同分为低级别鳞状上皮内病变（low-grade squamous intraepithelial lesion，LSIL）和高级别鳞状上皮内病变（high-grade squamous intraepithelial lesion，HSIL）。LSIL 是指仅有凹空细胞或鳞状上皮上 2/3 细胞成熟，表层细胞轻度异型，细胞核异型性小，可见挖空细胞；但上皮下 1/3 异型显著，可见核分裂象，但病理性核分裂象罕见；HSIL 是指上皮缺乏分化成熟，异型增生的细胞超过上皮下 1/3，可累及上皮全层伴有核分裂象及病理性核分裂象的增加。多数 SIL 的发生与高危型 HPV 感染密切相关，分子生物学可检测到病毒基因与鳞状上皮基因的整合，免疫组化 *P16* 染色呈弥漫性强阳性有助于 HSIL 的辅助诊断（图 11-5-5）。

在以往子宫颈的 SIL 也被称为宫颈上皮内瘤变（cervical intraepithelial neoplasia，

CIN）依据其病变程度不同把 CIN 分为三级：Ⅰ级，鳞状上皮上 2/3 细胞成熟，表层细胞轻度异型，细胞核异常非常轻微。但下 1/3 异型显著，可见核分裂象，而病理性核分裂象罕见；Ⅱ级，鳞状上皮上 1/3 层细胞较成熟，上皮全层均有明显细胞异型，但核分裂局限于下 2/3 层；Ⅲ级，包括以往的重度不典型增生及原位癌，指上皮全层缺乏分化成熟或仅在表浅数层内有分化成熟的现象，细胞增生显著，全层或几乎全层细胞核异型性明显，上皮各层均可见核分裂象及病理性核分裂象（图 11-5-6），异型细胞可由表面沿基膜通过子宫颈腺口蔓延至子宫颈腺体内，取代部分或全部腺上皮，但仍未突破腺体的基膜，称为 CIN Ⅲ 累及腺体（图 11-5-6）。CIN Ⅰ 级相当于新分类中的 LSIL；而 CIN Ⅱ 和 CIN Ⅲ 级相当于 HSIL（表 11-5-1）。

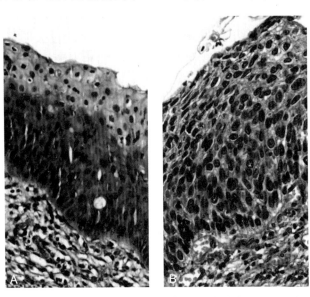

图 11-5-5　子宫颈鳞状上皮内病变

A. 低级别鳞状上皮内病变（LSIL），异型细胞局限于上皮下 1/3；B. 高级别鳞状上皮内病变（HSIL），异型细胞超过上皮下 1/3 至全层但未突破基底膜

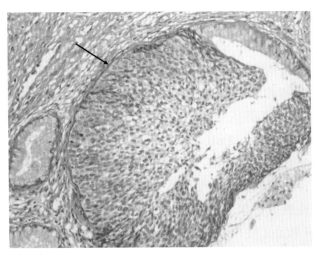

图 11-5-6　HSIL 累及腺体

异型细胞取代部分或全部腺上皮，但仍未突破腺体的基膜，称为 HSIL 累及腺体（箭头所示）

表 11-5-1　子宫颈鳞状上皮癌前病变分类

不典型／原位癌	子宫颈上皮内瘤变（CIN）	鳞状上皮内病变（SIL），目前分类
轻度不典型增生	CIN Ⅰ	低级别 SIL（LSIL）
中度不典型增生	CIN Ⅱ	高级别 SIL（HSIL）
重度不典型增生	CIN Ⅲ	高级别 SIL（HSIL）
原位癌	CIN Ⅲ	高级别 SIL（HSIL）

HPV 容易感染不成熟化生的鳞状上皮，在宫颈不成熟化生的鳞状上皮主要位于鳞状上皮和柱状上皮交界处，因此，子宫颈鳞状上皮柱状上皮移行区是宫颈病变的好发部位（图 11-5-1）。子宫颈 LSIL 并不一定都发展为 HSIL 或浸润癌，如经适当治疗，大多数 LSIL 可逆转或治愈。LSIL 可查见低危型 HPV 感染；而 HSIL 多数可见高危型 HPV 基因与鳞状上皮基因的整合。

SIL 多无自觉症状，肉眼观亦无特殊改变，可疑之处可用碘液或醋酸染色进行鉴别。正常子宫颈鳞状上皮富含糖原，故对碘着色，如患处对碘不着色，提示有病变。此外，醋酸可使子宫颈有 SIL 病变的区域呈厚薄不一的白色斑片，但确诊仍需进一步进行液基薄层细胞学或组织病理学检查。

（二）子宫颈浸润癌

1. 肉眼观，分为四型

（1）糜烂型：病变处黏膜呈猩红色、颗粒状，质脆，触之易出血，多为原位癌和早期浸润癌状态。

（2）外生菜花型：癌组织主要向子宫颈表面生长，呈乳头状或菜花状突起，表面常有坏死和浅表溃疡形成。

（3）内生浸润型：癌组织主要向子宫颈深部浸润生长，使宫颈前后唇增厚变硬，表面常较光滑，临床检查容易漏诊。

（4）溃疡型：癌组织除向深部浸润外，表面同时有大块坏死脱落，形成溃疡，似火山口状。

2. 组织学类型

子宫颈癌组织学类型以鳞状细胞癌和腺癌多见，以鳞状细胞癌居多，其次为腺癌，其他类型相对少见，近年来腺癌发病率有上升趋势，约占子宫颈癌的 20%。

子宫颈鳞状细胞癌

子宫颈上皮的鳞状细胞癌大多累及子宫颈鳞状上皮和柱状上皮交界处，即宫颈转化区（cervical transformation zone），或来源于宫颈内膜化生的鳞状上皮。依据其进展过程，分为早期浸润癌和浸润癌。

早期浸润癌或微小浸润性鳞状细胞癌（microinvasive squamous cell carcinoma）指癌细胞突破基底膜，向固有膜间质内浸润，在固有膜内形成一些不规则的癌细胞巢或条索，但浸润深度不超过基底膜下 5 mm（图 11-5-7）。

浸润癌（invasive carcinoma）：癌组织向间质内浸润性生长，浸润深度超过基底膜下 5 mm 者，称为浸润癌。按照癌细胞分化程度分为角化型鳞癌和非角化型鳞癌，

Note

以角化型鳞状细胞癌更为多见。

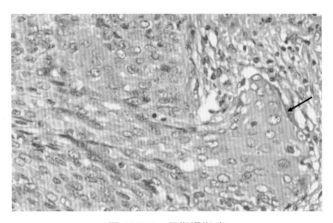

图 11-5-7　早期浸润癌

癌细胞突破基底膜，但浸润深度不超过基底膜下 5 mm（箭头所示）

宫颈腺癌

宫颈腺癌（cervical adenocarcinoma）肉眼观类型和鳞状细胞癌无明显区别，依据癌组织的分化程度分为高分化、中分化和低分化。宫颈腺癌对放疗和化学药物疗法均不敏感，预后较差。

3. 扩散

（1）直接蔓延：癌组织向上浸润可破坏整段子宫颈，但很少侵犯子宫体。向下可累及阴道穹隆及阴道壁，向两侧可侵及宫旁及盆壁组织，若肿瘤侵犯或压迫输尿管可引起肾盂积水和肾衰竭。晚期向前可侵及膀胱，向后可累及直肠。

（2）淋巴道转移：是子宫颈癌最常见和最重要的转移途径。癌组织首先转移至子宫旁淋巴结，然后依次至闭孔、髂内、髂外、髂总、腹股沟及骶前淋巴结，晚期可转移至锁骨上淋巴结（图 11-5-8）。

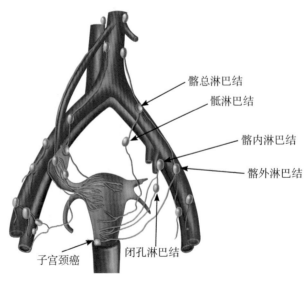

图 11-5-8　子宫颈癌局部淋巴结转移途径

（3）血道转移：血行转移较少见，晚期可经血道转移至肺、肝及骨。

4. 临床病理联系

早期子宫颈癌常无自觉症状，与宫颈柱状上皮异位不易区别。随病变进展，因癌组织破坏血管，患者出现不规则阴道流血及接触性出血。因癌组织坏死继发感染，同时由于癌组织刺激宫颈腺体分泌亢进，使白带增多，有特殊腥臭味。晚期因癌组织浸润盆腔神经可出现下腹部及腰骶部疼痛。当癌组织侵及膀胱及直肠时，可引起尿路阻塞，子宫膀胱瘘或子宫直肠瘘。

临床上，依据宫颈癌的累及范围分期如下：Ⅰ期，癌局限于子宫颈以内；Ⅱ期，癌超出子宫颈进入盆腔，但未累及盆腔壁，癌肿侵及阴道，但未累及阴道的下 1/3；Ⅲ期，癌扩展至盆腔壁及阴道的下 1/3；Ⅳ期，癌组织已超越骨盆，或累及膀胱黏膜或直肠。预后取决于临床分期和病理分级。对于已婚妇女，定期做子宫颈细胞学检查，是发现早期子宫颈癌的有效措施。

（郝春燕）

第六节 阴 道

阴道是性交器官，也是月经血排出及胎儿娩出的通道。

一、阴道的位置和形态

阴道位于真骨盆的中央，前壁毗邻膀胱和尿道，后壁与直肠接触（图 11-1-1）。外侧有肛提肌、盆筋膜和紧贴阴道侧穹的输尿管。阴道呈上宽下窄的管道。其管壁分为前、后壁，前壁长 7 ~ 9 cm，后壁长 10 ~ 12 cm，前、后壁平时互相贴近。阴道的下端较窄，阴道开口于阴道前庭。阴道上端环绕子宫颈阴道部形成的环形凹陷称为阴道穹。阴道穹依据位置可分为互相连通的前穹，后穹及两侧穹。阴道后穹最深，与其后上方的直肠子宫陷凹仅隔阴道后壁和一层腹膜，临床上常经阴道后穹穿刺引流直肠子宫陷凹内的积液或积血进行诊断和治疗；也可通过阴道后穹插入腹腔镜，经直肠子宫陷凹至腹膜腔或盆腔内，进行诊断或手术操作，此时应避免损伤血管和脏器。

处女的阴道口周围附着有一薄层由黏膜皱襞形成的处女膜，厚约 2 mm，其形状、厚薄弹性和孔大小的个体差异较大，可呈环形、半月形、伞形或筛状，中间有孔。未婚女子处女膜孔的大小可容纳 1 ~ 2 个手指，少数处女膜无开口，称处女膜闭锁或无孔处女膜，月经来潮时经血不能排出，表现为青春期后无月经和周期性下腹疼痛等症状。首次性交或剧烈运动时处女膜通常在后方或后外侧破裂。分娩后，处女膜大部分破裂缺损，只残留少数几片黏膜突起，称处女膜痕（图 11-6-1）。

Note

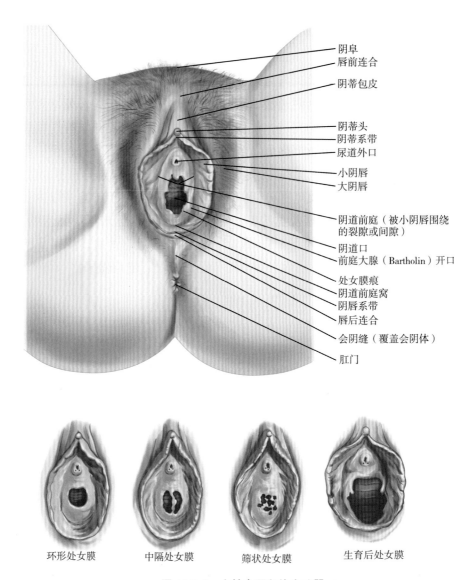

阴阜
唇前连合
阴蒂包皮

阴蒂头
阴蒂系带
尿道外口
小阴唇
大阴唇

阴道前庭（被小阴唇围绕
的裂隙或间隙）
阴道口
前庭大腺（Bartholin）开口
处女膜痕
阴道前庭窝
阴唇系带
唇后连合
会阴缝（覆盖会阴体）
肛门

环形处女膜   中隔处女膜   筛状处女膜   生育后处女膜

图 11-6-1   女性会阴和外生殖器

二、阴道的组织学结构

阴道壁由黏膜、肌层和外膜组成（图 11-6-2）。黏膜向阴道腔内形成许多横行皱襞，由上皮和固有层构成。上皮较厚，为非角化的复层扁平上皮，一般情况下表层细胞内虽含有透明角质颗粒，但不出现角化；固有层由富含弹性纤维和血管的结缔组织构成，其浅层较致密，深层较疏松。肌层较薄，平滑肌束呈螺旋状走行，相互交织成格子状排列，其间的结缔组织中富有弹性纤维，使阴道壁易于扩张。外膜由富含弹性纤维的致密结缔组织构成。

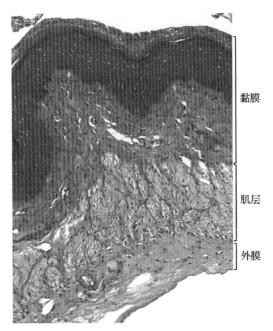

图 11-6-2　阴道壁光镜图

（洪凡真　郭雨霁　扈燕来）

第十二章　乳腺的结构与疾病

■ 乳腺的结构
■ 乳腺增生性病变
  ◎ 乳腺导管内增生性病变
  ◎ 乳腺硬化性腺病
■ 乳腺纤维腺瘤

■ 乳腺癌
  ◎ 病因和发病机制
  ◎ 病理变化
  ◎ 扩散
  ◎ 临床病理联系

乳腺是乳房的主要结构成分，以乳头为中心呈放射状分布于乳房组织中，于青春期受雌孕激素影响开始发育。乳腺癌占全球女性癌症的 24.2%，位居女性癌症的首位。

病例 12-1

患者王女士，56 岁，绝经 5 年，为缓解更年期症状，曾自服保健品 2 年，成分不详。自检发现右乳房无痛性肿块。查体见右乳房较对侧高，外上象限皮肤凹陷（酒窝征），乳头下陷。乳房局部触及直径约 4 cm 肿块，质硬，活动度差。同侧腋窝触及多个质韧肿块，大者直径约 2 cm。收入院行手术治疗。术中见直径约 4 cm，灰白色质硬肿块，界限欠清。镜下观：肿瘤呈浸润性生长，瘤细胞排列呈实性片状、条索状，部分腺管状。间质多于实质，瘤细胞异型性明显（图 12-0-1）。

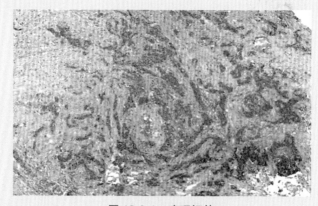

图 12-0-1　病理切片

请思考以下问题：

（1）王女士可能是什么诊断？各种临床体征的病理学基础是什么？

（2）王女士术后是否还需要进行其他治疗？

（3）王女士出院后应该注意哪些事项？

第一节 乳腺的结构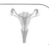

乳房位于胸前部，胸大肌和胸肌筋膜的表面，浅筋膜的浅深两层之间。向上可达第 2～3 肋，向下到 6～7 肋，内侧到胸骨旁线，外侧可至腋中线。乳房由皮肤、皮下脂肪、纤维组织和乳腺构成。乳腺由腺泡和导管构成，属于外分泌腺。乳腺的实质被纤维结缔组织分隔成 15～25 个乳腺叶，每个乳腺叶又被分隔成若干乳腺小叶，每个小叶为一个复管泡状腺（图 12-1-1）。纤维结缔组织发出很多小纤维束，向深面连于胸肌筋膜，向浅面连于皮肤和乳头，称为乳房悬韧带（suspensory ligament of breast）或者 Cooper 韧带。乳腺的腺泡上皮为单层立方上皮或柱状上皮，腺上皮与基膜之间有肌上皮细胞（图 12-1-2）。导管包括小叶内导管、小叶间导管和总导管（输乳管）。小叶内导管多为单层立方或柱状上皮，小叶间导管则为复层柱状上皮，总导管开口于乳头，管壁为复层扁平上皮，与乳头表皮相连续。

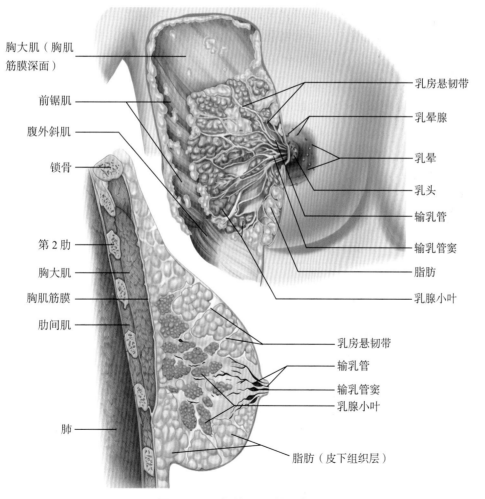

图 12-1-1 乳腺解剖结构示意图

成熟未孕女性的乳腺称为静止期乳腺（inactive mammary gland）。其特点是导管和腺体均不发达，腺泡小而少，腺体之间有大量的脂肪组织和结缔组织（图 12-1-2）。

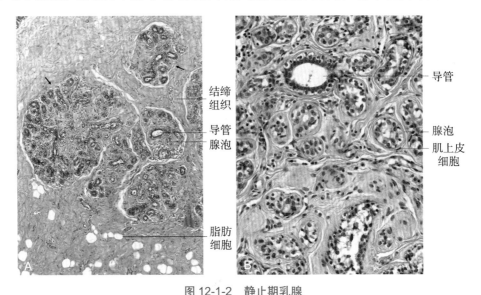

图 12-1-2　静止期乳腺

箭头示乳腺小叶；A. 低倍镜视野；B. 高倍镜视野

妊娠期和哺乳期的乳腺称为活动期乳腺（active mammary gland）。妊娠期间，在雌、孕激素作用下，乳腺的小导管和腺泡迅速增生，腺泡增大，使结缔组织和脂肪组织相对减少。妊娠后期，由于垂体分泌的催乳激素的作用，腺泡开始分泌。哺乳期间，乳腺在妊娠期的基础上进一步发育，腺体和腺腔更大，分泌活动更强，腺腔内充满乳汁。

绝经后，体内雌激素和孕激素水平下降，乳腺亦逐渐萎缩退化。

（孙玉静　扈燕来　郭雨霁）

第二节　乳腺增生性病变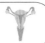

一、乳腺导管内增生性病变

导管内增生性病变是一组主要发生在终末导管小叶单位的上皮增生性病变，主要包括普通型导管增生和非典型导管增生，其中非典型导管增生和乳腺导管原位癌、乳腺浸润性导管癌是一组相延续的病变。

（一）普通型导管增生

普通型导管增生（usual ductal hyperplasia，UDH）在导管内增生性病变中最为常见，是以增生细胞呈流水样分布为特征的良性导管增生（图 12-2-1A），UDH 的患者长期

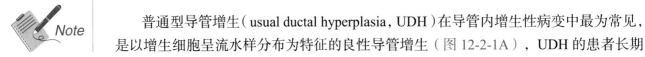

随访结果显示，其发生浸润癌的风险为普通人群的 1.5 ~ 2 倍。

（二）非典型导管增生

非典型导管增生（atypical ductal hyperplasia，ADH），是一种肿瘤性导管内增生性病变，其镜下特点为具有低级别导管原位癌及普通型导管增生两种细胞学及构型特点或者具有低级别导管原位癌的全部特征但病变累计范围小于 2 mm（图 12-2-1B）。非典型增生的导管上皮形态单一、分布较均匀。非典型导管增生有进展为浸润乳腺癌的中度危险性，演变为浸润性癌的风险约为普通人群的 5 倍。一般临床体检不能触及肿块。乳腺 X 线照射检查中，多发性微小钙化是 ADH 的最常见表现。

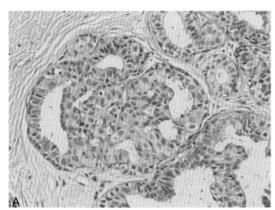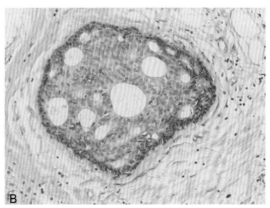

图 12-2-1 乳腺导管增生

A. 普通型导管增生细胞呈流水样分布为特征；
B. 非典型导管增生以分布均匀、单一形态的上皮细胞增生为特征

二、乳腺硬化性腺病

乳腺硬化性腺病（sclerosing adenosis of the breast）用于描述一组增生性乳腺病变，其特征是乳腺腺泡或小腺管增生伴随间质增生，小叶腺泡受压而扭曲变形。影像学检查极易和癌混淆。

肉眼观：灰白质硬，与周围乳腺界限不清。镜下：终末导管的腺泡数目增加，小叶体积增大，轮廓尚存。病灶中央部位纤维组织增生，腺泡受压而扭曲，病灶周围的腺泡扩张。腺泡外层的肌上皮细胞明显可见。

（孙玉静）

第三节　乳腺纤维腺瘤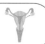

纤维腺瘤（fibroadenoma）是乳腺最常见的良性肿瘤，可发生于青春期后的任何年龄，多在 20 ~ 30 岁发病，单个或多个，单侧或双侧发生。

肉眼观：与周围组织界限清楚的圆形或卵圆形结节。切面略呈分叶状、灰白色、质韧，可见裂隙状区域，常有黏液样外观。镜下：肿瘤主要由增生的纤维间质和腺体组成，腺体被周围的纤维结缔组织挤压呈裂隙状；间质通常较疏松，富含糖胺聚糖，也可较致密，发生玻璃样变或钙化（图 12-3-1）。

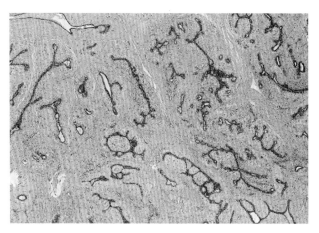

图 12-3-1　乳腺纤维腺瘤

视野内可见增生的纤维间质（粉染区域）和被挤压呈裂隙状的增生导管（蓝染区域）

（孙玉静）

第四节　乳腺癌

乳腺癌（carcinoma of breast）常发于 40 ~ 60 岁的妇女，位居女性恶性肿瘤第一位，是来自乳腺终末导管小叶单元上皮的恶性肿瘤。男性乳腺癌罕见，约占全部乳腺癌的 1%。癌肿半数以上发生于乳腺外上象限，其次为乳腺中央区和其他象限。

一、病因和发病机制

乳腺癌的发病机制尚未完全阐明，可能与下列因素有关。

（一）激素作用

乳腺癌的发生与雌激素水平高低有关，基于以下观察：月经初潮早、闭经晚、生育晚或不育、长期服用雌激素等雌激素水平较高者均为乳腺癌的高危人群。

（二）遗传因素

约 10% 的乳腺癌患者有家族遗传倾向，有家族史的妇女乳癌发病率比无家族史者高 2 ～ 3 倍，发生年龄较早，常伴发其他器官的肿瘤。研究发现 *BRCA1* 和 *BRCA2* 基因突变与具有遗传倾向的乳腺癌发病相关。

（三）环境因素

北美和北欧发病率最高，多数亚洲和非洲国家则发病率较低。从乳腺癌低发区移居高发区后，其后裔的乳腺癌发病率逐渐升高，和高发区的白人妇女的发病率趋同，反之则风险降低。

（四）放射线

长时间大剂量放射线检查和治疗被认为是乳腺癌的诱发因素，接触放射线的年龄越小，剂量越大，将来发生乳腺癌的概率越高。

（五）纤维囊性变

伴有导管和腺泡上皮不典型增生者发展为浸润性乳腺癌的概率较高。

二、病理变化

乳腺癌组织形态十分复杂，类型较多，大致上分为非浸润性癌和浸润性癌两大类。

（一）非浸润性癌

非浸润性癌（non-invasive carcinoma）分为导管原位癌和小叶原位癌，两者均来自终末导管 - 小叶单元上皮细胞。肿瘤细胞局限于基底膜内，未向间质或淋巴管、血管浸润，肌上皮细胞完整。

1. 导管原位癌（ductal carcinoma in situ，DCIS）

导管明显扩张，癌细胞局限于扩张的导管内，导管基膜完整。由于乳腺放射影像学检查和普查的广泛应用，导管内癌检出率明显提高，已由过去占所有乳腺癌的 5% 升至 15% ～ 30%。钼靶 X 线检查上多表现为簇状微小钙化灶。采用以核分级为基础，兼顾坏死、核分裂象，将 DCIS 分为 3 级，即低级别、中级别和高级别。高级别 DCIS 往往由较大的多形性细胞构成，核仁明显、核分裂象常见，管腔内常出现伴有大量坏死碎屑的粉刺样坏死，也称粉刺癌（comedocarcinoma）；低级别 DCIS，病变范围超过 2 mm，由小的、单形性细胞组成，细胞形态、大小一致，核仁不明显，核分裂象少见；中级别 DCIS 结构表现多样，细胞异型性介于高级别和低级别 DCIS 之间（图 12-4-1）。

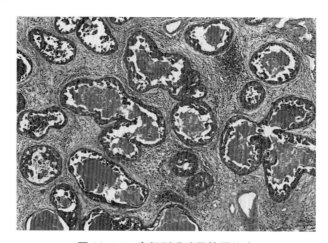

图 12-4-1　高级别乳腺导管原位癌

视野内可见导管上皮异型增生，管腔内粉刺样坏死（粉染无定型物质）

经活检证实的导管原位癌如不经任何治疗，其中 30% 可在 20 年后发展为浸润癌，说明并不是所有的导管内原位癌都转变为浸润癌。如转变为浸润癌，通常需历经几年或十余年。转变为浸润癌的概率与组织类型有关，高级别 DCIS 远高于低级别 DCIS。

有的导管内癌的癌细胞沿乳腺导管向下扩散，累及乳头和乳晕皮肤，在表皮内可见大而异型，胞质透明的肿瘤细胞，这些细胞可孤立散在或成簇分布。在病变下方可查见导管内癌，其细胞形态和表皮内的肿瘤细胞相似。乳头和乳晕可见渗出和浅表溃疡，呈湿疹样改变，称为佩吉特病（Paget's disease），又称湿疹样癌。

2. **小叶原位癌**（lobular carcinoma in situ，LCIS）

扩张的乳腺小叶末梢导管和腺泡内充满呈实体排列的癌细胞，癌细胞体积较导管内癌的癌细胞小，大小形状较为一致，核圆形或卵圆形，核分裂象罕见。增生的癌细胞局限于基底膜内。一般无癌细胞坏死，亦无间质的炎症反应和纤维组织增生。

约 30% 的小叶原位癌累及双侧乳腺，常为多中心性。因肿块小，临床上一般扪不到明显肿块，不易和乳腺小叶增生区别。LCIS 发展为浸润性癌的风险相对较小。终身发生癌变的概率为 5%～32%，平均癌变率为 8%。

（二）浸润性癌

1. **浸润性导管癌**（invasive ductal carcinoma）

即非特殊型浸润性癌，由导管内癌发展而来，是最常见的乳腺癌类型，约占乳腺癌的 70%。镜下，组织学形态多种多样，高分化者形成明显的腺样结构，细胞形态较一致，核分裂象少见；低分化癌的细胞排列成巢状、条索状，多形性常较明显，核分裂象多见，可见局部肿瘤细胞坏死。肿瘤间质有致密的纤维组织增生，癌细胞在纤维间质内浸润生长（图 12-4-2），两者比例各不相同。

肉眼观：肿瘤呈灰白色，质硬，切面有沙砾感，无包膜，与周围组织分界不清，活动度差。常可见癌组织呈树根状侵入邻近组织内，大者可深达筋膜。如癌肿侵及乳头又伴有大量纤维组织增生时，由于癌周增生的纤维组织收缩，可导致乳头下陷。如癌组织阻塞真皮内淋巴管,可致皮肤水肿,而毛囊汗腺处皮肤相对下陷,呈橘皮样外观。晚期乳腺癌形成巨大肿块,在癌周浸润蔓延,形成多个卫星结节。如癌组织穿破皮肤,可形成溃疡。

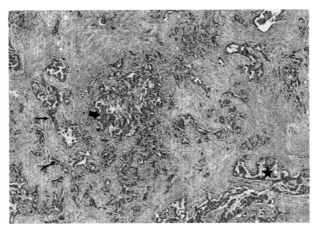

图 12-4-2 乳腺浸润性导管癌

可见异型增生的癌细胞排列成实性巢状(粗箭头)、条索状(细箭头)或者腺管状(星号),间质纤维增生(粉染区域)

2. 浸润性小叶癌(invasive lobular carcinoma)

占乳腺癌的 5% ~ 10%。癌细胞呈单行串珠状或细条索状浸润于纤维间质之间,或环形排列在正常导管周围。癌细胞小,大小一致,核分裂少见,细胞形态和小叶原位癌的瘤细胞相似。

约 20% 的浸润性小叶癌累及双侧乳腺,在同一乳腺中呈弥漫性多灶性分布,因此不容易被临床和影像学检查发现。

肉眼观:切面呈橡皮样,色灰白柔韧,与周围组织无明确界限。该瘤的扩散和转移亦有其特殊性,常转移至脑脊液、浆膜表面、卵巢、子宫和骨髓。

(三)其他特殊亚型癌

主要有伴髓样特征的癌、小管癌、黏液癌。

1. 伴髓样特征的癌(carcinoma with medullary features)

约占乳腺癌的 2%。肿瘤由明显异型的大细胞组成,相互融合成片,呈推进性生长。癌细胞巢之间间质较少,肿瘤周围有明显的淋巴细胞浸润。肉眼观,肿瘤灰白质软,境界清楚。尽管该肿瘤细胞明显异型,但一般生长缓慢,预后较好,局部淋巴结转移较晚也较少见。

2. 小管癌(tubular carcinoma)

为高分化癌,癌组织主要由腺管样结构组成,腺管小而规则,在乳腺间质中浸润性生长。腺管上皮细胞一般为单层,细胞小,轻度异型,肌上皮细胞缺如。预后较好。

3. 黏液癌(mucous carcinoma)

黏液癌多发生于老年人,占乳腺浸润性癌的 2% ~ 3%,预后良好,一般单纯乳腺切除即可治愈。癌细胞分泌大量黏液,由于腺体崩解释放到间质中,形成黏液湖,癌巢或癌细胞漂浮在黏液中,肉眼观呈半透明胶冻状,故又称胶样癌(colloid carcinoma）。

4. 化生性癌（metaplastic carcinoma）

少见，多数预后较差，指鳞状细胞癌或伴有显著梭形细胞成分的浸润性癌。

炎性乳癌不是特殊的组织类型，是指癌组织广泛浸润并阻塞皮肤淋巴管导致乳腺表面皮肤红肿，无明显肿块，容易和乳腺炎症混淆。往往发现时已经转移，切除后复发快，预后差。

三、扩散

（一）直接蔓延

癌细胞沿乳腺导管直接蔓延或沿导管周围组织间隙向周围扩散。随着癌组织不断扩大，甚至可侵及皮肤、胸大肌和胸壁。

（二）淋巴道转移

淋巴管转移是乳腺癌最常见的转移途径。首先累及同侧腋窝淋巴结，晚期可至锁骨下淋巴结、锁骨上淋巴结。位于乳腺内上象限的乳腺癌常转移至乳内动脉旁淋巴结，进一步至纵膈淋巴结，偶尔可转移到对侧腋窝淋巴结。少部分病例可通过胸壁浅部淋巴管或深筋膜淋巴管转移到对侧腋窝淋巴结。

（三）血道转移

晚期乳腺癌可经血道转移至肺、骨、肝、肾上腺和脑等组织或器官。

四、临床病理联系

乳腺癌早期不易发现，约半数患者在发现时已经发生局部淋巴结转移。目前由于早期筛查的普及和治疗手段的进步，乳腺癌预后有了很大的改善。影响乳腺癌的预后的因素主要有原发灶大小，是否有淋巴结转移，组织学分型，组织学分级以及乳腺癌的分子分型等。

约 70% 乳腺癌含有数量不等的雌激素受体（ER），其中 35% 的乳腺癌同时有孕激素受体（PR），根据其含量多少大致分为激素受体阳性和阴性。受体阳性者，可应用内分泌治疗作为乳腺癌治疗的辅助手段。部分乳腺癌患者出现人表皮生长因子受体 -2（human epidermal growth factor receptor 2，HER2/neu）过度表达，细胞增殖活性高，预后差。可应用抗 HER2/ neu 的单克隆抗体进行靶向治疗。ER、PR 和 HER2/neu 三者表达均阴性者，细胞分化差、增殖活性高、转移早，仅有 15% ~ 20% 的患者对化疗敏感，预后不良。

（孙玉静）

参考文献

［1］ALEXANDER MCLENNAN 等．分子生物学［M］．4版．刘文颖，王冠世，刘进元译．北京：科学出版社，2021．

［2］ASA S L B Z, DE KRIJGER R R, et al. WHO classification of tumours series, Endocrine and Neuroendocrine tumours［M］. 5th ed., Vol. 2: Lyon（France）: International Agency for Research on Cancer, 2022.

［3］BALOCH Z W, ASA S L, BARLETTA J A, et al. Overview of the 2022 WHO Classification of Thyroid Neoplasms［J］. Endocr Pathol, 2022, 33（1）: 27-63.DOI: 10.1007/s12022-022-09707-3.

［4］BERTRAM G. KATZUNG and TODD W. Vanderah. Basic and Clinical Pharmacology［M］. 15th ed. McGraw-Hill Education. 2021.

［5］BRUCE A W, SUSAN P P. Endoerine And Reproductive Physiology［M］. 4th ed. Philadelphia: Elsevier Mosby, 2013.

［6］EBERHARD NIESCHLAG. 男性学［M］．3版．李宏军，李汉忠，译．北京：北京大学医学出版社，2013．

［7］GUYTON A C, HALL J E. Textbook of Medical Physiology［M］. 13th ed. Philadelphia: Saunders Elsevier, 2016.

［8］GUYTON A C, HALL J E. Textbook of Medical Physiology［M］. 14th ed. Philadelphia: Elsevier Saunders，2021.

［9］GUYTON A C, HALL J E. Textbook of Medical Physiology［M］. Philadelphia: Saunders, 2021.

［10］HINSON J, RAVEN P, CHEW S. The Endocrine System: basic science and clinical conditions［M］. 2th ed. Edinburgh: Churchill Livingstone/Elsevier, 2010.

［11］Integrated genomic characterization of papillary thyroid carcinoma［J］. Cell, 2014, 159（3）: 676-690.DOI: 10.1016/j.cell.2014.09.050.

［12］JEROME S, ROBERT B. Yen and Jaffe's Reproductive Endocrinology［M］. Philadelphia: Saunders Elsevier, 2014.

［13］JOHN E. HALL, MICHAEL E. Hall. Guyton and Hall Textbook of Medical Physiology (Guyton Physiology)［M］. 14th ed Amsterdam: Elsevier, 2021.

［14］JOY HINSON, PETER RAVEN, SHERN CHEW. The Endocrine System: Basic Science and Clinical Conditions［M］. 2th ed. Oxford and Philadelphia: Elsevier Limited, 2010.

［15］JOY P. HINSON, PETER RAVEN, SHERN L. Chew. The Endocrine System: Systems of the Body Series［M］. 2th ed. Philadelphia: Elsevier. 2010.

［16］LAURENCE L BRUNTON and BJORN C KNOLLMAN. Goodman and Gilman's The Pharmacological Basis of Therapeutics［M］. 14th ed. McGraw-Hill Education. 2022.

［17］LEROITH D, HOLLY JMP, FORBES B E. Insulin-like growth factors: Ligands, binding proteins, and receptors［J］. Mol Metab. 2021;52:101245.

［18］LIANG J, CAI W, FENG D, et al. Genetic landscape of papillary thyroid carcinoma in the Chinese population［J］. J Pathol, 2018, 244（2）: 215-226.DOI: 10.1002/path.5005.

［19］MESCHER A L. Junqueira's Basic Histology Text and Atlas［M］. 13th ed. New York: McGraw-Hill Education, 2013.

［20］RICHARD E J, Kristin H L. Human Reproductive Biology［M］. 4th ed. Academic Press, 2013.

［21］ROBBINS and KUMAR. Basic Pathology［M］. 11th ed, Elsevier, 2022.

［22］SADLER T W. Langman's Medical Embryology［M］. 14th ed. Maryland: Wolters Kluwer Health/Lippincott Williams & Wilkins, 2019.

［23］步宏，李一雷.病理学［M］.9版.北京：人民卫生出版社，2018.

［24］陈杰，周桥.病理学［M］.3版.北京：人民卫生出版社，2015.

［25］丁文龙，王海杰.系统解剖学［M］.3版.北京：人民卫生出版社，2015.

［26］丁文龙，刘学政.系统解剖学［M］.9版.北京：人民卫生出版社，2018.

［27］窦肇华.生殖生物学［M］.北京：人民卫生出版社，2007.

［28］葛均波，徐永健，王辰.内科学［M］.9版.北京：人民卫生出版社，2018.

［29］李和，李继承.组织学与胚胎学［M］.3版.北京：人民卫生出版社，2015.

［30］李继承，曾园山.组织学与胚胎学［M］.9版.北京：人民卫生出版社，2018.

［31］李玉林.病理学［M］.9版.北京：人民卫生出版社，2018.

［32］林果为，王吉耀，葛军波.实用内科学［M］.15版.北京：人民卫生出版社，2015.

［33］刘彤华.刘彤华诊断病理学［M］.4版.北京：人民卫生出版社，2018.

［34］刘志艳，觉道健一.第5版WHO甲状腺肿瘤分类中低风险肿瘤的解读［J］.中华医学杂志，2022，102（48）: 3806-3810.DOI: 10.3760/cma.j.cn112137-20220427-00934.

［35］刘志艳，刘书侠，王馨培，等.第5版WHO甲状腺滤泡源性肿瘤分类解读［J］.中华病理学杂志，2023，52（1）: 7-12.DOI: 10.3760/cma.j.cn12151-20220707-00585.

［36］吕社民，刘学政.内分泌系统［M］.北京：人民卫生出版社，2015.

［37］乔杰，徐丛剑，李雪兰.女性生殖系统与疾病［M］.2版.北京：人民卫生出版社，2021.

Note

［38］施秉银，童南伟 . 内分泌系统与疾病［M］. 2 版 . 北京：人民卫生出版社，2021.

［39］王辰，王建安 . 内科学［M］. 3 版 . 北京：人民卫生出版社，2015.

［40］王建枝，钱睿哲 . 病理生理学［M］. 9 版 . 北京：人民卫生出版社，2018.

［41］王建枝 . 病理生理学（八年制）［M］. 3 版 . 北京：人民卫生出版社，2015.

［42］王庭槐 . 生理学［M］. 3 版 . 北京：人民卫生出版社，2015.

［43］王庭槐 . 生理学［M］. 9 版 . 北京：人民卫生出版社，2018.

［44］夏术阶，吕福泰，辛钟成等 . 男科学［M］. 2 版 . 北京：人民卫生出版社，2019.

［45］谢幸，孔北华，段涛 . 妇产科学［M］. 9 版 . 北京：人民卫生出版社，2018.

［46］杨宝峰，陈建国 . 药理学［M］. 3 版 . 北京：人民卫生出版社，2015.

［47］杨宝峰，陈建国 . 药理学［M］. 9 版 . 北京：人民卫生出版社，2018.

［48］中国临床肿瘤学会指南工作委员会 . 中国临床肿瘤学会甲状腺髓样癌诊疗指南 2022［M］. 北京：人民卫生出版社，2022.

中英文索引

B

C

D

E

Note

Note

Note

Note

Note

O

P

S

Note

Note

Note

Y

Note

Note

Note